梁德斐　主编

针灸

临床与兼顾

全国百佳图书出版单位
中国中医药出版社
·北京·

图书在版编目（CIP）数据

针灸临床与兼顾 / 梁德斐主编 . -- 北京 : 中国中医药
出版社，2025.6
ISBN 978-7-5132-9562-8

Ⅰ . R245

中国国家版本馆 CIP 数据核字第 2025AF6236 号

中国中医药出版社出版

北京经济技术开发区科创十三街 31 号院二区 8 号楼
邮政编码　100176
传真　010-64405721
河北盛世彩捷印刷有限公司印刷
各地新华书店经销

开本 710×1000　1/16　印张 22　字数 360 千字
2025 年 6 月第 1 版　2025 年 6 月第 1 次印刷
书号　ISBN 978 - 7 - 5132 - 9562 - 8

定价　98.00 元
网址　www.cptcm.com

服 务 热 线　010-64405510
购 书 热 线　010-89535836
维 权 打 假　010-64405753

微信服务号　zgzyycbs
微商城网址　https://kdt.im/LIdUGr
官 方 微 博　http://e.weibo.com/cptcm
天猫旗舰店网址　https://zgzyycbs.tmall.com

如有印装质量问题请与本社出版部联系（010-64405510）

《针灸临床与兼顾》
编 委 会

序言

　　我认为，针灸能成为自己挚爱的事业，应归功于我的父亲。我13岁起跟随父亲出诊，耳濡目染针灸之威力，同时得到父亲的谆谆教导：做人要有志向，应该为人类作贡献；不为良相即为良医；医生是一门救死扶伤的职业，任何时期都不可缺少；家有烂田三亩，不如有薄技在身；医生这个职业可以让人一生都发挥作用……我自立志学医开始，父亲便定下规矩：学习要下苦功夫，坚持天天练针；向针灸先贤学习，持针操作要有"手如握虎，势若擒龙"之功底。在我开始临床工作时，父亲又要求我：一心对一穴，一心对一人，做到心无旁骛，如履薄冰，如待贵人，专心一志，细心周到。针灸操作中绝不允许精力分散、与人漫谈，否则会遭到严厉批评。

　　学针灸并不简单，针灸专业性很强，整个治疗过程需要亲自操作，临床涉及病种范围极广。要想收到理想的效果，就必须深入研究，在经络、腧穴的选取，针刺与艾灸等方法的运用上做到灵活运用、整体兼顾，才能让针灸作用最大化。为此，做好一名针灸医生，除打好扎实的针灸基础外，还要不断扩充各科医学知识，只有对每一个病症有较为全面的认识，才能定下相对正确的治疗思路。

　　针灸医生须具备胆识与专业魄力。研习伊始，我便注重亲身体悟针灸作用于人体的反应机制。数十载间，不论是治疗疾病还是养生保健，我均以针灸施治为主，所得到的体验让我越来越认可针灸的简、便、廉、验，并认识到针灸在人体组织的新陈代谢、祛病修复中，可以起到促进和引导作用，这是针灸能够治疗疾病的奥秘所在。我在临床中总结治疗的各种罕见难治疾病时，发现很多被认定是世界级难题的疾病，针灸有时能收到理想效果。这些收获不仅让我欣喜，也促使我为发展针灸而呼吁。

　　我从1986年开始参加王居易主办的传统针灸理论班，通过几十年的跟随学习，认识到了经络诊察与精准取穴产生的惊人效果。曾经有一位建筑工人，落枕 5 天仍歪头不能转动，用了很多办法都不起效。王居易嘱患者伏在床上，对患者进行经络诊察后，在其患侧浮郄穴上针刺并留针 20 分钟，出针后让患者活动脖子，之后患者就不痛了。如此精准取穴，一针而愈，王居易手到病除的例子实在太多。

我还师从师怀堂，他改良的新九针应用扩大了九针的临床治病范围。他用火铍针、火镰针割除体表赘生物，不用麻药，不出血，不感染。有一患者不小心将带钩的钻头戳进手掌心，手术取出有一定难度，患者握着手来找师怀堂治疗。师怀堂用火镰针顺弯钩方向轻拨取出，不出血，不损伤肌腱，不影响手指功能，也没有感染。

我认为，传承针灸是自己义不容辞的职责和义务。在日常诊疗中，不管大小疾病，我均有记录、保存首诊病历的习惯，在病历中将患者的病史、症状、体征、检查报告及其他相关方面尽量详尽记录。这样做一方面可以每次对照观察治疗效果，另一方面便于总结经验。在针灸的应用中，我感到灸治有其独特的功效，灸治也是针灸方法中的精髓。我对灸治进行大胆改良，很多疾病主穴针刺后再进行小艾炷灸，坚持保留灸法应用，并取得可喜成绩，保证了治病效果，又让绝大多数患者能够接受。

在编写本书过程中，我再次仔细阅读《针灸学》《针灸甲乙经》《内科学》及相关各科书籍，并以其为参考，通过这样的撰写，进一步提高自己对病因病机、诊断要点、治疗方面的认识，有很多新的收获。本书介绍的各科病症诊治体会，基本上来自我的临床经验，也包括一些我父亲的诊疗经验。希望通过这次总结，能为下一代针灸临床工作者提供参考资料，使其从中获得经验和帮助。

梁德斐

2025 年 4 月

前　言

　　中医学传承发展几千年，是一门为人类健康事业作出贡献的学科。我国非常重视中医药事业的发展，一次又一次出台扶持政策，让中医药事业有了广阔的发展空间。

　　针灸在中医体系中占据着举足轻重的地位，是国家的宝藏之一。针灸用的是小小的毫针和自然界赐予我们的艾绒，却能使许多顽难痼疾得到康复，有时收到的效果堪称奇迹，我们必须好好利用。针灸强有力的实效性，使其成为当今医疗领域推崇的疗法，并在全世界迅速发展。在针灸快速发展的热潮中，我认为我有必要奉献一份自成的答卷，阐述自己临床中的点点滴滴。

　　我的父亲梁桢（1916—2010），是浙江省绍兴市名中医，浙江省绍兴市第五批非物质文化遗产——梁氏针灸创始人，浙江省优秀共产党员，浙江省老有所为奉献奖获得者。他从16岁开始从事教学工作，1942年加入中国共产党，结识了浙江省名中医王宇高、俞岳真等多位医生，并与其成为挚友，同时开始研习中医，他认识到针灸是治疗疾病的良法，能够治疗许多疑难杂病。1963年起，他先后在新昌县大市聚镇公社卫生院、新昌县城关镇卫生院、新昌县新溪公社卫生院、新昌县三坑公社卫生院等地开展针灸工作，为基层医疗事业作出了杰出贡献。父亲用针和草药，收治各种疑难重症患者，使生死线上挣扎的患者获得新生。他每到一个乡镇，就改造那里的卫生院，改善医疗条件，培养赤脚医生。他用办班、带教、外出参观等多种形式培养出一批乡村医疗骨干，在乡村建立卫生室。针灸技术解决了偏远地区看病难问题，在防病治病中起到了积极作用。在党和政府鼓励建设县级中医院时，早已退休的父亲立即着手筹建工作，写报告、四处奔走，终于在1982年成立了以中医内科、骨伤科、针灸科三大优势科室为主体的新昌县中医院。为了中医院的业务开展，父亲以激昂的奋斗精神，坚持每天起早摸黑上班，哪怕自己病倒还坚持每周上一天班。在体力实在不允许的情况下，他才开始在家义务看病。从筹办中医院到停止上班，他没有领过一份工资和补贴，可以说，他为中医针灸事业呕心沥血、竭尽全力。他叮嘱我，必须将针灸技术代代相传，切不可丢弃这一国宝。

梁桢主要学术观点如下：

1. 行医先树德

行医不为钱财，不为工作条件和自身利益考虑，全心全意为群众解除疾苦。对就医者，不论身份，一律平等对待。

2. 重视中医理论

学针灸一定要以中医理论为基础，要全面掌握腧穴的定位及功效。他在临床应用中总结出许多特效配穴，如淋巴结核取翳风、曲池、肝俞、丰隆等；治内脏下垂以百会、气海为主穴。

3. 针刺与化脓灸有机结合治疗疑难重症

化脓灸取穴力求精准，他用自制同身寸小尺子严谨折算，同时制作灸疮贴膏覆盖灸疤，定期更换灸疮贴膏，以达到无菌化脓、无痛苦、祛除疾病的目的，形成一套独特的梁氏针灸疗法。

4. 充分运用一根针、一把草的疗效

梁桢到高山上采集各种中草药三百余种，种植在医院四周，使医生可以随时取材应用于临床，这样在带教中也便于教授学生辨识中草药。他三次登门拜访邻县蛇医以"取经"，运用学到的中草药配方结合针灸治疗蛇伤患者。

5. 坚持中医针灸传承

梁桢在基层工作时，定期为赤脚医生上课，使他们掌握中医针灸技能，在当地实现了"村村都有医务室"的目标。他退休后仍然坚持针灸传承，在学生经济困难时，让多名学生住在家中，免费提供吃、住，传道授业，督促学生刻苦学习，使其学业有成。

6. 不断为中医事业作贡献

梁桢退休后，仍然为筹建新昌县中医院四处奔波，承担创建之初针灸科的大量工作，不收取酬劳补贴，为患者提供免费治疗。他真正地实践了自己的人生格言，"处世德为本，居家书为先"，"生命不息，服务不止"。

我自继承父业起，便把针灸医生这份职业作为己任，工作之余随时总结体会，参加学术交流，发表论文。我追随国内多名针灸大师，汲取各家经验，进一步提高临床疗效，尽力做好传、帮、带工作；亲传学生十余名，学生皆能各擅其长、独当一面，并培育女儿接好接力棒。为发展针灸，2009年我在杭州创建了中医诊所。通过几十年努力，我总结出家族针灸治病模式的梁氏针灸，梁氏针灸于2012年入选绍兴市非物质文化遗产名录，是几代人在针灸临床中于千千万万患者身上得到验证所积累的经验的总结，也包含了一些自我见解。现在，我将这些经验整理成册，作为广大专业人员相互借鉴的参考资料，让针灸在人类健康事业中得到更大的开发和利用。

针灸看似是一个小科，但治病时它所涉及的病种几乎遍及所有科室，而且许多病是在各种疗法效果不明显时，才转到针灸科治疗，这就是所谓的康复治疗。面对临床形形色色的病症，无论疾病轻重，均需要针灸医生独立完成。所以，作为一名能够迎战各科疾病，而且有解决顽瘴痼疾能力的针灸医生，不仅要有良好的医学基础，还要在诊治的各个环节具有较为全面的观察和思考能力。为了让医生及时获得对诊疗有帮助的信息，现将临证时遇到的方方面面体会进行总结。本书以首诊制征集病历资料，强调对患者的每个症状、体征、实验室检查、影像学检查等相关情况进行记录，有时能从中找到病因及核心病机；扩展了王居易创立的经络诊察法，循查病变脏腑经脉，精准选取腧穴治疗，往往可以收到显著疗效。

全书分上下两篇。上篇是治疗前的相关知识，下篇是各系统疾病的治疗过程，还包括简单的辅助方法和对疾病有益的建议。绝大多数疾病后面有按语，说明注意事项、辅助疗法等。其中还介绍了中药结合针灸治疗蛇伤的全过程，供大家参考。

书中内容朴实无华，字字句句均为肺腑之言，愿以匠心精神倾注个人心血，使本书能够有益于社会。限于水平，希望大家提出宝贵意见和建议，以便再版时修订完善。同时感谢梁氏针灸团队所有编写人员的辛勤付出！

梁德斐

2025年5月

目 录

上篇　诊治基本要领

下篇　临床治疗

上篇

诊治基本要领

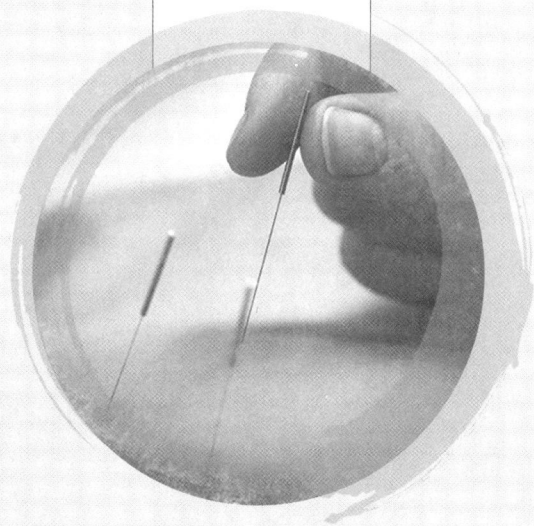

第一章　首诊病历的信息收集

针灸临床涉及各科病症，尤其适合一些迁延难治的疾病，这些疾病病因复杂、症状繁多，运用针灸治疗往往取得良效。诊治患者时，针灸医生自己要树立信心，要有担当治病救人这一使命的敬业力量。对初诊患者要尽量收集病历资料，细心寻找发病原因，努力查清病根所在。只有充分认识疾病，辨清病因与症状关系后，再决定治疗方案，才有可能收到相应疗效。即使经过诊查，该病不属于针灸治疗范围，收集病历资料、充分认识疾病的方式也可减少误诊误治，达到尽心尽责、规范诊疗、安全医疗的要求。

第一节　听诊

听诊属中医检查中的闻诊，即耐心倾听患者的主诉和家属的补充说明，另外还要有目的地听一些特殊的声响。

一、听患者及家属诉说

当要求患者及家属描述疾病症状时，有的患者可能会滔滔不绝，所以要耐心倾听，厘清思路。病症的描述包括既往史和现病史，有可能患者的一句话就与疾病根源相关，不可忽视。

1. 了解既往史

了解既往史有助于捕捉一些当前不存在或不主要的特殊情况，这些情况有可能是疾病根源或病因表现。例如，一位以坐骨神经痛就诊的患者，家属说，患者曾有不明原因昏厥，但醒后一切正常。这一情况立即引起医生警觉，给予患者脑CT检查，结果确诊为脑胶质瘤。另有一位患者，因胃肠功能紊乱服药无效，要求针灸治疗，诉说自己曾患甲状腺功能亢进症，经甲状腺全套化验，得知其胃肠功能紊乱是因为甲状腺功能亢进症复发了。许多慢性、久治不愈的疾病，既往史很重要。有的因旧病复发，有的因轻微症状没有引起重视，导致病灶没有及时被发现。

2. 注重现病史

对主诉中的病症描述，要高度注重细节问题，有些细节可能就是疾病的重要信号。例如，一位 39 岁女性，自认为身体健康，仅感觉后背胀痛，服药无效，要求针灸。主诉时患者提到体重下降，引起医生警惕，先予患者血沉检查，红细胞沉降率为 28mm/h，虽然不是很快，但已有加快迹象，再予患者胸部 X 线检查，查出肺癌晚期。另有一位中年女性以右手麻木就诊，主诉中提到手麻木伴无力，拿不住筷子。医生嘱患者行脑 CT 检查，结果患者只查了颈椎，诊断为颈椎病，并要求针灸。医生再次要求患者行脑 CT 检查，结果确诊为颅内肿瘤。这些临床中极其普通的疾病查出大病，是因为医生注重倾听中得到的如体重下降、拿不住筷子这些看似与诊治要求没有多大关联的信息，通过这些信息去考虑疾病反应，排查可疑疾病，避免了误诊误治。

二、倾听特殊声音

1. 患者语音

有些患者在诉说疾病的过程中，可发出一些异常语音，如鼻音、喉咙沙哑声、喘气声、哮鸣音、咳嗽、呃逆、嗳气、呻吟、叹息等不正常声音，或轻微的语音改变，需引起医生注意。比如以头痛、头晕、嗜睡、睁眼觉沉重等就医者，在诉说疾病的过程中听到鼻音，提示以上症状可能是鼻窦炎或鼻息肉引起的，有的还要排除鼻咽癌。咳嗽应分辨干咳还是湿咳（咳嗽伴有较多的痰液），有没有伴气喘、气短、喉痒等症状，分清是鼻咽病还是肺部病。例如，一位长期干咳的患者，家人邻居都说她是肺痨，不敢接近。我检查其鼻咽部，确诊其为鼻咽癌。对喉咙沙哑、呃逆、嗳气等不正常声音，需注意声音强弱、急缓、长短，追查相关系统病史。患者发出的不正常声音可能是某种疾病的信号，应仔细排查，及时发现病灶。

2. 测血压听心音

根据国家基本公共卫生服务规范，医疗卫生机构应对就诊的 35 岁以上门诊首诊患者进行血压测量。用原始血压计（水银血压计）测量血压时，可以

4

清晰地听到患者脉搏搏动的声音，有时可以发现患者潜在的心血管疾病。例如，给一位长期头痛不愈的女性患者测血压时，发现心律异常，后经相关检查确诊其为先天性心脏病主动脉小缺损，手术修补后疾病好转。一位轻度偏瘫，针灸治疗 1 周的患者，测血压时发现其心律失常，立即将患者送去做心电图，结果为心肌梗死。坚持测听患者血压，可以发现许多临床症状不明显的心血管疾病，为针灸操作提供更安全的条件，也可用听诊器直接听心、肺、颈动脉等部位。

第二节　问诊

听完患者主诉后，医生需进一步有针对性地询问患者。中医对问诊很重视，将问诊概括为"十问歌"。虽然不一定按歌诀顺序全部问遍，但很多时候要按疾病的相关问题进行追问。

一、问疾病与相关组织器官

任何部位病症，均要问清与之相关的脏腑、组织器官和神经等方面的情况。比如头疼、头晕会涉及脑、颈椎、耳、眼、鼻、血压、血管、月经和神经等方面，根据主诉要问清视力、听力、颈椎、月经等方面情况。例如，一位患者主诉头痛，在其他医院针灸治疗没有效果，在问诊中得知眼有复视现象，给予进一步检查，发现脑垂体瘤。因此，问诊不可忽视。

二、问伴随症状

关节痛、腰腿痛是针灸治疗的常见病，临床要问清疼痛是单侧还是双侧，大关节还是小关节。一般情况下，关节游走性肿痛伴双手晨僵，需排除免疫性疾病；年轻人腰背痛，半夜会痛醒，要警惕强直性脊柱炎；对称性大关节肿痛多为风湿性疾病；单侧足趾、足踝肿痛多为痛风。这些疾病均要问清患者是否做了免疫全套、人类白细胞抗原、血沉、类风湿因子、抗链球菌溶血素"O"（抗"O"）、尿酸等检测，以辨清疾病种类，采取相应措施。有些患者无关节病变现象，但常感腿酸无力、脚抽筋，要问清有无厌油腻、腹泻便溏，并检查肝功能，排除肝病。看似常见的腰骶酸痛，也有因直肠癌引起的，因此大小便情况的问诊很有必要。

三、问消化功能

临床中的"三高症"（高血压、高血糖、高脂血症）、脂肪肝、代谢综合征等，可能由消化系统代谢功能不正常引起。年轻人脸上、身上长痘，病因常归咎于性激素过于旺盛，但仔细问诊，发现很多人存在胃肠功能紊乱，有的伴胆红素升高、过敏性紫癜等。病理研究表明，强直性脊柱炎可能与肠道过敏性炎症相关。免疫性疾病、慢性消耗性疾病、放化疗后遗症等均可导致消化吸收功能紊乱，影响吸收与代谢。鉴于上述普遍存在的问题，在治疗原发病的同时，需要询问胃肠情况，如果胃肠功能不正常，应该同时调理胃肠，这有助于原发病的治疗。

四、女性问诊

女性问诊需要重点关注经、带、胎、产方面。妇科疾病还包括乳腺、子宫、输卵管、卵巢等组织器官的病理变化。女性在生理期，体内的激素水平会发生较大变化，情绪变化也大，生理期疾病发病时部位固定，因此在一般问诊中需额外询问经前乳胀情况，有无腰酸腹痛，以及睡眠、精神状况等。

五、问全身情况

如果局部病情描述清楚，并且没有影响全身，可不详细追问全身情况。病情复杂者，要针对性了解全身情况，包括不适症状范围及其对人体的影响、疼痛情况、运动状况、消化功能、精神状态等，依据患者描述进行提问。

六、问病因

问病因分为一般性问诊和专业针对性问诊。急性病发病时必须问清发病的时间、地点、部位，发生前后的各种诱发因素，当前症状或体征，既往史等，尽量找出发病线索。不同疾病由不同病因导致，如精神刺激可引起神经功能失调，不良的生活习惯可使某系统出现病理性改变，外伤劳损可致某部位形成慢性损伤，突发事件可能给机体造成伤害等。疾病简单并且症状明显者，对以上稍作了解即可。一些陈旧性脊柱骨折引起的驼背、腰背痛，有的患者说不出诱发因素，需要摄片检查。有些迁延不愈的疾病，没有确切的发病机制，需要仔细询问才能得出病因。例如，一位曾经身体强壮的中年男性患者，身体虚弱发病三年，现在连走路的力气都没有，查不到病理性指标，做了很多治疗都无效。追问其病史，患者三年前家中失火，烧得一无所有，硬着头皮重建家园之后瘫倒，一蹶不振。我认为其病因是强烈的精神刺激和过度劳累，精神和体力双重受损，即西医的神经症。病因明确后，予患者针灸调理而愈。由此可知，在治疗疾病中，问病因是不可忽视的重要步骤之一。

第二章　王居易的经络诊察法扩展应用

　　王居易毕生致力于经络研究。他对历代针灸专著逐字逐句进行推考，著成符合临床实际的《经络医学概论》。在诊疗过程中，他创立了审、切、扪、按、循五大经络诊察法：从审视浮络的形态、色泽，到审视舌下主静脉的充盈度，再到循按经络，若发现经络有结节、松软、凹陷等情况，便能从蛛丝马迹中找出病根。王居易切候脉象，不是单纯切寸口，而是兼顾额角脉、耳前脉、人迎脉、寸口脉、腹主动脉、冲门脉、太溪脉、冲阳脉、太冲脉等，凡体表易触摸的脉动现象，他均有分析。在《经络医学概论》中，他阐述道："……只有当腹部动脉的搏动受阻或者受到周围器官的异常挤压时，才能浮现出来而被触及，如果在脐左侧切候到腹部脉动，即左侧肓俞至天枢处出现搏动异常，搏动强烈，甚至有抵抗感，坚硬，一般反映肝胆异常。此外，女性的子宫、卵巢病变，也可在腹部左侧切候到异常搏动。如果在脐右侧切候到腹部脉动，即右侧肓俞至天枢处出现搏动异常，同时感到下面有坚硬感，硬结状，往往提示肺或大肠有问题。如果在脐上切候到腹部脉动，即水分至下脘处，一般是脾胃的问题。脐上巨阙的动脉搏动则反映心的问题。如果在脐下切到腹部脉动，多为肾和膀胱的问题。"他如此详细的诊察经验，有助于我们更快捷地进行诊断。大家可在腹部触诊中，用王居易的经验方法关注这些情况。

　　经络与脏腑是针灸学的核心。经络的功能是持续将脏腑生成的营养物质输送到全身各处，维持生命的生生不息。脏腑又依靠经络保持内外联络。针灸治病所选取的腧穴按经络分布，因此经络是针灸治病的关键通道。没有经络系统的理论知识，针灸学科便无从谈起。

　　王居易一生专注于经络研究。通过长期临床中的经络诊察，他总结了每条经脉的正常生理状态，以及疾病状态下经络上产生的各种异常现象，进而从异常现象中探寻疾病根源，为精准选穴提供了有力依据，且常能收获神奇疗效，许多病症往往针到病除。在跟随王居易学习的过程中，我们目睹了真实的经络传感现象。他针刺血海穴时，针感能沿着足太阴脾经的路线，缓缓传导至腹部。王居易揭示了经络的实质内涵，为我们的临床工作开启了大门，奠定了我们的诊疗基础。在他的引领下，学习者从经络的核心理论、证候结构、每条经络的气化作用，以及经络与脏腑的同步性、联络性等方面，对经络有了全新的认识。

临床诊断方法，西医归纳为视、触、叩、听，中医归纳为望、闻、问、切。诊治疾病是一个极其复杂的过程，应该进行缜密诊察。根据各科特点，有不同的诊疗措施。我认为，王居易的审、切、扪、按、循，应该作为针灸临床的诊查法，进一步推广应用。现将个人获得的一些体会分述如下。

一、审视法

审视法相当于中医之望诊，可以全方位展开。

（一）审视神色形态

审视患者神色形态，可以初步判断患者的气血盛衰和疾病缓急。一般情况下，病情在初期发展阶段，症状往往比较急，患者表现出亢奋状态和痛苦面容。久病虚弱的患者，大多气血亏虚，面色苍白或萎黄，精神呈萎靡状态。肥胖患者多有痰湿阻遏，兼有代谢功能紊乱；消瘦患者多有吸收消化不良、气血不足，或有消耗性疾病。在运动系统疾病中，要辨别痹症与痿症。需要通过肢体运动，观察肌肉和骨关节的状况。即使简单的肩关节炎，也要让患者做不同方向活动，观察患者哪个方向活动不利、症状最严重。根据肩关节的不同症状，治疗取穴会有所不同。同样，对腰痛患者，要嘱其做俯仰和侧弯动作，以区别督脉或膀胱经病症。

（二）审视舌象

舌质和舌苔是观察机体气血津液、脾胃功能及水湿代谢等情况变化的直接窗口，也是观察治疗效果的部位。我曾对强直性脊柱炎发作患者的舌象进行观察。一位病程已有 10 余年的青年患者，一直应用生物制剂治疗，虽然形体丰满，也没有脊柱僵硬变形现象，但停用药物后，血沉就升到

60mm/h，C-反应蛋白49.9mg/L，血常规及各项指标均有变化，全身多处关节及腰背部疼痛。观察患者舌象，舌体很小且淡白，舌体正中有一条很深的纵沟。说明患者正气极虚，形体丰满是假象，治疗应从提高正气入手。另一位强直性脊柱炎急性发作的青年患者，发病才1年，血沉75mm/h，C-反应蛋白38mg/L，双足跟红肿热痛，行走困难，腰背痛日夜不宁。观其舌象，舌质暗淡胖肿，苔似豆腐渣铺盖全舌。除双下肢外，双手臂、胸、背、腰、面部均布满湿疹，几乎找不到正常皮肤。患者皮肤口唇黧黑，大便不成形，一日二三次。这位患者发病时间短，症状重，但用药少，痰湿壅盛未除，治疗要以祛湿健脾为主。同一疾病有完全不同的舌象，治疗就需区别对待。经过1年的治疗，两位患者血液化验指标正常了，舌象也基本恢复正常了。干燥综合征、红斑狼疮或其他疾病引起的镜面舌，属阴虚。如果治疗中能使患者胃气上承，出现薄白苔，舌质红绛减退，疾病肯定能改善。总之舌质反映人体气血状况，舌苔反映机体代谢转运，舌象可以迅速反馈疾病进展。内科疾病应重视审视舌象，以便采取更加合理的治疗措施。

（三）审视肌肤、血脉、咽喉

许多疾病可在肌肤、血脉、咽喉部出现一些病理性反应。

1. 审视肌肤

皮肤上出现痘疹、斑点、皮炎样红色皮损等，不能一概认为是皮肤病，任意定为湿疹、神经性皮炎、过敏、痤疮等疾病，应结合临床体征分析。如类风湿关节炎、强直性脊柱炎、风湿性关节炎、红斑狼疮等疾病在活动期、进展期，有的会伴随各种各样的皮肤病。遇到早期关节肿痛并伴有身体某处皮肤出现异常者，应为其做免疫检查或相关生化检查，以明确疾病诊断。有一位强直性脊柱炎20多年的患者，翻一次身需要15分钟以上，且需要他人帮助。其双小腿足胫部对称性掌心有红色皮炎10余年，奇痒，皮肤病药膏不能治愈。给予强直性脊柱炎相关治疗，疾病好转后，该部皮肤病亦随之消失，证明强直性脊柱炎进展期与皮肤病有直接关联。一般情况下，有慢性肝、肾综合征，消耗性疾病的患者，身上皮肤干燥无华，肌肉萎缩，胸、背、颈、四肢等处红痣增多，部分患者还有散在性花斑、丘疹等。上半身老年斑增多，大多是甲状腺功能减退；下半身老年斑增多，可能为肾上腺功能减退。若单纯腰部肾区出现皮肤花斑，而且长期腰酸伴血压升高，要警惕肾上腺瘤。

2. 审视血脉

双下肢常年肿胀紫黑、有花斑者，要了解其心、肺、肝、肾功能。发生感冒样症状时出现手指、足趾苍白或紫暗者，要立即排除心肌炎、心力衰竭或其他恶性疾病。如果单侧足趾疼痛发黑，可能为下肢闭塞性脉管炎或糖尿病足。有一侧下肢红肿疼痛，要分辨急性淋巴管炎、大动脉或大静脉栓塞。如果是静脉曲张引起的下肢红肿，在皮下有显而易见的曲张静脉。

3. 审视咽喉

对甲状腺疾病患者进行咽喉部审视，可发现甲状腺功能亢进症、桥本甲状腺炎等疾病。部分甲状腺结节及甲状腺癌患者咽喉部存在不同程度的充血、悬雍垂水肿，甚至扁桃体发炎等状况。

4. 审视病症部位

根据患者主诉可初步总结出疾病部位，疾病部位需要重点审视，进而判断疾病属于局部性或全身性，周围性或中枢性。例如，一位 8 岁男孩，右侧面瘫但症状很轻，只有笑时嘴有点歪。我为其针刺患侧地仓、颊车、合谷穴。二诊时，其母告知小孩右手拿不住筷子，询问是否与针刺有关。这一提醒立即引起我的警惕，我重新审视患者闭眼、皱眉情况，发现患者双眼闭合、抬眉完全一致，认为属中枢性面瘫，随即让患者转脑科，脑科检查确诊为脑干肿瘤。面瘫是针灸科常见病，多数患者为周围性面瘫，但在仔细审视中，可及时发现鼻咽癌压迫、肺癌转移压迫、耳内肿瘤压迫所致的面瘫。我还通过审视发现了脑卒中、带状疱疹等病出现面瘫症状者，由于发现及时，患者病情得到了有效控制。为此，面瘫要重视审视，才可达到合理治疗的目的。

骨关节疾病在审视关节功能过程中，要进行两侧对比。如见到肘关节较为屈曲时，通过两肘比较，形状差不多者属生理性。一手较另一手屈曲，属病理性。膝关节通过两膝对比，辨别有无肿胀、发热、积液、萎缩、变形等病理现象。机体任何部位的病症，均需要根据病情进行审视，有些局限性疾病，也要进行比较，以便及时发现与疾病相关的异常情况。

二、切候法

切候法即切脉、候脉，是中医诊疗的独门绝技，也是中医诊断疾病的主要手段。我认为，在切脉中需要注重以下几个方面。

（一）脉象概况

切候脉象一般以切候寸口脉为主。以浮沉迟数为基准，判断疾病的轻重缓急。在浮数脉中辨别有无热证、实证疾病，如发热、血压升高等情况；在沉迟脉中辨别有无顽固慢性病。

（二）脉之应指

正常情况下，双手脉象应同样顺畅。当切到一侧脉搏若有若无或沉细无力时，需进行双手对照。中青年有关节疼痛，并出现一侧脉搏若有若无，甚至摸不到，称为"无脉症"。这些人要警惕大动脉炎，需要进一步做相关检查。中老年人胸闷胸痛或头晕耳鸣，也会有一侧脉搏较为微弱或切按不显等情况，要对颈动脉或冠状动脉进行彩超或造影检查，以便及时发现颈动脉斑块、冠状动脉狭窄等状况。

（三）脉之规律

切脉显示促、结、代等不规律脉象时，要认真仔细地观察其频率。有的为生理性结代脉，但这些人的结代脉往往偶发。如果患者频繁发生促结代脉，则提示存在瓣膜关闭不全或房颤等心脏病。针刺这些患者要格外小心，要嘱其卧床治疗，随时观察神色变化，避免晕针等意外发生。对促结代脉患者还要注意观察其脉象力度，如果有散乱无力现象，提示病情危重。有一位70多岁的患者，轻度半身不遂半个月，在别处针灸未好转，搀扶着来我处治疗。患者虽然神志清晰，但脉象已散乱中空，随即收入住院部治疗，结果当晚死于心衰。由此可知，脉象是生命体征的具体表现，切脉意义重大。

三、扪抚法

笔者将王居易的扪抚法引申为有目标地触摸，触摸主要针对发病部位和患者主诉涉及的经络循行部位，必要时需进行广泛触摸检查。

（一）触摸症状最明显的部位

对疾病反应最强烈部位涉及的经脉进行逐条触摸。比如引起坐骨神经痛的病因有腰椎间盘突出、脊椎滑脱、脊柱压缩、脊柱侧弯、腰椎骨质增生、隐性脊柱裂、腰三横突综合征、梨状肌综合征等，由于长期腰骶部关节、肌肉、韧带发生劳损、变性、炎症、水肿，使腰椎间盘膨出或突出，神经根受刺激或受压迫，引起坐骨神经痛。但每个人的姿势、习惯、病变部位不同，腰骶部的异常情况也不太一致。坐骨神经痛下肢疼痛部位分布有两种，一种以足少阳胆经为主，一种以足太阳膀胱经为主，需要用扪抚法来区别。治疗前先从腰部开始触摸，再往腿部沿足少阳胆经和足太阳膀胱经触摸，找出发病起点位置和病变经脉。

以手指疼痛为例，手指疼痛可能因腱鞘炎、指间关节韧带炎、掌指关节炎、筋膜炎、指间关节炎、腕管综合征等不同组织、不同部位的病变和炎症引起，必须仔细触摸，找到发病部位进行针灸治疗，效果往往立竿见影。

（二）触摸颈、项、背、腰部

对颈椎病患者，要从颈上段头枕部开始触摸，自上而下沿督脉、膀胱经、胆经至肩颈部，再分别沿膀胱经、胆经、小肠经、三焦经、大肠经触摸辨别病变经脉。颈椎病发病不仅由颈椎骨和椎间盘出现问题导致，还由颈椎的生理弧度改变导致，特别是年轻人，可因颈部的肌肉或韧带长期劳损导致颈椎病。因此，发病部位每条阳经均有可能，需要细心触摸辨认，才能找准位置。

背部、腰部是督脉和膀胱经的循行部位，触摸过程中需注意以下三点：一是从大椎到尾骶触摸整条督脉时，要感触脊柱的生理弧度、椎间隙的宽窄、棘突的均匀平整性和病痛部的反应状况，有无病理性脊柱后突、侧弯，椎旁肌肉、肌腱有无弹力异常等情况。还要结合督脉阳气的盛衰，进行或实或虚等方面的初步诊断。二是在触摸中判断发现的异常情况与主症有无直接关系，是否需要做进一步的检查。因为许多时候常规检查没有查到真正的病灶位置，如胸腰段陈旧性压缩性骨折、施莫尔结节等很难在腰骶检查中被发现。三是膀胱经第一线上的腧穴大多是脏腑的背俞穴，触摸到某一背俞穴有异常情况，就要对相关脏腑进行重点排查，及时发现脏腑的早期疾病。

（三）触摸胸腹部

一般情况下不触摸胸部，主诉有胸痛不适时才会针对性触摸胸部，辨别肋肋炎症或肋间神经痛。冠状动脉粥样硬化性心脏病（简称"冠心病"）患者要关注心绞痛症状。有一位患者以肩周炎就诊，触摸其锁骨上下有疼痛，给予患者胸部 X 线摄片检查，确定为肺尖部炎性病变。触摸锁骨上下时，还要注意缺盆部有无淋巴结肿大。

剑突以下至耻骨联合上缘，是腹部的常规触摸部位。脐上需注意肝、胆、胰、脾、胃、肾、心、肺等脏腑的反应情况。脐周和脐下需注意大肠、小肠、生殖器、直肠、膀胱、盆腔、输尿管等脏器和组织的不同反应。总之，掌握好腹部触诊检查，不但可以判断疾病主诉与脏器组织的关系，而且能够及时发现其他病灶的存在。

四、按压法

笔者将王居易的腹部按压法归纳到扪抚触摸内容中，把按压法单纯地应用在确定治疗的腧穴上。因为实施针灸的腧穴要求找到一个精准的点，为了找好这个点，除按常规方法取穴外，还须进行反复认真按压，特别是要实施艾灸的主要穴位，更应用按压来确定。疾病与腧穴部位的异常状态常常有密切联系。比如胸痛胸闷时，常选心包经腧穴治疗，但郄门、曲泽、内关、间使、大陵中，哪一腧穴更有效，这就需要在推循时进行比较，在指下按到异常情况处或强烈反应点进针，往往收效会更加满意。

按压腧穴还有一个重要意义，许多腧穴存在于骨缝、经筋之间，必须经过按压取得。比如面部上关、下关、颊车、太阳、巨髎、颧髎等，都要先按压找准位置才可进针。再如丘墟透照海，没有按压到位，针是扎不进去的。像环跳这样一个在肌肉丰满部位的腧穴，也需要压到一个没有阻力的大空隙再下针，针感才能到达足底足趾，得气感才能达到所需要的程度。大家可以在临床中反复体会。

五、循推法

王居易将循推法作为经络诊察中最重要的诊断方法，循推法也是他经络诊察中的精华。他将十二经脉从井穴向心性推循到合穴，在任督二脉的循推按压中，每条经脉的循推步骤、方法均列图指导；循推中发现松软、脆络、水疱、结节、结络等异常的病理现象，一一与疾病对应契合，并列表说明。作为后来人要学好经络诊察与循推法，并在临床中认真体会，不断实践与努力探索。

第三章　浅谈经络主管

在掌握经络的生理功能和病理变化的前提下，笔者对经络的主管进行了大致的归纳，这样可以为临床提供快捷思路，对选经取穴有极大帮助，阐述如下，供大家参考。

一、经络主管本经脏腑

每条经络均有自己的脏腑归属，因此各经络都有主管本经脏腑的生理功能和病理变化的能力。如果要加强某脏腑功能，就可选该条经上的原穴、合穴进行针灸。临床遇到脏腑病症，首先要考虑本经腧穴的针灸治疗。比如肺出血，取肺经鱼际、孔最；冠心病供血不足导致胸闷、心绞痛者可取心包经郄门，心经少海；肝经湿热取肝经期门、行间等。以上均是经络主管本经脏腑的治疗法则。

二、经脉所过，主治所及

一些病症，如经络循行路线上出现瘀阻、痰湿滞留、经络局部劳损等现象，但没有脏腑相关症状，又没有该经脉病理性改变，可以通过经络诊察，找到病症所属经络，选取经络上的一些特定穴治之，常常可以一针即愈。曾治一例鼻咽癌患者，放疗后颈部皮肤硬黑如铁皮，日夜服止痛片仍疼痛难以控制。审视病损部位为足阳明胃经与手阳明大肠经的络脉布散处，选用足阳明胃经丰隆化脓灸 7 壮，针刺手阳明大肠经穴偏历，症状逐渐好转。另外，分析临床中针灸治疗落枕的方法，要用经络诊察找准疼痛所属经络，比如疼痛在足少阳经上，可取悬钟；疼痛在手少阳经上，可取外关；疼痛在足太阳经上，可取委中等，这就是"经脉所过，主治所及"的原理。

三、阳脉主动，阴脉主静

1. 阳脉主动

阳脉主动主要体现在两大方面。一是阳脉属于六腑，其功能是纳食并将其消化吸收转化为营养物质，以及输出多余糟粕。在适应机体需求的整个消化代谢过程中，六腑六经不停地协调传化。不管哪腑、哪条阳脉的功能过弱或过盛，均会使机体产生病理现象。二是人的肢体运动全靠阳脉支持。从中枢性瘫痪到局部损伤，任何病因引起的肢体运动功能障碍，均表现为多条阳脉或单一阳脉的某部分功能丧失。如在治疗运动性疾病中取穴从百会、风池、大椎到上肢的肩髃、曲池、合谷，再到下肢的环跳、阳陵泉、足三里、昆仑、丘墟、申脉，均为阳脉腧穴。这些临床病理现象和治疗时的选经选穴，形成了阳脉主动的认识，并指导着运动障碍性疾病的治疗方案。

2. 阴脉主静

阴脉属五脏，主宰血液、津液。津血是机体的物质基础，是人们赖以生存的营养。除机体日常需要供给外，还有相当数量的津血归五脏储存，在需要的时候进行合理调配。因此津血主静，不可轻举妄动，这也是阴脉主静的基础。机体免疫力强弱在于津血的充足程度和储备能力。如果津血不足或出现妄动现象，如出血、大汗，就会对机体造成伤害；慢性消耗性津血流失，可导致津血亏虚、免疫力下降。五脏许多疾病常取阴脉腧穴治疗。如出血取孔最、隐白；盗汗、自汗取阴郄、复溜；津血不足，咽干舌燥取通里、照海等，均为阴脉主静的具体运用。

四、任脉主管脏腑

任脉行于人体前正中线，具有调节阴脉气血的功能，故称"阴脉之海"。有六个脏腑的募穴位于任脉，所以任脉能够主管上、中、下三焦所有脏腑，负责气血津液的生成与调配。任脉的循行路线，从胸至腹贯穿，邻近五脏六腑，可以直接纠正脏腑功能的偏盛偏衰，及时反映各脏腑的生理或病理情况。在调动气血津液、促进新陈代谢、排泄体内毒素的过程中，任脉更是一马当先，其上的每一个腧穴均有补虚或泻实的作用。如肺病引发的咳喘、呼吸不畅取天突；心肺气虚取膻中；脾胃痰湿壅盛取上脘、中脘；肾虚所致的诸多疾病取关元，有养生保健、延年益寿之功。此外，任脉腧穴在掌控生殖功能、维持元阴元阳上意义重大。

五、督脉主管诸阳

督脉行于脊里，上行入脑，总督一身之阳脉，故称"阳脉之海"，是调动人体阳气和阳脉功能活动的"总司令"。人体阳气不足，会有形寒肢冷、手足不温、疲劳乏力等虚寒症状，通过督脉铺灸，或艾炷灸督脉上的大椎、命门、腰阳关等穴，可以振奋阳气。当脑部、脊髓出现病理性改变时，可影响阳脉的运动功能。结合中枢神经支配的区域选穴治疗：中风偏瘫取前顶、百会；颈椎病所致的上肢病症取后顶、大椎；腰椎病引起的下肢病症，取腰阳关、命门等穴，可取得良好效果。

第四章　略谈针灸治疗思路

一、急则治其标

对于急性发作性病症，治疗以控制症状为主。比如落枕、疼痛、出血、抽搐、呕吐、眩晕、昏厥等，往往发病部位反应强烈，局部组织有痉挛，有的甚至存在一定风险。处理这些情况，通常先选择远道穴位针刺，让患部症状得以缓解，如肺出血取孔最；崩漏取隐白；呕吐取内关；心绞痛取郄门；胃痛取梁丘；尿潴留取三阴交等。父亲教导我：落枕、腰扭伤等病，不要急于直接针灸患处，否则会导致局部肌肉更加痉挛，适得其反。

虽然急性病症情况紧急，但也要诊察后下针。比如阑尾炎，应按压足三里、上巨虚、阑尾穴，哪一穴反应最强烈就针刺哪一穴，效果会更加满意。胆绞痛也要按压胆囊穴或阳陵泉穴找反应点。在远道选穴治疗中，要诊察发病部位的经络归属，比如歪着脖子的落枕、斜着身子的腰扭伤，都要扪抚疼痛部位，辨清病痛在哪条经脉，然后选穴。如落枕痛在太阳经可取养老；痛在少阳经可取支沟或悬钟；痛在大肠经可取偏历等。腰扭伤，痛在膀胱经取委中；人不得俯仰，痛在督脉，可取人中。

治疗急性病症，大多可选郄穴、络穴、五输穴、四总穴、经验穴等特定穴治疗。待症状缓解后，再进一步治疗病灶部位，这些治疗方法属于"急则治其标"。

二、缓则治其本

缓则治其本是针对慢性病症的治疗。这些病症大多要针与灸并施。针灸科就诊以慢性病症居多，可能一个患者有多种疾病，有的甚至全身没有舒服的地方。中年患者，可能有胆、肾结石、囊肿问题，中老年人可能有高血压、高血糖、心肺功能障碍，以及围绝经期综合征、骨关节问题等。对于错综复杂的问题，我们可以从以下几方面入手。

1. 抓主症

对于初诊患者，不管病情有多复杂，先从影响最大的主症入手。比如颈椎病患者兼有失眠、头痛、头晕、耳鸣、高血压、手麻木、肩肘关节痛等，先治颈椎病，颈部经脉畅通，其他症状亦可以缓解。又如腰椎间盘突出的腰腿痛患者，X线检查往往可观察到腰椎骨质增生、脊柱生理曲度改变等问题，因此，这些患者不管腿有多痛，均以针灸腰椎为主。掌握好风池、大椎、悬枢、命门、腰阳关等穴的作用，针刺与小艾炷灸并用，作用会更加明显。

2. 调理脾胃

现代人的生活方式和饮食习惯，常导致脾胃的吸收和代谢功能紊乱。许多疾病的发生与脾胃消化功能改变有直接关系，如结石、痛风、糖尿病、高脂血症等。追问患者大便情况，有的次数多，有的便溏，有的大便秘结，三五天一次，这些情况与脂肪代谢功能下降有关。痛风患者基本存在肾结石、肾囊肿等问题，导致嘌呤排泄不利。对痛风患者不能单纯治疗关节肿痛发作部位，而要从肾去考虑。若存在"三高症"，更要调理肠胃肝脾肾等脏腑，合理选取中脘、气海、天枢、大横、章门等穴，有助于病因消除。以上治疗方法被称为"缓则治其本"。

三、针对病因治疗

临床上许多疾病的症状和体征，是由明确的脏腑或器官病变引起的，可直接针对发病脏腑或器官进行治疗。如头痛、头晕这类五官疾病，耳源性眩晕取翳风、听宫；眼病性头痛、头胀，取睛明、攒竹、太阳；鼻窦炎性头痛、干咳，取迎香、上星。五脏六腑有病，会发生一系列症状与体征。如肝病会出现消化不良、腹胀便溏、恶心厌食、双脚酸软等现象，治疗以肝功能恢复为目标，选用肝俞、上脘、梁门、期门为主穴。一旦肝功能好转，其他症状也会减轻或消失。其余脏腑的治疗原理也相同。一般来说，治内脏疾病，常用俞募配穴加一些特定穴，效果较理想。

四、解除兼证

有些疾病的发生与相关兼证有直接关系。比如，乳腺增生的女性患者几乎都有不同程度的经前乳胀、痛经等周期性症状，因此不能认为这些症状均是生理性的。应该在每月乳胀或痛经时进行调理，可减少乳腺增生的概率。长期慢性咽喉炎，干咳不停者，不仅会给甲状腺、声带、食管带来长期刺激引发疾病，也会增加患肺大疱、肺结节的概率。帕金森综合征患者大部分存在严重便秘的情况，许多患者要经常使用开塞露，如果大便通畅，震颤症状也会减轻。其实结石、结节、囊肿、增生，甚至恶变，大部分是慢性炎症或某一经脉堵塞发展而成的，这一点笔者深有体会。早些年，笔者上颚中央长了一颗很硬的赘生物，怕恶变请口腔科医生手术，医生认为没有手术指征不予手术。后因门牙蛀得厉害，做了根管治疗，这颗很硬的赘生物自行消除了。所以临床治疗中，要尽可能消除与该病相关联的不利因素。一些看似不重要的兼症问题，可能对疾病发生或发展有重要作用。

五、重视检查报告

若患者就诊时带了检查报告，不管检查报告与就诊疾病有无关联，均应仔细查阅。仔细查阅检查报告，可以得到机体功能信息，从蛛丝马迹中发现隐匿性疾病的存在。许多疾病活动期相关指标会升高，给诊断治疗提供依据。影像检查可发现病灶位置。有一位患者每天吐几口血，心肺检查找不到病灶。五官科 CT 检查发现鼻咽癌。在治疗中风患者中发现，有第二次，甚至第三次中风发作的患者，其血压、血脂、血糖指标始终没有控制在正常范围。类风湿关节炎、强直性脊柱炎等免疫性疾病，如果类风湿因子、血沉、C- 反应蛋白等指标持续上升，就会发展成关节变形、脊柱强直，导致残疾甚至影响内脏功能。控制不正常指标是阻止疾病发展的主要手段，不正常指标是治疗效果的最好观察站，还关系到疾病的预后。一些指标，如生化中的转氨酶、胆红素、尿酸的长期波动，某些组织中的结节、囊肿、积液、炎症等情况，不能静观其变，因为检查是科学地分析体内的各种变化，仔细审查检查报告，对相关病症的控制有重要意义，最好对异常指标进行积极防治，以免异常指标发展为严重问题。

六、略谈针灸与用药

针灸是相对独立的科室，针灸治疗是否同时用药颇受争议，医生、学者们各持己见。有的认为，针灸与药同用可以增加效果，因此大量用药，将针灸作为治疗的辅助方法；有的认为，针灸效果直接，一旦掌握针灸就能解除病痛，不需用药，甚至停用患者的专病专药。我认为，对问题应该客观分析，分别对待。有些患者的疾病是某脏腑或某组织器官已存在的不可逆的损伤，必须有药物支持，随意停药可能会使病情恶化或暴发性发作，给机体造成伤害，甚至危及生命。像 1 型糖尿病、原发性高血压、癫痫、帕金森综合征、精神分裂症、器官移植后遗症、恶性肿瘤治疗阶段等，是不可随意停药的。曾有一位医生给癫痫患者扎上头皮针后，24 小时留针，以为可以控制发作，嘱患者停用抗癫痫药，结果该患者当晚因癫痫频发死亡。这是一个非常沉痛的教训，要避免"针灸万能"的主观意识。

在疾病急性发作期应适当用药控制，如甲状腺功能亢进症、肺结核、精神分裂症等急性发作期，针灸与药物配合治疗可使症状尽快缓解。待病情向好的方向进展后，可逐步减药或停药。有些疾病，如急性咳嗽、急性吐泻、便秘等，可适当短暂用药，一旦症状控制就不再用药。总之，除专病专药不随便停用外，普通病症根据不同情况少用药或短期内用药。应该尽量少用对肝肾有损害或不良反应大的药物。许多药会扰乱机体功能的正常运行，给针灸治疗带来不利影响。有一位机化性肺炎两年多的患者，每天必须服用激素才能控制体温上升，无论如何不肯停服激素，结果发生脊柱和肋骨自发性骨折，通过再三劝阻，患者停服激素，身体内环境在不受干扰的情况下接受针灸的良性调理，不再发热，病症逐渐消退，随访 3 年没有复发迹象。

在针灸临床中要注重兼顾患者全身情况，可根据机体偏盛偏衰，适当配补气、补血、补阴、助阳、安神类中成药，提高自身抗病能力，但不能依赖药物控制病症。若遇到腰椎间盘突出引起的腰腿痛，就立即用止痛药、激素、消炎药、神经节阻滞药等，用药物或其他非针灸疗法代替针灸，有可能病没治愈，反而给机体造成二次伤害。实际上，针灸治疗此类疾病或关节软组织病症，比其他方法更安全有效。作为针灸医生，要发挥好针灸的优越性。

第五章 各腧穴应用探讨

学习针灸专业要闯三关：一是理论关。除学好针灸学基础理论外，还要学习相关学科基础理论。要有长期坚持学习的精神。二是经络腧穴关。在掌握各经络循行、交接、功能主治的基础上，将经脉上的全部腧穴及特定穴的定位、主治牢记于心。这是一道难关，需要熟读背诵。第三关是操作关。针灸起效的关键在于操作，尤其是针刺操作，若想达到运针自如的熟练程度，重点在于练习。

经络腧穴是最重要的治病武器，也是发挥针灸作用的关键所在。遵照教材提供的腧穴主治范围，每位针灸工作者的选经配穴均要有自己的思考。面对临床的疑难杂症或系统性疾病，要取得一定的疗效，需要发挥十四经腧穴的主治功能。如何选取针对性较强的腧穴进行治疗，是针灸治疗中需要考虑的重要问题。在掌握准确定位后，通过长期对腧穴的应用，可以总结出许多腧穴的独特功效。现对十四经腧穴、经外奇穴、阿是穴的主治范围进行探讨性总结，并对每穴的针刺操作，以及艾灸、拔罐、穴位注射配合应用情况进行简要介绍。其中特定穴、禁针禁灸穴予以注明，其余穴均可针灸并施，但需酌情对待。小艾炷灸均有注明，没有注明的腧穴平时很少采用小艾炷灸。一般患者30岁后才给予小艾炷灸，有口诀云："年过三旬后，针灸眼便开。"所以，不满30岁的患者以针刺为主。对所有腧穴的应用加以阐述后，在各种病症的治疗中不再重复说明。

第一节 手太阴肺经腧穴

1. 中府穴（募穴）

主治：①肺结节、肺炎、肺结核等肺部疾病。②胸满胀痛，咳嗽痰多。

③吐血。④乳腺结节。

操作：针尖朝云门穴或乳头方向平刺 1～1.2 寸。可拔罐。

2. 云门穴

主治：①肺尖部位疾病。②胸痛。③肩内侧痛。

操作：可小艾炷灸 1 壮，可拔罐。禁针。

3. 天府穴

主治：肩前臂内侧痛；腋窝淋巴结肿大。

操作：直刺 0.8～1 寸。禁灸。

4. 侠白穴

主治：上臂内侧痛；咳嗽，干呕。

操作：直刺 0.8～1 寸。

5. 尺泽穴（合穴）

主治：①肺部各种器质性疾病，与肺功能相关的顽固性咳嗽、气喘、痰饮停滞、咽喉炎。②肺经循行部位的疾病，如乳腺增生、手臂痛。③风湿相关疾病，如风湿性关节炎、湿疹、皮肤瘙痒、湿重苔腻、肥胖、便溏。

操作：直刺 0.8～1.2 寸。可放血。

6. 孔最穴（郄穴）

主治：咯血，吐血；呼吸系统疾病，如呼吸不畅、胸闷、胸痛。

操作：直刺 0.8～1 寸。可温针灸。

7. 列缺穴（络穴、八脉交会穴）

主治：头痛项强；咽干咳嗽；拇指及手腕无力，桡骨茎突炎。

操作：针尖向上斜刺 0.3～0.5 寸，可透偏历穴。小艾炷灸 1 壮。

8. 经渠穴（经穴）

主治：咽喉肿痛，咳喘；手腕痛。

操作：直刺 0.3～0.5 寸。禁灸。

9. 太渊穴（输穴、原穴、八脉交会穴）

主治：①全身气虚无力，久咳不愈，气喘气短，自汗，咯血，咳痰。②脉弱或无脉症。③肾病性水肿。

操作：避开桡动脉，直刺 0.3～0.5 寸。

10. 鱼际穴（荥穴）

主治：咽干，咽痛，失音；肺系虚热，日晡潮热；小儿疳积；拇指痛。

操作：直刺 0.5~0.8 寸。可放血。小儿疳积用割治法，禁灸。

11. 少商穴（井穴）

主治：咽喉肿痛，鼻衄；高热，昏迷，惊厥，癫狂，痫证；拇指麻木。

操作：浅刺 0.1 寸或点刺放血。实证、热证放血 10 滴；虚证、寒证放血 1~3 滴。禁灸。治癫狂、痫证，将两大拇指并拢，在该穴上灸 3 壮。

第二节　手阳明大肠经腧穴

1. 商阳穴（井穴）

主治：齿痛，咽喉肿痛；热病；昏迷，惊厥，急症抢救；食指麻木。

操作：与少商穴同。

2. 二间穴（荥穴）

主治：咽喉炎；痔疮；手指痉挛，指关节炎。

操作：直刺 0.2~0.3 寸。

3. 三间穴（输穴）

主治：中枢性瘫痪；类风湿关节炎；掌指关节肿痛，手握拳伸不开。

操作：针尖朝掌心直刺 0.5~1 寸。

4. 合谷穴（原穴）

主治：①头面疾病。有"面口合谷收"口诀。②食道、咽喉、气管等上部疾病，如咽干、少痰或多痰、流涎等。③手心汗多或出汗不止，津液、汗液调节失常。有"汗多宜向合谷收"口诀。④全身各处疼痛，如牙痛、女性产后游走痛，可选合谷配太冲进行针刺。⑤上半身及上肢瘫痪、虎口肌肉萎缩、手痉挛颤抖、手麻木。⑥各种原因引起的牙关紧闭、四肢厥冷、抽筋，以及惊厥等急救。合谷配太冲进行针刺称"开四关"。⑦小儿抽动症、小儿多动症。⑧各种关节炎、关节肿痛。⑨女性闭经、痛经、月经量少。

操作：针尖朝后溪穴直刺 1~2 寸。可温针灸。孕妇禁针此穴。

5. 阳溪穴（经穴）

主治：牙痛，咽喉肿痛；桡骨茎突炎，拇指腱鞘炎，腕关节肿痛，下臂痛。

操作：直刺 0.5~1 寸。可小艾炷灸 1 壮。

6. 偏历穴（络穴）

主治：前臂胀痛；颈前区疼痛，转头不利；面部麻木。

操作：针尖朝本经上行方向斜刺 0.5~0.8 寸。

7. 温溜穴（郄穴）

主治：小腹冷，腹泻；手臂酸痛。

操作：直刺 0.5~1 寸。可温针灸。

8. 下廉穴

主治：慢性肠炎；手臂麻木酸痛。

操作：直刺 0.5~1 寸。可温针灸。

9. 上廉穴

主治：便血，五更泻；手臂酸痛。

操作：直刺 0.5~1 寸。可温针灸。

10. 手三里穴

主治：胃肠炎；肩臂疼痛，肱骨外上髁炎。

操作：直刺 0.8~1.2 寸。可温针灸。

11. 曲池穴（合穴）

主治：①各种病因引起的发热。②皮肤病，如接触性皮炎、湿疹等。③上半身瘰疬、结节。④上半身瘫痪、神经功能下降、肌肉萎缩、肌肉痉挛。⑤高血压，雷诺病。⑥风湿性关节炎，手臂痛，肘关节肿痛。⑦甲状腺功能亢进症，甲状腺结节。

操作：直刺 1~1.4 寸。可温针灸，可小艾炷灸 1~7 壮或化脓灸，可穴位注射。

12. 肘髎穴

主治：肩周炎导致的肩关节活动不利。

操作：先找一下反应点再进针，直刺 0.5~1 寸。

13. 手五里穴

主治：肘臂挛痛，肩关节痛。

操作：可小艾炷灸 1 壮，可拔罐。

14. 臂臑穴

主治：肩关节周围炎，手臂上举不利。

操作：直刺 0.5~1 寸。可小艾炷灸 1 壮，可拔罐。

15. 肩髃穴

主治：上肢瘫痪；肩关节周围炎症，损伤性肩臂痛，肩关节活动受限；腋窝淋巴结肿大。

操作：直刺 1~2 寸。可温针灸，可小艾炷灸 1~7 壮或化脓灸，可拔罐。

16. 巨骨穴

主治：肩关节炎；瘰疬。

操作：直刺 0.5~0.8 寸。可小艾炷灸 1~5 壮。

17. 天鼎穴

主治：上肢麻木；瘫痪；颈动脉硬化，颈韧带钙化。

操作：直刺 0.5~0.8 寸，有针感向肩臂放射即出针，防止低血压患者晕针。

18. 扶突穴

主治：咽喉肿痛，声音嘶哑；桥本甲状腺炎。

操作：直刺 0.5~0.8 寸。

19. 口禾髎穴

主治：口歪，面肌痉挛；口唇麻木，上牙龈肿痛。

操作：斜刺 0.3~0.5 寸。禁灸。

20. 迎香穴

主治：鼻炎，鼻内生疮；口歪，面肌痉挛；面部痤疮，酒渣鼻。

操作：针尖朝鼻内斜刺 0.3~0.5 寸。禁灸。

第三节　足阳明胃经腧穴

1. 承泣穴

主治：下眼睑外翻，面瘫导致的下眼睑闭合不全，结膜炎，睑腺炎，近视，溢泪。

操作：紧靠眶缘内侧缓慢直刺 0.5~1 寸，出针时按压片刻防止眼部出血。

为古代禁针穴之一，临床针刺无异常反应。

2. 四白穴

主治：面肌痉挛；黑眼圈；三叉神经痛。

操作：直刺 0.3~0.5 寸。

3. 巨髎穴

主治：面肌痉挛，面瘫；齿龈肿痛，三叉神经痛；面部痤疮。

操作：直刺 1~1.2 寸。可穴位注射。

4. 地仓穴

主治：面瘫，面肌痉挛，流涎；口腔溃疡，唇疔；下巴湿疹，面部痤疮。

操作：针尖朝颊车穴平刺 1~1.2 寸。可温和灸，可穴位注射。

5. 大迎穴

主治：口歪；第三支三叉神经痛，下齿龈痛；下巴湿疹、痤疮。

操作：针尖朝唇中线平刺 0.3~0.5 寸。可温和灸。

6. 颊车穴

主治：面瘫；颊肿，齿龈肿痛，腮腺炎，口腔炎；牙关紧闭；面部痤疮，瘰疬；三叉神经痛。

操作：针尖朝地仓穴平刺 1~1.3 寸。可温和灸。

7. 下关穴

主治：面瘫，颞颌关节功能紊乱，三叉神经痛；耳鸣。

操作：闭口直刺或斜刺 0.5~1 寸。禁灸。

8. 头维穴

主治：偏头痛；上眼睑抬高不利。

操作：针尖朝下平刺 0.5~1 寸。禁灸。

9. 人迎穴

主治：急慢性咽喉炎，声音嘶哑；气管炎；食管炎。

操作：避开颈总动脉直刺 0.3~0.8 寸。禁灸。

10. 水突穴

主治：瘿瘤；咽喉炎；甲状旁腺功能亢进症。

操作：直刺 0.5~0.8 寸。

11. 气舍穴

主治：瘿瘤，桥本甲状腺炎，甲状腺功能亢进症。

操作：直刺 0.3~0.5 寸。

12. 缺盆穴

主治：锁骨上淋巴结肿大。

操作：隔蒜灸。

13. 气户穴

主治：肺部诸疾；重症肌无力；贫血。

操作：针尖朝下平刺 0.8~1 寸。可拔罐。

14. 库房穴

主治：肺部诸疾；乳腺增生；重症肌无力；贫血。

操作：针尖朝下平刺 0.8~1 寸。可拔罐。

15. 屋翳穴

主治：肺部诸疾；乳腺类疾病。

操作：针尖朝下平刺 0.5~0.8 寸。可拔罐。

16. 膺窗穴

主治：咳嗽，气喘；胸胁胀痛；乳痈。

操作：平刺 0.5~0.8 寸；可拔罐。

17. 乳中穴

主治：急性乳腺炎，缺乳，乳头皲裂。

操作：急性乳腺炎、缺乳可敷芒硝；乳头皲裂贴生猪油。禁针，禁灸。

18. 乳根穴

主治：乳腺炎，乳腺增生，缺乳；肺源性心脏病（简称"肺心病"），胸痛，胸闷；气喘，咳嗽。

操作：平刺 0.5~0.8 寸。可温和灸，可拔罐。

19. 不容穴

主治：肝胆疾病；胃痛，胃胀；糖尿病。

操作：直刺 0.5~0.8 寸。肝肿大者慎用。

20. 承满穴

主治：脂肪肝，慢性肝炎，慢性胰腺炎，胆囊炎，胃炎；肥胖；糖尿病。

操作：直刺 0.8~1 寸。可温针灸。

21. 梁门穴

主治：肝胆疾病；肥胖；胃窦炎，反酸；腹痛。

操作：直刺 0.8~1 寸。可温针灸。

22. 关门穴

主治：胃下垂，胃溃疡，胃痛。

操作：直刺 0.8~1.2 寸。可温针灸。

23. 太乙穴

主治：胃溃疡，胃痛；腹泻。

操作：直刺 0.8~1.2 寸。可温针灸。

24. 滑肉门穴

主治：胃下垂，胃溃疡；胃肠炎，消化不良；口吐清水，口水多。

操作：直刺 0.8~1.2 寸。可温针灸。

25. 天枢穴（募穴）

主治：①各种肠炎引起的腹泻、腹痛、里急后重。②免疫性疾病，消化吸收不良导致的消瘦。③各种原因所致的大便次数增多、不成形。④过敏性紫癜，过敏性肠炎，血小板减少。

操作：直刺 1~1.4 寸。可温针灸，可小艾炷灸 1~7 壮或化脓灸。孕妇禁灸。

26. 外陵穴

主治：肠炎；腹壁粘连，腹痛；疝气。

操作：直刺 1~1.4 寸。

27. 大巨穴

主治：盆腔炎；尿潴留；疝气；遗精。

操作：直刺 1~1.4 寸。可温针灸。

28. 水道穴

主治：盆腔炎；痛经，月经延期、量少；尿潴留；输卵管炎；输精管炎；尿失禁。

操作：直刺 1~1.4 寸。可温针灸。

29. 归来穴

主治：子宫下垂，子宫肌瘤；卵巢功能减退，多囊卵巢综合征；月经不调，带下异常；男子性功能减退；不孕不育；疝气。

操作：直刺 1~1.4 寸。可温针灸，可小艾炷灸 1 壮。

30. 气冲穴

主治：便秘；阴肿；腹股沟痛；淋巴结肿大。

操作：古代为禁针穴之一。直刺 0.5~0.8 寸，临床无异常反应。

31. 髀关穴

主治：下肢瘫痪，抬腿不利；腿麻。

操作：直刺 1~2 寸。可拔罐。禁灸。

32. 伏兔穴

主治：股外侧皮神经炎；大腿感觉异常，大腿肌肉萎缩。

操作：直刺 1~2 寸。可拔罐。禁灸。

33. 阴市穴

主治：膝关节炎；髌上囊积液。

操作：直刺 1~1.4 寸。可拔罐。禁灸。

34. 梁丘穴（郄穴）

主治：胃痛急性发作；急性乳腺炎，乳痈，乳房胀痛；膝关节肿痛。

操作：直刺 1~1.2 寸。

35. 犊鼻穴

主治：膝关节肿痛屈伸不利，膝关节退变，半月板损伤等膝部疾病。

操作：针尖略朝内直刺 0.8~1.2 寸。可温针灸，可火针，可拔罐。不予小艾炷灸。

36. 足三里（合穴）

主治：①肠胃疾病，消化不良。②高血压、心脏病引起的脚肿。③下肢瘫痪，腿无力，肌萎缩。④免疫功能低下，体虚消瘦，神经衰弱。⑤下肢静脉曲张，闭塞性脉管炎，动静脉栓塞，糖尿病足，皮肤病。⑥保健要穴。

操作：直刺 1~1.2 寸。可温针灸，可小艾炷灸 1~7 壮或化脓灸，可穴位注射。

37. 上巨虚穴（下合穴）

主治：肠鸣腹泻，腹痛，便秘；阑尾炎；下肢静脉曲张，水肿；皮肤病。

操作：直刺 1~2 寸。可温针灸。

38. 条口穴

主治：下肢痿痹；肩周炎。

操作：针尖朝承山穴直刺 1.5~2 寸。禁灸。

39. 下巨虚穴（下合穴）

主治：腹泻；下肢痿痹。

操作：直刺 1~1.4 寸。可温针灸。

40. 丰隆穴（络穴）

主治：一切痰证；鼻咽癌；淋巴结核；骨髓炎；肝脾肿大；癫狂，痫证，头痛，眩晕。

操作：直刺 1~2 寸。可温针灸，可小艾炷灸 1~7 壮或化脓灸。

41. 解溪穴（经穴）

主治：足背下垂上翘无力，下肢痿痹；踝关节肿痛；眩晕；眉间痛。

操作：直刺 0.5~1 寸。

42. 冲阳穴（原穴）

主治：虚寒性腹冷、便溏。

操作：避开动脉直刺 0.3~0.5 寸。

43. 陷谷穴（输穴）

主治：睡醒时面目浮肿；足跗肿痛。

操作：直刺 0.3~0.5 寸。

44. 内庭穴（荥穴）

主治：齿龈肿痛；急慢性胃炎，口臭，大便黏腻不爽，反酸，呕吐；发热；跖趾关节肿痛。

操作：直刺 0.3~0.5 寸。

45. 厉兑穴（井穴）

主治：发热，热厥；鼻衄；齿痛，咽喉肿痛；磨牙。

操作：浅刺 0.1 寸。

第四节 足太阴脾经腧穴

1. 隐白穴（井穴）

主治：①各种出血，如崩漏、便血、尿血、衄血。②嗜睡或昏昏欲睡。③神志病。④腹满暴泄。⑤脚凉，足趾麻木。

操作：浅刺 0.1 寸。可温和灸，可小艾炷灸 1～3 壮。

2. 大都穴（荥穴）

主治：腹胀，腹痛；发热，无汗；痛风，跖趾关节肿痛；蹈趾外翻。

操作：直刺 0.3～0.5 寸。痛风蹈趾红肿时放血 10 滴以上。

3. 太白穴（输穴、原穴）

主治：脾虚水肿，便溏，身体沉重；痰稀，气短咳喘；尿路感染；痛风。

操作：直刺 0.3～0.5 寸。

4. 公孙穴（络穴、八脉交会穴）

主治：①妇科诸症，如月经不调，产后心烦失眠；②体内脏器黏膜炎症，如胸膜炎，食管炎，子宫内膜炎。

操作：直刺 0.6～1.2 寸。

5. 商丘穴（经穴）

主治：踝关节肿痛；湿热黄疸。

操作：直刺 0.5～0.8 寸。

6. 三阴交穴

主治：①腹部疾病，如肠鸣腹泻；妇科疾病；男科疾病；尿潴留，尿路感染，尿失禁。后人在《四总穴歌》后加上了"小腹三阴交"。②肺心病，淋巴管炎所致的脚肿。③静脉曲张；皮肤病，如小腿色素沉着。④心悸失眠，糖尿病。⑤围绝经期综合征。

操作：直刺 1～1.4 寸。可温针灸，可小艾炷灸 1 壮。孕妇禁针。

7. 漏谷穴

主治：遗精；崩漏，经期延长；消化不良；脚肿。

操作：直刺 1～1.4 寸。禁灸。

8. 地机穴（郄穴）

主治：痛经，子宫肌瘤，白带过多；胃痛，胃肠痉挛；胸胁胀痛；尿路感染。

操作：直刺 1~1.4 寸。可温针灸。

9. 阴陵泉（合穴）

主治：尿路感染；心力衰竭；淋巴管炎；静脉曲张、膝关节炎等各种原因引起的下肢水肿；皮肤过敏，湿疹；腹胀，便溏。

操作：直刺 1~2 寸。禁灸。

10. 血海穴

主治：①瘾疹、湿疹、丹毒、过敏等皮肤病。②腹股沟淋巴结核，睾丸结核，子宫结核。③血液病，如贫血、血小板减少、皮下紫癜。④静脉曲张，动静脉血栓，脉管炎，淋巴管炎。⑤各种妇科炎症；慢性前列腺炎，睾丸炎。⑥膝关节炎，膝内髁炎，膝关节退变。

操作：直刺 1~1.4 寸。可温针灸，可拔罐，可小艾炷灸 1~7 壮或化脓灸。

11. 箕门穴

主治：腹股沟痛。

操作：拔罐。禁针。

12. 冲门穴

主治：便秘；带下异常；疝气；腹股沟痛。

操作：直刺 0.8~1.2 寸。

13. 府舍穴

主治：便秘，腹痛；多囊卵巢综合征。

操作：直刺 1~1.5 寸。可温针灸。

14. 腹结穴

主治：腹痛腹泻或便秘；疝气；肠息肉；过敏。

操作：直刺 1~2 寸，可温针灸。

15. 大横穴

主治：便秘，腹泻；腹壁脂肪堆积。

操作：直刺 1.5~2 寸。

16. 腹哀穴

主治：肝、胆、胰、脾、肾涉及的疾病。

操作：直刺 1~1.4 寸。禁灸。

17. 食窦穴

主治：肝胆病；糖尿病；乳腺结节；肋间神经痛。

操作：针尖朝上平刺 0.5~0.8 寸。

18. 天溪穴

主治：乳腺结节；肺结节；间质性肺炎。

操作：针尖朝乳房方向平刺 0.5~0.8 寸。

19. 胸乡穴

主治：乳腺疾病；肺部疾病；腋窝淋巴结肿大。

操作：针尖朝病灶方向平刺 0.5~0.8 寸。

20. 周荣穴

主治：胸闷，腹痛；肺部疾病；乳腺疾病。

操作：针尖朝乳头方向平刺 0.5~0.8 寸。禁灸。

21. 大包穴（络穴）

主治：肺气肿，胸膜炎，胸胁痛，气喘不得卧；周身疼痛；岔气；四肢
无力。

操作：针尖朝患处平刺 0.5~0.8 寸。

第五节　手少阴心经腧穴

1. 极泉穴

主治：腋窝淋巴结肿大；肺心病，心脏扩大；狐臭。

操作：直刺 0.5~0.8 寸。

2. 青灵穴

主治：胸胁痛，肩臂痛。

操作：古代禁针穴之一。临床直刺 0.5~1 寸，无异常反应。

3. 少海穴（合穴）

主治：心血管瘀阻，冠心病，风湿性心脏病，变异型心绞痛；动脉硬化，

胸胁痛；神志病，癔症，中风后遗症；肘臂挛痛，尺神经损伤。

操作：直刺 0.8~1.2 寸，可进行强刺激。

4. 灵道穴（经穴）

主治：心脏传导功能异常，心内膜炎，神志病。

操作：直刺 0.5~0.8 寸。

5. 通里穴（络穴）

主治：①暴喑，急慢性咽喉炎，声带炎，甲状腺炎。②中风，舌强不语，吞咽困难；呛食，呛水。③心血管传导异常，心律失常。④失眠，精神分裂，倦怠嗜卧，心神不宁，多虑。

操作：直刺 0.3~0.5 寸。

6. 阴郄穴（郄穴）

主治：骨蒸盗汗，阴虚内热导致的心中热、手心热、干咳、咯血；心痛。

操作：直刺 0.3~0.5 寸。

7. 神门穴（原穴）

主治：①各种原因引起的失眠、多梦、心神不安、心烦意乱。②心律不齐，心悸怔忡，胸闷。③健忘，痴呆，癫狂。④舌尖赤痛，口舌生疮。⑤心虚胆怯。

操作：直刺 0.3~0.5 寸。

8. 少府穴（荥穴）

主治：痴呆；尿失禁；胸痛，掌中热，手指挛痛，阴中痛。

操作：直刺 0.3~0.5 寸。

9. 少冲穴（井穴）

主治：小儿夜啼；发热，昏迷；谵语，癔症；心血管疾病；小指麻木。

操作：浅刺 0.1 寸或点刺出血。

第六节　手太阳小肠经腧穴

1. 少泽穴（井穴）

主治：①急性乳腺炎，缺乳，乳房胀痛。②发热，昏厥。③头面五官疾病，如云翳，胬肉；咽喉肿痛，头痛头晕。

操作：浅刺 0.1 寸或点刺出血。

2. 前谷穴（荥穴）

主治：偏头痛；耳鼻堵塞；小指麻木。

操作：直刺 0.3~0.5 寸。

3. 后溪穴（输穴、八脉交会穴）

主治：耳源性眩晕；颈项肩背手臂强痛；精神分裂症。

操作：针尖朝手心方向直刺 0.5~1.2 寸。

4. 腕骨穴（原穴）

主治：头项强痛；发热；黄疸；贫血；腕关节肿痛。

操作：针尖朝阳溪穴方向直刺 0.3~0.5 寸。可小艾炷灸 1 壮。

5. 阳谷穴（经穴）

主治：腕关节肿痛，手腕无力；颈椎病；多动症。

操作：针尖朝养老穴方向直刺 0.3~0.5 寸。可小艾炷灸 1 壮。

6. 养老穴（郄穴）

主治：肩背痛，落枕，腰扭伤，腕关节痛；老视（俗称"老花眼"）。

操作：手前臂和身体平行，掌心朝向胸口，直刺 0.5~0.8 寸。可小艾炷灸 1 壮。

7. 支正穴（络穴）

主治：头项强痛；目眩；肘臂手指挛痛。

操作：直刺 0.5~0.8 寸。可温针灸。

8. 小海穴（合穴）

主治：肘关节炎，手臂伸不直，肘臂疼痛麻木；颈痛；头痛；颌肿。

操作：直刺 0.5~0.8 寸。

9. 肩贞穴

主治：肩周炎，手臂上举，前旋不利；上肢瘫痪；瘰疬。

操作：针尖朝肩关节方向直刺 1~1.4 寸。禁灸。

10. 臑俞穴

主治：肩周炎，肩臂痛；上肢瘫痪；腋窝淋巴结肿大。

操作：针尖朝肩关节方向直刺 1~1.4 寸。可温针灸，可拔罐。

11. 天宗穴

主治：肩周炎，肩关节功能障碍，肩背痛，肩背肌萎缩；上肢瘫痪；颈椎病；乳腺增生；腋下瘰疬；肺心病。

操作：先摸清肩胛冈下凹陷处，再按压最强烈的反应点，为腧穴位置，直刺 0.8~1 寸。可温针灸，可拔罐，可小艾炷灸 1~7 壮，可穴位注射。

12. 秉风穴

主治：肩背痛；肺结节。

操作：针尖朝下斜刺 0.5~1 寸。可拔罐，可小艾炷灸 1 壮。

13. 曲垣穴

主治：肩背痛；肺部疾病。

操作：斜刺或平刺 0.5~1 寸。可拔罐，可小艾炷灸 1 壮。

14. 肩外俞穴

主治：颈椎病，颈项韧带钙化，颈部活动不利；强直性脊柱炎，肩背胀痛；乳腺增生；肺部疾病。

操作：针尖朝脊柱斜刺 0.5~0. 寸。可拔罐，可小艾炷灸 1 壮。

15. 肩中俞穴

主治：颈项韧带钙化；强直性脊柱炎；咳嗽，气喘。

操作：针尖朝脊柱斜刺 0.5~0.8 寸。可拔罐，可小艾炷灸 1 壮。

16. 天窗穴

主治：颈项强痛，肩痛转头不利，落枕；颈动脉硬化斑块；高血压；手麻。

操作：直刺 0.5~1 寸。

17. 天容穴

主治：扁桃体肿大，腮腺炎，桥本甲状腺炎，甲状腺肿大；干燥综合征；咽喉炎，舌边溃疡；颌下淋巴结核；耳鸣耳聋。

操作：针尖朝舌底方向直刺 0.8~1.2 寸。

18. 颧髎穴

主治：面瘫，面肌痉挛；牙痛，三叉神经痛；面部痤疮。

操作：为古代禁针、禁灸穴。临床直刺 0.5~0.8 寸，无异常反应。

19. 听宫穴

主治：耳鸣，耳聋；颞颌关节功能紊乱，面瘫；齿痛。

操作：微张嘴直刺 1~1.4 寸。

第七节　足太阳膀胱经腧穴

1. 睛明穴

主治：①一切目疾，如结膜炎、角膜炎、葡萄膜炎、虹膜睫状体炎、视神经炎、青光眼、睑腺炎、夜盲等。②眼肌麻痹，斜视，眼睑闭合不全，面瘫。③尿崩症。④急性腰扭伤。

操作：患者仰卧或仰靠坐位。术者左手食指按住患者眼球内缘，右手持针在其目内眦稍上方紧贴食指指甲缘垂直进针，直刺 0.5~1 寸；下针后要在没有阻力感的情况下才可进针到所需深度，不提插捻转；出针时以左手食指按住患者眼球内缘，右手缓慢退针；出针后立即用左手食指把针孔按向鼻梁方向，持续按 1~2 分钟，以防出血。注意：左手食指不能按住患者眼球，否则会导致眼睛不适。禁灸。

2. 攒竹穴

主治：筛窦炎，眉棱骨痛，眼睑眴动，眼睑下垂，抬眉困难，面瘫，斜视，视物模糊，老视；痴呆，记忆力减退，嗜睡，小儿抽动症；头痛头晕。

操作：沿眉毛平刺 0.5~1 寸。禁灸。

3. 眉冲穴

主治：头痛，眩晕，记忆下降，痴呆，小儿多动症；鼻炎。

操作：针尖朝下平刺 0.5~0.8 寸。

4. 曲差穴

主治：头痛目眩；记忆下降，痴呆，小儿多动症；鼻炎；小儿腹泻。

操作：针尖朝下平刺 0.5~0.8 寸。

5. 五处穴

主治：头痛头晕，癫痫，脑部疾病的康复治疗。

操作：针尖朝前或朝后平刺 0.5~1 寸。

6. 承光穴

主治：头痛头晕；中风偏瘫，足无力。

操作：针尖任选方向平刺 0.5~1 寸。禁灸。

7. 通天穴

主治：顽固性咳嗽；胸痛；癫痫，脑部疾病康复治疗。

操作：针尖朝前或朝后平刺 0.5~0.8 寸。

8. 络却穴

主治：头晕耳鸣；视物不清；小脑萎缩，共济失调，言语不利。

操作：古代禁针穴之一。临床针尖朝后平刺 0.3~0.5 寸，无异常反应。

9. 玉枕穴

主治：头项强痛；眼底病变；脑干疾病，共济失调，语言障碍。

操作：古代禁针穴之一。临床针尖朝后下方平刺 0.3~0.5 寸，无异常反应。

10. 天柱穴

主治：颈椎生理曲度变直，颈椎综合征，颈项强硬疼痛，强直性脊柱炎，椎基底动脉狭窄；脑供血不足，头晕目眩。

操作：针尖略向下直刺 0.5~1 寸。禁灸。

11. 大杼穴（八脉交会穴）

主治：骨质疏松；项背强痛；肺部疾病。

操作：针尖朝下平刺 0.5~1 寸。可拔罐，可小艾炷灸 1 壮。

12. 风门穴

主治：胸背痛；肺部疾病；各种皮肤病，如湿疹。

操作：针尖朝下平刺 0.5~1 寸。

13. 肺俞穴

主治：①肺部病症，如咳嗽、气喘、哮喘、气管炎、肺气肿、肺炎、肺结核、咯血。②荨麻疹，银屑病。③贫血，免疫力低下，气短乏力，心绞痛。④背胀背痛，脊柱炎。⑤骨蒸潮热，盗汗。

操作：针尖朝下平刺 0.5~1 寸。可拔罐，可小艾炷灸 1~7 壮或化脓灸，可穴位注射。

14. 厥阴俞穴

主治：心肌炎，风湿性心脏病，胸闷，心绞痛，心悸；呕吐，咳逆。

操作：针尖朝下平刺 0.5～1 寸。可拔罐。

15. 心俞穴

主治：心悸怔忡，失眠健忘，心绞痛，心动过速；舌红咽干，盗汗；甲状腺功能亢进症；痤疮，湿疹；癫痫。

操作：针尖朝下平刺 0.5～1 寸。可拔罐。禁灸。

注：心在五行中属火，心包也一样，用艾火补心阳有火上加火的作用。为了无损心阴，古代规定心俞、厥阴俞不宜用灸。

16. 督俞穴

主治：心痛，胸闷，气喘；强直性脊柱炎；腹痛。

操作：针尖朝下平刺 0.5～1 寸。可拔罐。

17. 膈俞穴（八脉交会穴）

主治：①血液病，如贫血、血小板减少、瘀血、吐血。②体虚乏力，免疫性疾病。③顽固性荨麻疹，瘾疹，接触性皮炎。④膈肌痉挛，呕吐，梅核气。⑤潮热，盗汗。⑥肺心病。⑦肝胆病。⑧糖尿病。⑨脊柱炎。

操作：针尖朝下平刺 0.5～1 寸，可拔罐，可小艾炷灸 1～7 壮，可穴位注射。

18. 肝俞穴

主治：①急慢性肝炎，胆囊炎，胆红素增高。②角膜炎，角膜溃疡，脉络膜炎，视网膜变性，视力障碍。③淋巴结核，肿块、增生等属痰凝证者。④胸胁胀痛，胸膜炎；头晕目眩，抽搐，烦躁，癫狂，痫证。⑤消化系统紊乱，内分泌失调。⑥腹痛，腰背痛。

操作：针尖朝下平刺 0.5～1 寸。可拔罐，可小艾炷灸 1～7 壮或化脓灸。

19. 胆俞穴

主治：口苦胁痛，胆囊炎，消化不良；糖尿病；胸胁痛，腰背痛。

操作：针尖朝下平刺 0.5～1 寸。可拔罐，可小艾炷灸 1 壮。

20. 脾俞穴

主治：腹胀便溏，过敏性肠炎，胃炎；脾肿大；贫血，血小板减少，紫癜；内脏下垂；胸腔积液，腹水；消渴；腰背痛。

操作：针尖朝下平刺 0.5~1 寸。可拔罐，可小艾炷灸 1 壮。

21. 胃俞穴

主治：急慢性胃病，胃下垂，消化不良；腰背痛。

操作：针尖朝下平刺 0.5~1 寸。可拔罐，可小艾炷灸 1 壮。

22. 三焦俞穴

主治：胃肠功能紊乱，代谢综合征；输尿管结石，肾积水，肾区痛，肾下垂；糖尿病；腰肌劳损。

操作：直刺 0.5~1 寸。可温针灸，可拔罐，可小艾炷灸 1~3 壮。

23. 肾俞穴

主治：①肾脏病及泌尿系统疾病。②肾虚证，表现为形寒肢冷、腰痛、耳鸣、浮肿、腰酸背痛。③腰椎侧弯，脊柱骨质增生，陈旧性骨折，强直性脊柱炎，腰肌劳损。④妇科病，如月经失调。⑤男科病，如阳痿早泄、前列腺肥大等。

操作：直刺 1~1.2 寸。可温针灸，可拔罐，可小艾炷灸 1~7 壮或化脓灸。

24. 气海俞穴

主治：腰骶关节炎，腰骶痛；子宫下垂，脱肛；月经不调，盆腔炎；前列腺肥大，尿失禁。

操作：直刺 1~1.2 寸。可温针灸，可拔罐，可小艾炷灸 1~3 壮。

25. 大肠俞穴

主治：①腹泻，便秘，肠炎，痢疾，脱肛。②骶髂关节炎，腰骶痛，腰椎间盘突出，脊椎滑脱，隐性脊柱裂。

操作：直刺 1~1.2 寸。可温针灸，可拔罐，可小艾炷灸 1~3 壮。

26. 关元俞穴

主治：盆腔炎，子宫肌瘤；前列腺肥大；膀胱炎，尿失禁；疝气；腰骶痛。

操作：直刺 1~1.2 寸。可温针灸，可拔罐，可小艾炷灸 1~3 壮。

27. 小肠俞穴

主治：肠炎，小腹胀痛；疝气；盆腔炎；阳痿，遗精。

操作：直刺 0.8~1 寸。可温针灸，可拔罐。

28. 膀胱俞穴

主治：尿潴留，尿失禁；老年性阴道炎，卵巢囊肿；腰骶痛。

操作：直刺 0.8~1.2 寸。可温针灸，可拔罐。

29. 中膂俞穴

主治：腰骶痛，少腹痛，痛经。

操作：直刺 1~1.4 寸。可温针灸，可拔罐。

30. 白环俞穴

主治：尾骨痛；生殖系统疾病；疝气。

操作：直刺 1~1.4 寸。禁灸。

31. 上髎穴

主治：妇科病；男科病；泌尿系统疾病；骶神经损伤。

操作：直刺 1~1.4 寸。可温针灸，可拔罐。

32. 次髎穴

主治：妇科病；男科病；泌尿系统疾病；腰骶痛。

操作：直刺 1~1.4 寸。可温针灸，可拔罐。

33. 中髎穴

主治：子宫肌瘤；泌尿系统疾病；便秘，腹泻。

操作：直刺 1~1.4 寸。

34. 下髎穴

主治：子宫肌瘤，盆腔炎；泌尿系统疾病。

操作：直刺 1~1.4 寸。

35. 会阳穴

主治：痔疮，尾骨痛。

操作：直刺 1~1.4 寸。可隔蒜灸。

36. 承扶穴

主治：坐骨神经痛（以膀胱经为主），髋关节痛；股骨头缺血性坏死。

操作：直刺 1~2 寸。可拔罐。禁灸。

37. 殷门穴

主治：坐骨神经痛（以膀胱经为主）；大腿肌肉萎缩，腿无力。

操作：直刺 1~2 寸。可拔罐。禁灸。

38. 浮郄穴

主治：膝关节肿痛，腓总神经麻痹，落枕。

操作：直刺 1~1.4 寸。

39. 委阳穴（下合穴）

主治：腹满，小便不利；腿无力，膝关节肿痛。

操作：直刺 1~1.4 寸。

40. 委中穴（合穴、下合穴）

主治：①发热，中暑，炎症。②皮肤瘙痒，接触性皮炎，丹毒。③静脉曲张。④下肢水肿，下肢瘫痪，膝关节炎，腘窝囊肿。⑤坐骨神经痛，腰背痛。⑥小便不利。

操作：直刺 1~1.4 寸。可放血，可拔罐。禁灸。据载，本穴为全身之大泻穴，此穴化脓灸会慢性损耗正气，故不宜灸。

41. 附分穴

主治：颈椎病，肩背痛，肩周炎；肺气肿，咳喘。

操作：针尖朝下平刺 0.5~1 寸。可拔罐。

42. 魄户穴

主治：项强，肩背痛；肺气肿，气管炎，咳喘。

操作：针尖朝下平刺 0.5~1 寸。可拔罐，可小艾炷灸 1 壮。

43. 膏肓穴

主治：①虚赢劳损，消瘦乏力，纳差，疰夏，内脏下垂。②小儿发育不良，过敏性哮喘，矮小症。③慢性支气管炎，支气管扩张，肺结核，肺气肿，间质性肺炎。④盗汗，吐血，咳痰。⑤风湿性心脏病，冠状动脉粥样硬化性心脏病（简称"冠心病"），肺心病，心肌炎，心包炎，大动脉炎。⑥强直性脊柱炎，类风湿关节炎，干燥综合征，红斑狼疮，桥本甲状腺炎，重症肌无力，雷诺病。⑦贫血，血小板减少，出血性紫癜。⑧神经衰弱，月经量少，精子活力低，遗精。⑨背胀背痛。

操作：小艾炷灸 1~7 壮或化脓灸。可拔罐。《玉龙歌》曰："膏肓二穴治病强，此穴原来难度量。斯穴禁针多着艾，二十一壮亦无妨。"有医家认为，膏肓穴的功效可谓"无所不治"。历代医家灸膏肓穴的临床经验表明，膏肓穴的强身保健作用胜于其他强壮穴，以《针灸大成》中的取穴法施灸法为佳。

44. 神堂穴

主治：肺部疾病；乳房胀痛；背胀背痛。

操作：针尖朝下平刺 0.8~1.2 寸。可拔罐，可小艾炷灸 1 壮。

45. 谚语穴

主治：咳嗽气喘；乳房疾病；背胀背痛。

操作：针尖朝下平刺 0.8~1.2 寸。可拔罐，可小艾炷灸 1 壮。

46. 膈关穴

主治：贫血；胸闷呃逆，嗳气；肋间神经痛。

操作：针尖朝下平刺 0.8~1.2 寸。可拔罐。

47. 魂门穴

主治：胸胁胀满，嗳气，呕吐。

操作：针尖朝下平刺 0.8~1.2 寸。可拔罐。

48. 阳纲穴

主治：消渴；黄疸，口苦；腰背痛。

操作：针尖朝下平刺 0.8~1.2 寸。可拔罐。

49. 意舍穴

主治：腹胀；代谢障碍；肾积水，肾结石，高尿酸血症。

操作：针尖朝下平刺 0.8~1.2 寸。可拔罐，可小艾炷灸 1 壮。

50. 胃仓穴

主治：胃胀痛，胃溃疡，胃下垂；脊背痛。

操作：针尖朝下平刺 0.8~1 寸。可拔罐，可小艾炷灸 1 壮。

51. 肓门穴

主治：腹中痞块；脾肿大，慢性胰腺炎；肾脏疾病；腰痛。

操作：直刺 0.5~0.8 寸。可拔罐，可小艾炷灸 1~3 壮。

52. 志室穴

主治：肾脏病，如肾盂肾炎，肾结石；腰痛；小便不利，阳痿，早泄；月经不调。

操作：直刺 0.5~0.8 寸。可温针灸，可拔罐，可小艾炷灸 1 壮。

53. 胞肓穴

主治：梨状肌综合征，腰骶痛；月经不调，多囊卵巢综合征；癃闭，阴中痛。

操作：直刺 2~2.5 寸。可温针灸，可拔罐。

54. 合阳穴

主治：膝关节肿痛，腰背痛。

操作：直刺 1~2 寸。

55. 承筋穴

主治：腰背连及腿部拘挛痛。

操作：禁针穴之一。可拔罐，可温和灸。

56. 承山穴

主治：腓肠肌痉挛，坐骨神经痛，腿伸直痛，下肢瘫痪，抬腿无力，腹股沟痛，痔疮，尾骨痛，小腿静脉曲张，大便秘结。

操作：直刺 1~1.4 寸。可温针灸，可拔罐，可小艾炷灸 1~3 壮。

57. 飞扬穴（络穴）

主治：腓总神经麻痹，腿痿无力，坐骨神经痛；头痛目眩。

操作：直刺 1~1.4 寸。可温针灸。

58. 跗阳穴（郄穴）

主治：下肢瘫痪，足内翻行走不利，踝扭伤后遗症；落枕，头颈疼痛。

操作：直刺 0.8~1.2 寸。可温针灸。

59. 昆仑穴（经穴）

主治：头痛眩晕；中风，足内翻，坐骨神经痛，足底麻木，踝关节肿痛。

操作：直刺 0.5~0.8 寸。可温针灸，可小艾炷灸 1~3 壮。孕妇禁用，经期慎用。

60. 仆参穴

主治：头晕耳鸣；足内翻，行走不利，足跟痛。

操作：直刺 0.3~0.5 寸。可小艾炷灸 1 壮。

61. 申脉穴（八脉交会穴）

主治：头痛，耳鸣，眩晕，失眠；共济失调；癫狂，痫证；足内翻，踝肿痛。

操作：直刺 0.3~0.5 寸。禁灸。

62. 金门穴（郄穴）

主治：头痛头晕，坐骨神经痛，小趾麻木，足痿；小儿多动症，癫狂。

操作：直刺 0.3~0.5 寸。可温和灸。

63. 京骨穴（原穴）

主治：颈项强痛；小便不利；下肢瘫痪，足上翘不能，趾麻，腰腿痛。

操作：直刺 0.3~0.5 寸。可温和灸。

64. 束骨穴（输穴）

主治：头晕目眩；腰腿痛；癫狂，痫证。

操作：直刺 0.3~0.5 寸。可温和灸。

65. 足通谷穴（荥穴）

主治：太阳经头痛；落枕；眼部急性炎症。

操作：直刺 0.2~0.3 寸。可放血。

66. 至阴穴（井穴）

主治：胎位不正；目痛，胬肉攀睛。

操作：浅刺 0.1 寸或放血。胎位不正或难产均用温和灸。

第八节　足少阴肾经腧穴

1. 涌泉穴（井穴）

主治：癔症，失语，昏厥，癫狂，惊风；失眠，头痛，头晕；奔豚气，心中热结；足心热；咯血，喘急。

操作：直刺 0.5~0.8 寸。可小艾炷灸 1 壮，可药物敷贴。

2. 然谷穴（荥穴）

主治：咽喉肿痛；尿路感染；月经不调；白浊（尿精）；盗汗自汗，消渴；足跗肿痛。

操作：直刺 0.8~1.2 寸。

3. 太溪穴（输穴、原穴）

主治：①各种肾虚证，如五心烦热、牙痛、耳聋、头痛、眩晕、遗精、阳痿。②肺部病症，如咽喉肿痛、咳喘、咯血、胸痛。③便秘，小便不利。④月经不调。⑤腰痛，足跟痛，类风湿关节炎，踝关节炎，脉管炎，踝扭伤后遗症，足踝肿痛。

操作：直刺 0.8~1 寸。可温针灸，可小艾炷灸 1~3 壮。

4. 大钟穴（络穴）

主治：痴呆；口中热，舌干；小便不利；足跟痛。

操作：直刺 0.3~0.5 寸。

5. 水泉穴（郄穴）

主治：视力减退不能远视；月经量少或闭经；阳痿；口干咽燥；足跟痛。

操作：直刺 0.3~0.5 寸。

6. 照海穴（八脉交会穴）

主治：顽固性咽喉炎，梅核气；各种原因引起的失语，痫证（夜间发作），神经症；尿道炎，遗精；大便秘结，小便频数；足跟痛。

操作：直刺 0.5~0.8 寸。

7. 复溜穴（经穴）

主治：口干舌燥、大便干结、肢肿无汗或多汗等津液输布失常属肾阳虚者。

操作：直刺 0.5~1 寸。

8. 交信穴（郄穴）

主治：失眠，神经衰弱，梅核气；阴痒，阴挺，淋证，尿潴留，睾丸肿痛。

操作：直刺 0.8~1.2 寸。可温针灸。

9. 筑宾穴（郄穴）

主治：疮疡，肿瘤，淋巴结核；肾盂肾炎，尿道炎，盆腔炎，睾丸炎；下肢水肿，静脉曲张；呕吐。

操作：直刺 1~1.4 寸。可温针灸，可小艾炷灸 1 壮。

10. 阴谷穴（合穴）

主治：腹部胀满，小便不利，阴囊湿痒，带下异常；膝股内侧痛，脚肿。

操作：直刺 1~1.4 寸。可温针灸，可拔罐，可小艾炷灸。

11. 横骨穴

主治：少腹胀痛，小便不利；疝气。

操作：禁针穴之一。可温和灸或隔姜灸。

12. 大赫穴

主治：前列腺肥大，前列腺炎，阳痿，阴挺；子宫肌瘤。

操作：直刺 1~1.4 寸。可温针灸。

13. 气穴

主治：月经不调，带下异常，盆腔炎，子宫肌瘤；前列腺肥大。

操作：直刺 1~1.4 寸。可温针灸。

14. 四满穴

主治：盆腔炎，肠炎；小腹胀痛；产后血瘀，宫缩不良；腹膜粘连。

操作：直刺 1~1.4 寸。可温针灸。

15. 中注穴

主治：肠胃功能紊乱；腹胀腹痛，痛经。

操作：直刺 1~1.4 寸。可温针灸。

16. 肓俞穴

主治：肾虚腰痛，免疫功能低下，代谢功能紊乱，胃溃疡，胃炎，腹胀腹痛，消化吸收不良；肾盂肾炎，肾结石，尿路结石；便秘，腹泻；月经不调；疝气；过敏。

操作：直刺 1~1.4 寸。可温针灸，可拔罐。

17. 商曲穴

主治：胃酸过多，呕吐；腹痛，腹泻。

操作：直刺 1~1.4 寸。可温针灸，可拔罐。

18. 石关穴

主治：胃痛，胃胀，吐清水。

操作：直刺 1~1.4 寸。可温针灸。

19. 阴都穴

主治：胃痛，口苦口臭，胃食管反流。

操作：直刺 1~1.4 寸。可温针灸。

20. 腹通谷

主治：心痛；脘腹胀痛，口苦，胃食管反流。

操作：直刺 0.5~1 寸。

21. 幽门穴

主治：噎膈，嗳气，胃食管反流，腹胀便溏；心下满痛，心悸；糖尿病。

操作：直刺 0.5~1 寸。

22. 步廊穴

主治：气喘，咳嗽，胸痛；乳腺疾病。

操作：针尖朝上平刺 0.5~1 寸。

23. 神封穴

主治：心肌炎，冠心病，支气管炎；乳腺疾病。

操作：针尖朝上平刺 0.5~1 寸。

24. 灵墟穴

主治：肺气肿，肺炎，肺结核，咳喘；心悸气短，胸痛；乳腺病。

操作：针尖朝下平刺 0.5~1 寸。

25. 神藏穴

主治：咳嗽气喘，胸胁胀满，肺气肿，肺结节；乳腺疾病。

操作：针尖朝下平刺 0.8~1 寸。

26. 彧中穴

主治：咳嗽痰多，支气管扩张，肺气肿；胸痛，大动脉炎。

操作：针尖朝下平刺 0.8~1 寸。

27. 俞府穴

主治：锁骨下淋巴结肿大；大动脉炎；咳喘，胸闷。

操作：针尖朝下平刺 0.5~0.8 寸。

第九节　手厥阴心包经腧穴

1. 天池穴

主治：胸闷气短，痰多，胸痛；乳痈，乳腺结节；瘰疬。

操作：针尖向上或向乳房平刺 0.5~1 寸。

2. 天泉穴

主治：上臂内侧痛，胸胁胀痛。

操作：直刺 0.8~1.2 寸。

3. 曲泽穴（合穴）

主治：心悸怔忡，心痛，心肌炎；胃脘痛；肘臂痛；风疹；心烦口渴。

操作：直刺 0.8~1.2 寸。

4. 郄门穴（郄穴）

主治：心绞痛，心肌炎，心肌缺血，风湿性心脏病，惊悸；胸闷烦热，胸膜炎；咯血，吐血，衄血；乳腺炎。

操作：直刺 1~1.2 寸。

5. 间使穴（经穴）

主治：热病，疟疾；咽中如梗；心悸；胃痛，呕吐；癫狂，痫证。

操作：直刺 0.8~1 寸。

6. 内关穴（络穴，八脉交会穴）

主治：①心律不齐，心动过速，心动过缓，早搏，房颤，阵发性心动过速。②呃逆，嗳气，梅核气，气短，气急，气喘。③胸闷，胸痛，心脏神经症，甲状腺功能亢进症。④恶心呕吐，胃痛，胃胀，晕车，妊娠恶阻。⑤心悸怔忡，健忘，精神抑郁，神经衰弱。⑥经前紧张，经前乳胀。凡胸部，心神病均可取内关，后人在《四总穴歌》后加"心胸内关谋"。

操作：直刺 0.5~1 寸。

7. 大陵穴（输穴、原穴）

主治：心阴虚导致的病症，心悸；烦躁不宁，掌心热，掌中多汗，口臭生疮；胸痛；腕管综合征，手指挛痛，麻木。

操作：直刺 0.5~1 寸。

8. 劳宫穴（荥穴）

主治：中风，中暑，急症昏迷，癔症，癫狂；心胸痛；口腔溃疡，鹅掌风。

操作：直刺 0.3~0.5 寸。

9. 中冲穴（井穴）

主治：昏迷，舌强语謇；心烦意乱。

操作：浅刺 0.1 寸或点刺出血。禁灸。

第十节 手少阳三焦经腧穴

1. 关冲穴（井穴）

主治：热病，中暑；头痛，目赤；颜面生疮；耳鸣。

操作：浅刺 0.1 寸，或点刺出血。

2. 液门穴（荥穴）

主治：耳鸣，耳聋；颈项肩背酸痛；各种原因导致的手背水肿、指麻。

操作：直刺 0.3～0.5 寸。

3. 中渚穴（输穴）

主治：落枕；头痛目赤，眩晕，耳鸣耳聋；肩背手臂胀痛，手背肿痛。

操作：直刺 0.3～0.5 寸。可温针灸。

4. 阳池穴（原穴）

主治：腕关节肿痛，肩臂痛；消渴。

操作：直刺 0.3～0.5 寸。禁灸。

5. 外关穴（络穴、八脉交会穴）

主治：落枕，腰扭伤，颈椎病，肩背痛；上肢瘫痪，上臂肌肉萎缩，关节炎，手抖；耳鸣耳聋，头晕。

操作：直刺 0.5～1 寸。可温针灸。

6. 支沟穴（经穴）

主治：胁肋痛；便秘；胸闷；乳房胀痛；头痛目赤，耳鸣耳聋；瘰疬。

操作：直刺 0.5～1 寸。可温针灸。

7. 会宗穴（郄穴）

主治：耳中痛，耳中堵塞，眼周痛，偏头痛，肩背痛。

操作：直刺 0.5～1 寸。

8. 三阳络穴

主治：肩背手臂痛。

操作：为古代禁灸穴之一，临床较少用。

9. 四渎穴

主治：肩臂疼痛。

操作：直刺 0.5~1 寸。

10. 天井穴（合穴）

主治：肘关节肿痛不能伸直，颈项肩背痛；瘰疬。

操作：直刺 0.5~1 寸。可小艾炷灸 1 壮。

11. 清冷渊穴

主治：肘关节伸屈不利，肩臂痛。

操作：直刺 0.8~1.2 寸。

12. 消泺穴

主治：肩臂痛，上臂抬举无力。

操作：直刺 1~1.2 寸。

13. 臑会穴

主治：肩周炎；瘰疬。

操作：直刺 1~1.4 寸。可温针灸。

14. 肩髎穴

主治：上肢瘫痪，肩周炎；腋窝淋巴结肿大。

操作：直刺 1~1.4 寸。可温针灸。

15. 天髎穴

主治：颈肩背痛，肩关节上举不利。

操作：直刺 0.5~1 寸。

16. 天牖穴

主治：颈项韧带钙化，颈项痛，肩痛，颈动脉硬化；头晕；咽喉肿痛。

操作：直刺 0.5~1 寸。禁灸。

17. 翳风穴

主治：①耳鸣，耳聋，耳源性眩晕，中耳炎。②面瘫，面肌痉挛。③三叉神经痛。④颈部、颌下淋巴结核，甲状腺结节，桥本甲状腺炎。⑤慢性咽喉炎，扁桃体炎，腮腺炎，腺样体肥大。⑥干燥综合征。⑦中风后流涎、言语不清。⑧运动功能失调，手足协调性差。⑨呃逆不止。

操作：直刺 0.8~1.4 寸。可小艾炷灸 1~7 壮或化脓灸。对呃逆不止者可用拇指或食指予猛压法。

18. 瘈脉穴

主治：三叉神经痛；耳鸣耳聋；面瘫；颈痛；小儿惊风。

操作：针尖朝下斜刺 0.3~0.5 寸。禁灸。

19. 颅息穴

主治：偏头痛；耳鸣。

操作：临床较少用。禁针。

20. 角孙穴

主治：小儿腮腺炎。

操作：用灯心草灸一下即可。禁针。

21. 耳门穴

主治：耳鸣耳聋；齿龈痛；颞颌关节功能紊乱，张口不利。

操作：直刺 0.5~1 寸。禁灸。

22. 耳和髎穴

主治：头痛；面瘫，张口不利；眼睛红肿。

操作：斜刺 0.3~0.5 寸。禁灸。

23. 丝竹空穴

主治：眼睑下垂，目睑𥆧动，睑腺炎，青光眼；偏头痛。

操作：平刺 0.5~1 寸。禁灸。

第十一节　足少阳胆经腧穴

1. 瞳子髎穴

主治：头痛；目赤肿痛，畏光流泪，目翳，上睑下垂。

操作：针尖朝外平刺 0.3~0.5 寸。

2. 听会穴

主治：耳鸣，耳聋，头晕；齿痛，三叉神经痛，颞颌关节痛；面瘫。

操作：直刺 0.5~0.8 寸。可温和灸。

3. 上关穴

主治：三叉神经痛，齿痛；面瘫。

操作：张口直刺 0.3~0.5 寸。

4. 颔厌穴

主治：偏头痛；眩晕，耳鸣，记忆力减退；视物不清。

操作：针尖朝下平刺 0.5~0.8 寸。

5. 悬颅穴

主治：额窦炎，头痛，目赤肿痛，齿痛，三叉神经痛。

操作：针尖朝下平刺 0.5~1 寸。

6. 悬厘穴

主治：偏头痛，齿痛，目赤肿痛，头晕。

操作：平刺 0.5~0.8 寸。

7. 曲鬓穴

主治：头痛，齿痛，颞颌肿痛；口噤。

操作：斜刺 0.5~0.8 寸。

8. 率谷穴

主治：耳源性眩晕，耳鸣耳聋；中风后失语，平衡失调；头痛，头晕；癫痫。

操作：治耳源性眩晕针尖朝耳尖方向平刺；治中风后失语针尖朝后平刺 0.5~1 寸。

9. 天冲穴

主治：枕神经痛；癫痫。

操作：针尖朝下平刺 0.5~0.8 寸。

10. 浮白穴

主治：头痛（后部尤甚）；小脑萎缩，共济失调，帕金森综合征。

操作：针尖朝下平刺 0.5~0.8 寸。

11. 头窍阴穴

主治：颈项强痛，头痛眩晕；小脑萎缩，共济失调。

操作：针尖朝下平刺 0.5~0.8 寸。

12. 完骨穴

主治：头痛，眩晕，颈项强痛；面瘫；高位瘫痪。

操作：斜刺 0.3~0.5 寸。可小艾炷灸 1 壮。

13. 本神穴

主治：小儿惊风；小儿腹泻；痴呆，记忆力减退，小儿多动症，头痛眼花。

操作：针尖朝下平刺 0.3~0.5 寸。

14. 阳白穴

主治：上睑下垂，动眼神经麻痹；面瘫；眉棱骨痛；小儿腹泻。

操作：针尖朝鱼腰穴方向平刺 0.5~0.8 寸。小儿腹泻用半刺法。

15. 头临泣穴

主治：头痛；中风后遗症，记忆力减退，癫痫。

操作：针尖朝向病部平刺 0.5~1 寸。禁灸。

16. 目窗穴

主治：头痛；目疾；半身不遂，癫痫。

操作：针尖朝前或朝后平刺 0.5~1 寸。

17. 正营穴

主治：半身不遂，癫痫；头痛目眩。

操作：针尖朝前或朝后平刺 0.5~1 寸。

18. 承灵穴

主治：共济失调；眼底病；头痛（后部尤甚），眩晕。

操作：为古代禁针穴之一。临床针尖朝后下平刺 0.5~0.8 寸，无异常反应。

19. 脑空穴

主治：小脑、脑干疾病；眼底病；颈项强痛，头痛眩晕。

操作：针尖朝下平刺 0.5~0.8 寸。

20. 风池穴

主治：①中风偏瘫，高位性截瘫。②目赤肿痛，青光眼，眼睑下垂，动眼神经麻痹。③颈椎病，头痛眩晕，肩臂酸痛。④椎基底动脉狭窄，脑供血不足，耳鸣，脑鸣。⑤感冒，鼻塞，鼻炎，咽喉炎。⑥强直性脊柱炎，免疫性疾病导致的颈项强痛。⑦神经衰弱，失眠，头目昏花。⑧脑干疾病，小脑疾病，帕金森综合征。⑨癫痫，言语不利，老年性脑萎缩。

操作：针尖朝对侧鼻孔方向直刺 0.8~1 寸，稍捻转，稍留针，不强求针感。可小艾炷灸 1~3 壮。

21. 肩井穴

主治：颈椎病，颈项韧带钙化，颈肩痛，肩周炎；胸痛，乳痛，乳癖，乳汁不下；瘰疬，肺结节。

操作：直刺或斜刺 0.5~0.8 寸，不可深刺。可拔罐。

22. 渊腋穴

主治：胸胁痛，腋窝淋巴结肿大。

操作：平刺 0.5~0.8 寸。可拔罐。禁灸。

23. 辄筋穴

主治：胸胁胀痛，咳喘；乳腺增生。

操作：平刺 0.5~0.8 寸。可拔罐。

24. 日月穴（募穴）

主治：口苦，黄疸，呃逆，胸胁痛。

操作：平刺 0.5~1 寸。可拔罐。

25. 京门穴（募穴）

主治：由肾脏疾病引起的水液代谢障碍，如小便不利、腹胀等，急慢性肾炎；痛风，肝脾肿大；胃溃疡；腰胁痛。

操作：直刺 0.5~1 寸。可拔罐。小艾炷灸 1 壮。

26. 带脉穴

主治：赤白带下，月经不调；腰胁痛；肥胖。

操作：直刺 1~1.4 寸。可温针灸，可拔罐。

27. 五枢穴

主治：股骨头缺血性坏死，髋关节炎；慢性阑尾炎；贫血。

操作：直刺 1~1.4 寸。可温针灸，可拔罐。

28. 维道穴

主治：股骨头缺血性坏死，髋关节炎；卵巢功能减退；结肠炎；贫血。

操作：直刺 1~1.4 寸。可温针灸，可拔罐。

29. 居髎穴

主治：股骨头缺血性坏死，髋关节炎，下肢瘫痪，腰腿痛；贫血。

操作：直刺 1.4~2 寸。可温针灸，可拔罐，可小艾炷灸 1 壮。

30. 环跳穴

主治：①各种原因引起的下肢瘫痪、无力、肌肉萎缩。②腰椎病、骶椎病、梨状肌综合征引发的腰腿痛、腰腿麻胀。③帕金森综合征、脑萎缩、腰椎骨折等导致的步态不稳。④循环障碍，不宁腿综合征，腿抽筋。⑤股骨头缺血性坏死，髋关节退变。⑥贫血。

操作：患者侧卧，患侧在上并屈膝，下腿伸直，先在股骨大转子与骶骨裂缝连线的外 1/3 处按压，寻找到指下没有阻力感的部位进针，然后直刺 2~3 寸再提插捻转。可拔罐，可温针灸，可小艾炷灸 1~7 壮或化脓灸。

31. 风市穴

主治：股外侧皮神经炎，大腿肌肉萎缩，下肢痿痹；遍身瘙痒。

操作：直刺 1~1.4 寸。可温针灸或温和灸，可拔罐，可小艾炷灸 1~5 壮。

32. 中渎穴

主治：大腿麻木，大腿肌肉萎缩无力。

操作：直刺 1~1.4 寸。可温针灸。

33. 膝阳关

主治：膝关节肿痛、积水。

操作：直刺 1~1.4 寸。禁灸。

34. 阳陵泉穴（合穴、下合穴、八脉交会穴）

主治：①肝胆疾病，如慢性胆囊炎、胆结石、慢性肝炎、黄疸。②肝气郁滞导致的胁肋胀痛、乳胀、心烦、嗳气、呕吐、苔黄。③下肢瘫痪，中风偏瘫，坐骨神经痛，腓总神经麻痹。④小儿惊风，不宁腿综合征。⑤膝关节炎，关节退变，下肢皮肤病，带状疱疹。

操作：直刺 1~1.4 寸。可温针灸，可小艾炷灸 1~7 壮或化脓灸。

35. 阳交穴（郄穴）

主治：下肢疼痛、麻木、无力；胸胁满痛；带状疱疹。

操作：直刺 0.5~1 寸。可温针灸。

36. 外丘穴（郄穴）

主治：下肢疼痛、麻木、无力；胸胁痛，偏头痛。

操作：直刺 0.5~1 寸。可温针灸。

37. 光明穴（络穴）

主治：目疾，如青光眼、虹膜睫状体炎、近视、夜盲、眼花；下肢痿痹；胸胁胀痛。

操作：直刺 0.5~0.8 寸。可温针灸。

38. 阳辅穴（经穴）

主治：下肢瘫痪，足上翘无力；偏头痛；瘰疬。

操作：直刺 0.5~0.8 寸。可温针灸。

39. 悬钟穴（八脉交会穴）

主治：落枕；急慢性骨髓炎，下肢痿痹；贫血；闭塞性脉管炎；高血压。

操作：直刺 0.5~0.8 寸。可温针灸。老年人或糖尿病患者慎用化脓灸。

40. 丘墟穴（原穴）

主治：胸胁痛不能呼吸，急性胆痛；下肢瘫痪，足背下垂，足内翻，踝关节肿痛，踝扭伤。

操作：针尖朝照海穴直刺 0.8~1 寸。可温针灸，可小艾炷灸 1~5 壮或化脓灸。

41. 足临泣穴（输穴、八脉交会穴）

主治：赤白带下，月经不调；足背胀痛，足背下垂，跗骨肿痛。

操作：直刺 0.5~0.8 寸。可温针灸。

42. 地五会穴

主治：带下异常；头痛耳鸣；跗骨肿痛。

操作：直刺 0.3~0.5 寸。禁灸。

43. 侠溪穴（荥穴）

主治：足瘫痪，足背上翘困难，跖趾关节肿痛；盆腔炎；周身游走性疼痛。

操作：直刺 0.3~0.5 寸。

44. 足窍阴穴（井穴）

主治：头痛，目赤痛；胁痛；热病；趾麻；耳聋。

操作：浅刺 0.1 寸或点刺出血。

第十二节 足厥阴肝经腧穴

1. 大敦穴（井穴）

主治：①疝气，阴中痛，睾丸肿痛。②功能性子宫出血，月经过多。③尿血，少腹痛。④嗜睡。

操作：浅刺 0.1~0.2 寸或点刺出血。可小艾炷灸 1~5 壮。

2. 行间穴（荥穴）

主治：头痛目眩，目赤肿痛，中风足痿，痛风，足背肿痛。

操作：直刺 0.5~0.8 寸。

3. 太冲穴（原穴）

主治：①产后或病后周身游走性酸痛。②惊厥昏厥，全身痉挛抽搐，小儿惊风。太冲配合谷针刺称"开四关"。③中风，下肢运动功能障碍。④腰腿痛，坐骨神经痛，足底麻木疼痛。⑤胸胁痛，心绞痛，腹胀呃逆，肝胆疾病及其相关症状。⑥月经不调，痛经，经前乳胀；疝气；阴囊痛，睾丸炎。⑦头痛，头晕，目赤肿痛，咽痛。⑧类风湿关节炎，风湿性关节炎，痛风。

操作：直刺 0.5~0.8 寸。可温针灸。

4. 中封穴（经穴）

主治：踝关节肿痛；少腹痛。

操作：直刺 0.5~0.8 寸。

5. 蠡沟穴（络穴）

主治：痛经，功能性子宫出血，宫颈炎，阴中痛，带下异常，阴痒；疝气；睾丸肿痛；小便不利；小腿水肿。

操作：直刺 0.5~1 寸。

6. 中都穴（郄穴）

主治：肝炎早期，胆囊炎；肠炎，胁痛，腹胀；月经不调，小腹疼痛，恶露不尽。

操作：直刺 0.5~1 寸。

7. 膝关穴

主治：静脉曲张；膝髌内侧痛。

操作：直刺 1~1.4 寸。

8. 曲泉穴（合穴）

主治：经行不畅，子宫肌瘤，阴中痛痒，阴挺，小腹胀痛；阴茎痛，阳痿，遗精；膝髌肿痛，静脉曲张。

操作：直刺 1~1.4 寸。可小艾炷灸 1 壮。

9. 阴包穴

主治：小便不利，少腹痛，腹股沟痛。

操作：直刺 0.8~1.4 寸。

10. 足五里穴

主治：睾丸肿痛，腹股沟淋巴结。

操作：直刺 0.8~1.4 寸。

11. 阴廉穴

主治：疝气；睾丸肿痛；卵巢囊肿。

操作：直刺 0.8~1.4 寸。

12. 急脉穴

主治：输卵管炎，膀胱炎，子宫肌瘤，少腹痛，睾丸炎；疝气。

操作：避开动脉，直刺 0.5~1 寸。

13. 章门穴（募穴、八脉交会穴）

主治：①急慢性肝胆疾病，如肝炎、胆囊炎、肝硬化、脂肪肝、黄疸。②胃溃疡，慢性萎缩性胃炎，胃脘痛，呕吐，呃逆，便溏。③肝脾肿大，腹中痞块，脾结核，血小板减少症。④急慢性肾炎，肾结核，肾结石，肾囊肿，肾区疼痛。⑤高尿酸血症，肾结石，肾积水，痛风性关节炎，小便不利。⑥代谢综合征，腹痛，腹胀，内脏下垂。⑦腰胁痛。

操作：直刺 0.8~1 寸。可拔罐，可小艾炷灸 1~7 壮或化脓灸。

14. 期门穴（募穴）

主治：胸胁胀痛，肋间神经痛，肝炎，胸膜炎，腹膜炎；肝气郁滞之嗳气、吞酸、乳房胀痛。

操作：平刺 0.5~0.8 寸。可拔罐。

第十三节　督脉腧穴

1. 长强穴（络穴）

主治：腹泻，肛门括约肌功能障碍，便秘，痔疮，结肠炎；癫狂，痫证；尾骨痛，骶部、阴部湿疹。

操作：针尖沿尾骨内侧面斜刺 0.8~1 寸。

2. 腰俞穴

主治：腹泻，便秘，痔疮，脱肛；闭经；尾骨痛。

操作：斜刺 0.5~0.8 寸。

3. 腰阳关穴

主治：①腰椎间盘突出，强直性脊柱炎，隐性脊柱裂，脊椎滑脱，腰骶痛。②下肢瘫痪，下肢痉挛，不宁腿综合征。③骶髂关节炎，急性腰扭伤。④腹部手术等使用椎管内麻醉导致的腰骶痛。⑤月经不调，盆腔炎，赤白带下，遗精白浊，阳痿。⑥马尾神经损伤，便秘，小便失禁，腰以下功能障碍。

操作：直刺 2~2.5 寸。可温针灸，可拔罐，可小艾炷灸 1~7 壮或化脓灸。

4. 命门穴

主治：急慢性肾炎；青光眼；脾肾阳虚导致的形寒肢冷、腰脊强痛、腹泻；月经不调，性功能低下。

操作：直刺 0.8~1.2 寸。可温针灸，可拔罐。梁桢嘱咐：40 岁前命火旺盛，尽量不予艾炷灸，以免火旺伤阴；40 岁后可小艾炷灸 1~7 壮或化脓灸。

5. 悬枢穴

主治：肝胆肠胃疾病；脊柱生理曲度变直，侧弯，驼背，强直性脊柱炎，腰背痛。

操作：直刺 0.5~1 寸。可拔罐，可小艾炷灸 1~3 壮。

6. 脊中穴

主治：脊柱炎，腰背痛；胃胀，胃痛；肝胆病；肾病。

操作：直刺 0.8~1 寸。可拔罐。为古代禁灸穴之一。

7. 中枢穴

主治：脊柱炎，脊柱侧弯，腰背痛；胃肠病；肝胆病，黄疸，三焦失输，代谢功能紊乱。

操作：直刺 0.8~1 寸。可温针灸，可拔罐，可小艾炷灸 1 壮。

8. 筋缩穴

主治：抽搐，癫狂，痫证；驼背；消化系统疾病。

操作：直刺 0.5~0.8 寸。可温针灸，可拔罐，可小艾炷灸 1 壮。

9. 至阳穴

主治：①造血功能障碍，免疫功能下降。②胆囊炎，黄疸。③胃病，如呃逆、消化不良。④冠心病。⑤肺部疾病，如咳嗽、气喘。⑥代谢功能下降，高血压，糖尿病，高脂血症。⑦驼背，脊柱炎，骨质疏松。

操作：直刺 0.5~1 寸。可温针灸，可拔罐，可小艾炷灸 1~5 壮或化脓灸。

10. 灵台穴

主治：咳嗽，气喘，肺气肿，慢性支气管炎；脊背痛。

操作：为禁针穴之一。可拔罐，可小艾炷灸 1~5 壮或化脓灸。

11. 神道穴

主治：心悸怔忡，失眠健忘；咳嗽气喘；肩背痛，脊柱痛。

操作：为禁针穴之一。可拔罐，可小艾炷灸 1 壮。

12. 身柱穴

主治：①小儿发育不良。②百日咳，过敏性哮喘，肺结节。③肺心病，冠心病，心肌炎。④癫狂，痫证，小儿惊风，小儿多动症。⑤颈椎病，脊柱炎，肩背痛。⑥代谢功能紊乱。⑦痤疮，荨麻疹。

操作：直刺 0.5~1 寸。可温针灸，可拔罐，可小艾炷灸 1 壮，或化脓灸。

13. 陶道穴

主治：热病，疟疾，骨蒸潮热；咳嗽气喘；脊背痛。

操作：直刺 0.5~1 寸。可温针灸，可拔罐，可小艾炷灸 1 壮。

14. 大椎穴

主治：①各种原因所致的体温升高，骨蒸潮热，疟疾。②各种原因引起的高位截瘫，运动功能障碍。③颈椎病，强直性脊柱炎，颈肩酸胀疼痛，手麻。④高血压，心脏病，肺心病，气喘，呃逆。⑤惊厥，昏迷，癫狂，痫证，全身抽搐，角弓反张。⑥风疹，痤疮。⑦贫血，多发性骨髓瘤，脑供血不足，骨质疏松。⑧脊髓炎，背部肌肉萎缩，神经根炎。

操作：直刺0.8~1寸。可温针灸，可拔罐，可小艾炷灸1~7壮或化脓灸。

15. 哑门穴

主治：失语，中风言语不利，癔症；前额痛。

操作：针尖略朝下直刺0.5~0.8寸。不提插捻转，不留针。为禁灸穴之一。

16. 风府穴

主治：头痛目眩；共济失调，失语；视物模糊。

操作：针尖略朝下，直刺0.5~0.8寸。不提插捻转，不留针，为禁灸穴之一。

17. 脑户穴

主治：小脑萎缩，脑干梗阻，共济失调，语言不利，癫痫；头晕，头痛，项强；视物不清。

操作：为禁针、禁灸穴之一。针尖朝后下平刺0.5~0.8寸，临床无不良反应。

18. 强间穴

主治：头痛，目眩，项强；共济失调，癫狂。

操作：针尖朝后下平刺0.5~1寸。

19. 后顶穴

主治：颈项肩背酸胀疼痛，头痛，头晕，目眩；癫狂，痫证。

操作：针尖朝后下平刺0.8~1寸。

20. 百会穴

主治：①癫狂，痫证，癔症，痴呆，幻视，失眠，多梦，健忘，精神紧张，小儿多动症，夜啼，头痛，头晕。②气失固摄导致的脱肛、阴挺、内脏下垂、尿失禁。③脑炎，脑萎缩，脑梗死，脑出血，脑外伤。④耳鸣，耳聋。⑤内分泌紊乱，心烦，恶心，呕吐，甲状腺功能亢进症。⑥神经性瘫痪，面瘫，三叉神经痛。

操作：平刺 0.5~1 寸。可温和灸，可小艾炷灸 1~5 壮。

21. 前顶穴

主治：中风偏瘫，头痛目眩，癫狂，痫证。

操作：平刺 0.5~1 寸。

22. 囟会穴

主治：头痛，鼻渊；记忆力减退。

操作：可温和灸，婴儿前囟未闭合时禁止针刺。

23. 上星穴

主治：①目疾，包括眼内外疾病及眼病引起的头痛。②鼻塞流涕，鼻衄。③急慢性咽喉炎，扁桃体炎，声嘶，喉中堵塞。④痴呆，记忆力下降，小儿多动症。⑤中风语言不利，脑损伤后遗症等。

操作：针尖朝前下平刺 0.5~0.8 寸。可小艾炷灸 1~3 壮。

24. 神庭穴

主治：头痛；惊悸，失眠；目疾。

操作：温和灸。为古代禁针穴之一，平刺 0.3~0.5 寸，临床无异常反应。

25. 素髎穴

主治：昏迷，休克；酒渣鼻，痤疮，湿疹。

操作：针尖略朝上斜刺 0.3~0.5 寸。可点刺出血或隔蒜灸。

26. 水沟穴

①昏厥、休克等抢救。②癔症，癫狂，痫证，烦躁不安。③中风面瘫。④口唇生疮，牙痛。⑤腰扭伤。

操作：针尖略向上平刺 0.3~0.5 寸。急症抢救可用拇指指甲掐刺。

27. 兑端穴

主治：晕厥，癔症，口歪，面肿，齿痛，唇周痤疮、湿疹，唇炎，溃疡，口噤。

操作：针尖略向上斜刺 0.2~0.3 寸。

28. 龈交穴

主治：心烦口苦，口臭，唇舌生疮，齿龈炎，口歪；癫狂。

操作：针尖向上斜刺 0.2~0.3 寸或点刺出血。

第十四节　任脉腧穴

1. 会阴穴

主治：神志病，包括昏迷、癫狂、痫证；妇科病；遗精，阳痿。

操作：为禁针穴之一。可温和灸，可按摩。

2. 曲骨穴

主治：小便不利或尿失禁，遗精，阳痿，阴囊湿痒；月经不调，子宫肌瘤。

操作：排空小便直刺 1～1.4 寸。可温针灸或温和灸。

3. 中极穴（募穴）

主治：①尿路感染，膀胱炎。②膀胱括约肌麻痹，尿失禁，尿路梗阻，小儿遗尿。③遗精，阳痿，前列腺肥大，睾丸炎，阴囊湿热，不育症。④月经不调，痛经，崩漏，带下异常，子宫肌瘤，阴门肿瘤，阴囊痒，不孕，盆腔炎，子宫内膜炎。⑤肾炎。⑥疝气。

操作：排空小便直刺 1～1.4 寸。可温针灸或温和灸。

4. 关元穴（募穴）

主治：①元气不足导致的阴挺、脱肛、内脏下垂、疝气。②男性性功能低下，精子活力低下，阳痿，早泄，前列腺肥大。③女性宫寒不孕，盆腔炎，输卵管炎，痛经，带下异常，子宫肌瘤，子宫结核。④中风，脑外伤，脊髓损伤，腰骶疾病导致的尿失禁或癃闭。⑤偏瘫，腰椎间盘突出导致的下肢功能下降，腰部无力、疼痛。⑥胃肠肝肾疾病相关的临床症状或体征。⑦中老年人免疫力下降、代谢紊乱。

操作：直刺 1～1.4 寸。可温针灸，温和灸，可小艾炷灸 1～7 壮或化脓灸。

5. 石门穴（募穴）

主治：高血压；小便不利，尿潴留；阳痿，阴缩；腹胀，脐周痛，腹水，肠炎，痢疾；疝气。

操作：直刺 1～2 寸。可温针灸，可小艾炷灸 1～3 壮。有禁针歌诀，曰："石门针灸应须忌，女子终身无妊娠。"《针灸甲乙经》曰："女子禁不可刺灸中央，不幸使人绝子。"据研究，针灸石门可能使子宫发生后倾，影响受孕，故未生育的女性不宜针灸石门。

6. 气海穴（原穴）

主治：①气虚气短，咳喘无力，肺气肿，慢性支气管炎，喘息不得平卧。②形体羸瘦，脏器衰惫，腹胀便溏食。③胃肠炎，肠易激综合征，细菌性痢疾，阿米巴痢疾，肠结核，溃疡性结肠炎，过敏性肠炎。④贫血，紫癜。⑤中气下陷导致的小腹胀坠、脱肛、阴挺、肾下垂、胃下垂。⑥小便不利，排尿困难，遗尿或癃闭，面浮腿肿。⑦月经不调，经期延长，产后恶露不止，产后收腹欠佳。⑧遗精，阳痿，前列腺肥大。

操作：直刺 1~2 寸。可温针灸或温和灸，可小艾炷灸 1~7 壮或化脓灸。

7. 阴交穴

主治：腹痛，腹水，肠炎，小便不利。

操作：直刺 1~1.4 寸。可温针灸。

8. 神阙穴

主治：①元阳暴脱、中风脱证等的重症抢救。②常年腹部寒冷。③腹痛，腹泻，肠炎。④胃下垂，脱肛。⑤水肿，小便不利。

操作：为禁针穴之一。元阳暴脱者隔盐灸至其苏醒，不计壮数；其他病温和灸 10~15 分钟至局部皮肤潮红，或隔姜灸 5~7 壮。

9. 水分穴

主治：腹水，气胀，全身性水肿，腹胀如鼓。

操作：为禁针穴之一。可温和灸 10~15 分钟，可小艾炷灸 1~3 壮或化脓灸。

10. 下脘穴

主治：胃下垂，胃十二指肠溃疡，腹痛，腹胀，便溏，食欲缺乏，胃肠炎，肠胃功能紊乱。

操作：直刺 1~1.4 寸。可温针灸或温和灸，可小艾炷灸 1~3 壮。

11. 建里穴

主治：慢性萎缩性胃炎，胃肠炎，食欲缺乏，消化不良。

操作：直刺 1~1.4 寸。可温针灸或温和灸，可小艾炷灸 1~3 壮。

12. 中脘穴（募穴、八脉交会穴）

主治：①胃痛、胃胀、呕吐、泛酸、舌苔厚腻等胃腑实证。②肝胆湿热导致的口苦、腹胀、腹痛、黄疸。③脏躁。④急性胃肠炎，呃逆，肝气犯胃，胃痉挛，脘腹饱胀。⑤中焦失运导致的消化不良、身困便溏。

操作：直刺 1~1.4 寸。可温针灸或温和灸，可小艾炷灸 1~5 壮或化脓灸。

13. 上脘穴

主治：肝、胆、胰脾、胃、食管等脏腑器官导致的脘腹胀满、嗳气、噫气、胃食管反流、黄疸、口苦、脘腹痛，以及相关生化指标增高、代谢障碍。

操作：直刺 1~1.4 寸。可温针灸，可小艾炷灸 1 壮。

14. 巨阙穴（募穴）

主治：心悸，胸痛；消化系统疾病；肝胆胰腺疾病；癫狂，痫证。

操作：针尖朝下斜刺 0.5~0.8 寸。

15. 鸠尾穴（络穴、原穴）

主治：胸闷，心绞痛，心包炎；呃逆。

操作：为禁针穴之一。可温和灸或小艾炷灸 1 壮。

16. 中庭穴

主治：胸腹胀满，噎膈。

操作：针尖朝下平刺 0.5~0.8 寸。

17. 膻中穴（募穴、八脉交会穴）

主治：①气喘，气短，咳嗽，肺气肿，慢性支气管炎，间质性肺炎，肺结核，肺结节。②心肌缺血，心肌炎，心包炎，冠心病，胸闷，胸痛，心悸，心律不齐。③乳腺炎，乳腺增生，缺乳，经前乳胀。④食管失弛缓症，梅核气，呃逆。⑤重症肌无力，气虚乏力，贫血。

操作：为古代禁针穴之一。平刺 0.5~0.8 寸，临床无异常反应。可小艾炷灸 1~3 壮，可温和灸。

18. 玉堂穴

主治：咳嗽，胸闷，胸痛；吞咽不利；重症肌无力，贫血。

操作：针尖朝下平刺 0.5~0.8 寸。

19. 紫宫穴

主治：咳嗽，气喘，胸闷，胸痛；吞咽不利；重症肌无力，贫血。

操作：针尖朝下平刺 0.5~0.8 寸。

20. 华盖穴

主治：甲状腺疾病；咽喉疾病；食管疾病；咳嗽，气喘；肌无力。

操作：针尖朝下平刺 0.5~0.8 寸。

21. 璇玑穴

主治：咳嗽，气喘，胸痛；甲状腺疾病；食管疾病；咽喉疾病；肌无力。

操作：针尖朝下平刺 0.5~0.8 寸。

22. 天突穴

主治：①咳嗽，气喘，支气管痉挛，喉痒胸闷，呼吸不畅。②急慢性咽喉炎，喉中梗阻，声嘶，梅核气。③胃食管反流，呛水，吞咽不利。④桥本甲状腺炎，甲状腺结节。

操作：高于胸骨上缘 0.2 寸进针后，针尖朝下，紧靠胸骨柄后方直刺 1~1.4 寸。可艾炷灸 1~5 壮或化脓灸。

23. 廉泉穴

主治：中风，失音，暴喑，吞咽困难，伸舌不利；口疮，咽喉炎，扁桃体炎，齿龈肿痛。

操作：针尖朝舌底刺 0.5~0.8 寸。

24. 承浆穴

主治：口歪；齿龈肿痛，下巴部位的湿疹、痤疮，唇舌溃疡。

操作：直刺 0.3~0.5 寸。

第十五节　常用经外奇穴

1. 四神聪穴

主治：头痛，头晕，失眠，健忘，癫狂，痫证；目疾。

操作：针尖朝外平刺，0.5~1 寸。

2. 鱼腰穴

主治：眉棱骨痛，眼睑瞤动，眼睑下垂，目赤肿痛。

操作：针尖朝眉梢平刺 0.3~0.5 寸。

3. 印堂穴

主治：失眠，健忘，痴呆，痫证，头痛，头晕，小儿多动症；眼胀；鼻渊。

操作：提捏局部皮肤，针尖朝下平刺 0.3~0.5 寸。

4. 上明穴

主治：目疾。

操作：左手食指将眼球轻轻下压，沿眉弓中点直刺 0.5~1 寸，不提插，不捻转。

5. 太阳穴

主治：①头痛，头晕。②目疾。③面瘫，动眼神经麻痹。④面部痤疮，黑眼圈。⑤牙痛，齿龈肿痛。⑥痴呆，中风，小儿多动症，失眠，健忘。⑦眼花，耳聋，耳鸣。

操作：针尖朝后平刺 0.5~1 寸。可放血，可穴位注射。禁灸。

6. 耳尖穴

主治：①眼部炎症，如睑腺炎、角膜炎、葡萄膜炎、睫状体炎。②痤疮，湿疹，过敏，酒渣鼻。

操作：①普通炎症点刺放血 10 滴以上。②内眼炎症用灯心灸 1 次。

7. 球后穴

主治：近视等目疾。

操作：直刺 0.5~1 寸，不提插捻转。

8. 鼻通穴

主治：鼻塞，流鼻涕；咽炎，喉中不适，干咳；酒渣鼻，面部痤疮。

操作：针尖朝鼻翼外侧平刺 0.5~0.8 寸。

9. 内迎香穴

主治：鼻内炎症；热病。

操作：点刺出血。

10. 夹承浆穴

主治：面瘫；齿龈肿痛；下巴部位的湿疹。

操作：斜刺 0.3~0.5 寸。

11. 金津穴、玉液穴

主治：口疮，舌强，舌肿；消渴。

操作：点刺出血。

12. 牵正穴

主治：面瘫，颞颌关节炎；牙痛，口疮；耳鸣耳聋。

操作：直刺 0.5~0.8 寸。

13. 翳明穴

主治：目疾；颈动脉硬化；头痛，头晕，耳鸣，失眠。

操作：直刺 0.5~1 寸。

14. 安眠穴

主治：失眠，心悸，头痛，头晕；项强，颈项韧带钙化；癫狂。

操作：直刺 0.8~1.2 寸。

15. 颈百劳穴

主治：瘰疬；咳嗽；项强，颈椎生理曲度变直。

操作：直至 0.5~1 寸。可小艾炷灸 1 壮，可温针灸。

16. 定喘穴

主治：哮喘，咳嗽；颈椎病，肩背痛。

操作：直刺 0.5~1 寸。可温针灸，可小艾炷灸 1 壮。

17. 崇骨穴

主治：颈项强痛；咳嗽，咽喉炎；甲状腺炎。

操作：直刺 0.5~0.8 寸。可温针灸，可小艾炷灸 1 壮。

18. 子宫穴

主治：不孕不育，多囊卵巢综合征，卵巢萎缩，输卵管炎，盆腔炎，痛经，月经不调。

操作：直刺 0.8~1.2 寸。可温针灸，可小艾炷灸 1~3 壮或化脓灸。

19. 三角灸穴

主治：疝气。

操作：先量患者两嘴角之间长度，以此长度作为等边三角形的一边，将顶角置于脐中心，两底水平角为该穴。用小艾炷灸 5~7 壮。

20. 提托穴

主治：子宫脱垂，下腹痛。

操作：直刺 1~1.4 寸。可温针灸，可小艾炷灸 1~3 壮。

21. 夹脊穴（华佗夹脊穴）

主治：①与脊神经管辖区相对应的脏腑器官疾病。②脊椎疾病。③运动神经、外周神经疾病。④血液疾病，免疫性疾病。

操作：直刺 0.5~1 寸。可拔罐，可小艾炷灸 1~3 壮。

22. 胃脘下俞穴（胰俞穴）

主治：消渴；胸胁痛，胃痛，腹痛。

操作：针尖朝下平刺 0.5~1 寸。可拔罐，可小艾炷灸 1 壮。

23. 结核穴

主治：肺结核，淋巴结核，肺炎，咳嗽；颈肩痛。

操作：针尖朝下平刺 0.5~1 寸。可拔罐，可小艾炷灸 1~3 壮或化脓灸。

24. 痞根穴

主治：肝脾肿大，腹中痞块；肾下垂；肾炎，胰腺炎；腰痛。

操作：直刺 0.8~1 寸。可拔罐，可小艾炷灸 1~7 壮或化脓灸。

25. 腰眼穴

主治：梨状肌综合征，骶髂关节炎，腰骶痛，坐骨神经痛，下肢瘫痪；月经不调，盆腔炎；强直性脊柱炎。

操作：直刺 1.5~2 寸。可温针灸，可拔罐，可小艾炷灸 1~5 壮或化脓灸。

26. 十七椎穴

主治：腰椎间盘突出，马尾神经损伤，隐性脊柱裂，脊椎滑脱，下肢瘫痪，足底麻木，腰骶痛；月经不调；小便不利。

操作：直刺 1~1.4 寸。可温针灸，可拔罐，可小艾炷灸 1 壮。

27. 腰奇穴

主治：癫痫，头痛，便秘。

操作：针尖向上平刺 1~1.4 寸。

28. 肩前穴

主治：肩臂痛，肩关节上举后旋不利。

操作：直刺 1~1.4 寸。可温针灸，可拔罐，可小艾炷灸 1 壮。

29. 肘尖穴

主治：瘰疬。

操作：小艾炷灸 5~7 壮。

30. 二白穴

主治：痔疮，脱肛；前臂痛；胸胁胀痛，乳腺增生。

操作：直刺 0.5~1 寸。

31. 中魁穴

主治：噎膈，呕吐不止。

操作：直刺 0.2~0.3 寸。可小艾炷灸 1~3 壮。

32. 腰痛点

主治：急性腰扭伤。

操作：直刺 0.5~0.8 寸，边刺边扭腰。

33. 落枕穴

主治：落枕，手臂肿痛。

操作：直刺 0.5~0.8 寸，边刺边活动颈部。

34. 八邪穴

主治：掌指关节炎，雷诺病，手掌部皮肤病，手指麻木，手背肿痛；蛇毒咬伤。

操作：针尖朝掌指缝斜刺 0.5~1 寸。可温针灸，可火针。

35. 四缝穴

主治：小儿疳积，厌食，消化不良；百日咳、小儿哮喘、小儿过敏等。

操作：点刺出血或挤出少许黄色黏液。

36. 十宣穴

主治：昏迷，惊厥，癫痫，高热；手指麻木；咽喉肿痛。

操作：浅刺 0.1~0.2 寸或点刺出血。

37. 环中穴

主治：坐骨神经痛，腰腿痛。

操作：直刺 2~2.5 寸。可温针灸，可拔罐。

38. 鹤顶穴

主治：膝关节肿痛，足膝无力。

操作：直刺 0.8~1 寸。可温针灸，可小艾炷灸 1 壮。

39. 四强穴

主治：大腿肌肉萎缩，下肢痿痹。

操作：直刺 1.5~2 寸。可温针灸，可拔罐。

40. 百虫窝穴

主治：皮肤病；下肢静脉曲张。

操作：直刺 1.5~2 寸。可温针灸，可拔罐，可小艾炷灸 1 壮。

41. 膝眼穴

主治：膝关节炎，膝关节肿痛、屈伸不利、怕风怕冷。

操作：向膝中斜刺 0.8~1 寸。可温针灸，可火针，可拔罐。不宜直接灸。

42. 胆囊穴

主治：急慢性胆囊炎，胆石症，胆道蛔虫病；下肢痿痹。

操作：直刺 1.5~2 寸。

43. 阑尾穴

主治：急性阑尾炎，消化不良；下肢痿痹。

操作：直刺 1.5~2 寸。

44. 八风穴

主治：跖趾关节肿痛，前足底痛，跗肿，末梢神经炎；脚气；下肢瘫痪。

操作：直刺 0.3~0.5 寸。

45. 独阴穴

主治：婴儿疝气。

操作：小艾炷灸 5~7 壮。

46. 腕踝针穴区（共 12 个，腕部上 1~ 上 6，踝部下 1~ 下 6）

主治：①上 1：前额痛，眼病，鼻病，面瘫，前牙肿痛，咳喘，胃脘痛，心悸，失眠，癫痫。②上 2：颌下肿痛，后牙肿痛，胸闷痛。③上 3：高血压，胸痛。④上 4：头顶痛，耳病，颞下颌关节炎，肩周炎。⑤上 5：后颞部痛，上肢疼痛、麻木、瘫痪。⑥上 6：头后部痛，脊柱（颈胸段）痛。⑦下 1：上腹部痛，痛经，遗尿，足跟痛。⑧下 2：胁痛，腹痛，过敏性结肠炎。

⑨下3：膝关节内缘痛。⑩下4：下肢麻木、疼痛、瘫痪。⑪下5：踝关节扭伤。⑫下6：急慢性腰痛，坐骨神经痛。

操作：腕部穴区在腕横纹上二横指环绕腕部一圈处，从掌面尺侧至桡侧，再从背面桡侧至尺侧，依次为上1、上2、上3、上4、上5、上6。踝部穴区约在内外踝最高点上三横指一圈处，从跟腱内侧起向前转到外侧跟腱，依次为下1、下2、下3、下4、下5、下6。

根据手腕横纹上两横指定6个点，足内外踝最高点上三横指定6个点的选取法，选取与病灶相对应的其中一个点进针到皮下，然后针尖朝向病灶区域，将针平卧进针1.4寸，留针半小时出针。如果发病部位边界不清或病情复杂时，可选2~3个点治疗。

第十六节　阿是穴

阿是穴又称"天应穴""不定穴"。当疾病发病部位不在十四经腧穴位置，并且属于局限性疾病时，在该部位找一个相对有效的治疗点作为腧穴，这个点被称为阿是穴。阿是穴没有具体定名，也没有统一的位置，对阿是穴的选取靠的是医生的经验。根据日常临床阿是穴的选取情况，可以按相似病症进行归类选穴，能够较为快速地掌握正确定位。各类病症在阿是穴上实施的治疗方法不尽相同，为此，有必要对阿是穴的定位主治和操作进行简单介绍。

主治：①疣、血管瘤等赘生物。②疮、疔、疖、痘等体表局限性炎症。③腱鞘囊肿。④肌腱劳损疼痛。

操作：①各种赘生物选择第一颗（按生长顺序）或最大一颗的顶端置小艾炷灸，根据质地大小搓相应大小的艾炷，施灸1~5壮不等。②疮、疔、疖、痘等体表局限性炎症，在其顶部置蒜片，上放艾炷施灸5~7壮。③腱鞘囊肿，用烧红的火针刺向囊肿中心0.3~0.5寸，挤出囊内液体。④肌腱劳损疼痛，要以一定姿势充分暴露疼痛位置，如网球肘要屈肘90度，膝关节炎要屈膝90度，拇指腱鞘炎要上翘拇指等，然后针刺，隔蒜灸或小艾炷灸施灸1~3壮。

第六章　特定穴应用简述

在十四经的腧穴中，一些具有结构上的共性和主治功能上的共性的腧穴，有特定的称号，叫作特定穴。这些各自具备特殊功能的腧穴是临床常用穴。掌握特定穴的基本功用，对快捷选穴有重要的指导作用。

一、五输穴

五输穴，指十二经脉中，从指、趾端至肘膝的井、荥、输、经、合 5 种特定穴。五输穴是十二经脉气血出入之所，五输穴中各穴对经气调动的作用有一定差异，所以治疗时应按腧穴功效取穴。

1. 井穴

井穴位于四肢末梢，是十二经脉的起点或终点。该穴反应特别敏感，因此有强烈的激发推动力，常作为抢救用穴。一般认为井穴作用以泻实祛邪为主，但实际应用中其作用是有补有泻的。除用于实证、热证外，一些井穴还有行气助血、沟通阴阳的作用，常取之轻刺治手指麻木不温。许多井穴的补益作用明显，如隐白穴补脾固摄治血崩，助脾阳升发治倦卧嗜睡；大敦穴提升肝经气血，理气散瘀治疝气和崩漏不止；少冲穴宁心安神治心悸怔忡、小儿夜啼；至阴穴理气安胎，治胎位不正等。取井穴用于补益时，要针刺0.1~0.2 寸，也可用小艾炷灸、温和灸等治疗方法。对井穴进行点刺放血法，应根据病情调整放血量。抢救时可用拇指直接掐刺井穴。

2. 荥穴

荥穴位于各经掌指关节或跖趾关节前后，为经脉之气开始流动的部位。荥穴对阴血不足、相火旺导致的虚热有调节营卫以退热的作用。如果有手足心热、烦渴、心烦、口干等表现，可取相关经脉荥穴治疗。

3. 输穴

输穴分布部位的经气渐盛、流畅，阴经的输穴即原穴，对经脉原气动力的调节起着重要作用。凡经气不足导致的水液代谢障碍、运动能力下降、气机推动无力，均可选该经输穴。如太白穴助脾胃之气；太渊穴助肺气；中渚穴退手臂肿胀；足临泣穴治带下；束骨穴疗足痿痹等。

4. 经穴

经穴分布于腕踝关节及关节以上部位，此处经气盛大通畅，治疗作用较强，治疗范围较广，不但可以治疗本经诸多病症，还可以治疗许多全身相关性病症。

5. 合穴

合穴位于肘膝关节附近，是经气汇合的地方，也是脏腑功能与气机升降出入的场所。因此合穴直接调节脏腑功能，应用极为广泛。凡是脏腑器质性病变或功能性疾病，以及脏腑疾病所产生的一系列临床症状，均可取合穴治之。

二、原穴

原穴是人体原气与脏腑连接的部位，尤其是阴经，其原穴也是输穴，对五脏原气的调控作用显著。临床原穴多用于气血虚弱、少气乏力等经久难愈的病症，如太渊治久咳喘息，太溪治阴虚烦热，合谷、太冲治产后气血亏虚等。

三、络穴

络穴是本经别出的部位，可以联系表里经，主治表里经病症。络穴也是调整本经络脉的腧穴，是促进本经大小络脉气血通畅运行的"主帅"。十四经脉中共有 15 个络穴，都是治病要穴，在临床中发挥着重要作用。

四、郄穴

郄穴，"郄"有空隙之意，意味着其具有打开经脉缝隙的功能。大多数疾病的急性发作，是由于某脏腑或某经脉的某一部位遭受某病理因素侵袭，或是该处循环出现障碍，在这种情况下，可以选择郄穴打开通路。一般治疗选本经郄穴，如小便不利取水泉，心绞痛取郄门，吐血取孔最，以郄穴治疗往往效果立竿见影，所以郄穴常用于急症、痛症。郄穴有 16 个，阴经和阳经的郄穴作用有一定的差异，须在应用中不断体会。

五、背俞穴

背俞穴是以十二脏腑命名的十二对背部腧穴，位于膀胱经第一侧线，正中线旁开 1.5 寸，与各自脏腑对应，是脏腑之气输注于背腰部的场所。结合现代脊神经解剖路线，发现背俞穴存在与内脏相对精确的沟通关系。背俞穴可以直接治疗脏腑病症，按上、中、下三焦分布，上焦的背俞穴主治胸阳不振，心肺阳气不足，心脉痹阻，可心肺同治；中焦背俞主治脾胃阳虚，消化系统病症；下焦背俞主治脾肾寒邪留滞、肾阳虚衰所致的泌尿系统、消化系统、生殖系统病症。背俞穴亦治各脏腑相连属的组织器官疾病，如目疾选肝俞，耳疾选肾俞，皮肤病选肺俞等。应用背俞穴应注意以下 3 个方面：①选穴需以椎体定位，两侧平行对称。②十二胸椎以上的背俞穴，凡在肋骨部位的，应采用平刺或针尖朝脊柱方向斜刺，针刺不可过深。不可过于追求针感，慎用温针，以免发生意外。③背俞穴功效以补阳为主，可多用小艾炷灸或化脓灸，既安全又有效，且作用持久（心俞除外）。

六、募穴

募穴是各脏腑之气汇集于胸腹的 12 个对应的腧穴。有的直接位于脏腑的体表投影处，有的与对应脏腑非常接近。这些腧穴能够直接调动脏腑功能，控制脏腑代谢，输精排毒，起到稳定机体的作用。募穴与俞穴均有明确的脏腑相对应，治疗脏腑病症可直接选取，并可俞募搭配，阴阳互补。有的募穴针刺时可能会接触脏腑，要掌握分寸与针感，胸腹部不宜针刺过深，中极、关元针刺前均应排空小便。

七、八会穴

八会穴是脏、腑、气、血、筋、脉、骨、髓的精气汇聚的 8 个腧穴，分别属于不同经脉，遍布全身，对脏、腑、气、血、筋、脉、骨、髓疾病及其产生的相关症状起到特殊的作用，是针灸中的精锐穴之一。临床中五脏有病，特别是肝、脾、肾，均可取章门治疗。胃、胆、三焦等腑证，均可取中脘治疗。太渊是肺经原穴，肺朝百脉，因此太渊为脉会，主治血脉强弱虚实诸证；机体拘急挛缩、弛缓瘫痪属于经筋病，取阳陵泉治之；骨质疏松、骨关节退变，可取大杼调理；一些慢性骨髓炎，以悬钟为主进行治疗，可以取得良好的效果；一切血液疾病均需取膈俞；气虚、气喘、气滞，可取膻中以补气、理气、行气。八会穴是针对性非常强的临床要穴，应该重点应用。

八、八脉交会穴

八脉交会穴是十二正经与奇经八脉交会的 8 对腧穴，这些腧穴在治疗本经病症、表里经病症及相关经脉病症的同时，可以对奇经八脉相关的病症有治疗作用。历代针灸学家将八脉交会穴分成四组，并把其所属经脉与治病范围编成歌诀。比如"后溪督脉内眦颈，申脉阳跷络亦通"，这些腧穴搭配治眩晕、共济失调等效果明显。

九、下合穴

下合穴是六腑之气下合于足三阳经的 6 个腧穴。除胆合于胆经阳陵泉外，三焦、膀胱下合于膀胱经的委中和委阳；胃、大肠、小肠分别合于足阳明胃经的足三里、上巨虚、下巨虚。提示治疗消化系统疾病不能仅选足三里，不同脏器选取不同的下合穴，治疗效果更理想。6 个下合穴是治疗六腑疾病的重要穴之一。

十、交会穴

交会穴是两经或数经相交会合（交会）处的腧穴。根据记载，全身有近一半腧穴有交会的情况，如大椎为诸阳经交会穴，三阴交为足三阴经交会穴。通过奇经八脉的联络，交会穴能够治疗交会经脉的相关病症，扩大了腧穴的主治范围。

以上特定穴位各具治病特征。临床中一些比较单纯的疾病可直接选取相对应的特定穴，如胃痉挛、腹痛，选胃经郄穴梁丘；咽喉痛，选通里、照海，水火相济可取良效。病情复杂或多病并存者，就需组合选穴。若临床症状有变化，每次复诊需调整选穴，不能将某一特定穴作为万能穴应用，要根据疾病的进展变换治疗腧穴。

第七章　针刺

针刺是针灸临床疗法的"主力军"。针与刺可更具体地分为毫针刺法和点刺法两类。针和刺在操作、针具、应用范围等方面有很大的区别，以下分别予以阐述。

第一节　常用针具

针刺是通过针具刺激机体达到治疗目的的方法。从新石器时代的砭石应用开始，针具不断进行加工改造，从石针演变到骨针、竹针、陶针等。随着生产力的发展，夏、商、周时期，冶金术诞生、发展，人们开始制造金属针。为满足临床内、外科不同疾病的使用需求，人们制作了形状不同、大小不一的九种针具，简称"九针"，这为针刺法的发展创造了条件。现代科技高度发达，针具品种趋于多样化。师怀堂将传统九针进行了大幅度改良，将其称为"新九针"。其中多种针具采用耐火材料制作，有特殊的优点，如火镵针或火铍针，在酒精灯上烧红后，可以快速地割去疣、痣等赘生物，不会出血，无瘢痕，不感染，可取代局部小手术。用耐火梅花针、圆利针等针具进行火针治疗，对肿胀、积液（如腱鞘囊肿）、局部皮肤病、静脉曲张等症，能够针到病除。师怀堂改制的新九针，治病取效迅速，无痛苦，不受治疗条件限制，扩大了针治范围。

现在还有根据专业应用需求专门制造的特长针、特粗针、银质针、小针刀、钩针、皮内针、埋线针等。使用各种特制针具的目的主要在于增强刺激强度，也有应用于面部的细微型针，可降低刺激强度。除了这些改良针具应用于部分专业外，针灸临床普遍应用的是精良制作的不锈钢毫针，如电针、温针灸疗法，毫针刺入后，在毫针上接入电针仪或套上艾炷即可，无需其他特殊针具。为此，按机体不同部位选择不同规格的毫针，就可以得心应手地开展临床操作。现对常用规格毫针，以及火针、揿针、埋线针应用进行简要说明。

一、毫针

1. 长针

长针针身规格在 0.35mm×75mm 以上（平时称作"3寸针"或"4寸针"）的毫针均可称为长针，主要用来针刺臀部等肌肉丰满的部位。某些部位需要两个穴以上进行透刺，如华佗夹脊穴、背俞穴透刺。北京贺氏长针长度为5寸至1尺，又粗又长，需要特制。长针刺臀部一般为直刺，其他部位一般需平刺。

2. 常用毫针

针身规格 0.25mm×40mm（或 0.3mm×40mm）者称1寸半针，0.25mm×50mm（或 0.3mm×50mm）者称2寸针，两者临床常用，适合全身各部腧穴的针刺，也可用于温针灸、电针治疗等。随着无痛性治疗概念的发展，现代人更喜欢细软针治疗，该针进针时疼痛较轻微。

3. 短针

针身规格为 0.25mm×25mm 或者更短更细的毫针称为短针。短针应用也较广泛，如面部肌肉浅薄、四肢腕踝以下的腧穴，短针进针容易且痛感轻，同时建议胸背五脏所在部位多用短针，可避免针刺过深伤及内脏。

二、火针

火针规格大多为 0.5mm×50mm，是用耐火材料制造的。火针治疗相当于古代的燔针劫刺，广泛应用于囊肿、结节、积液、肿胀、局部炎症、静脉曲张等病灶比较局限的疾病，亦可用多头火针祛斑美容。火针是在酒精灯上烧红后刺入人体的，针身进入部分周围组织被灼烧而产生与针身同样大小、同样深度的针孔，治疗后该部位需要保护，最好贴上创可贴，三天内该部位不泡水，以防感染。

三、揿针

揿针的形状有螺旋形和大头形，揿针针身短，刺入后用胶布固定，大多用于耳穴治疗，现在多以磁珠或王不留行籽替代。

四、埋线针

埋线针是中空针具，中间装羊肠线，治疗时将羊肠线埋于体内。埋线针是专用针具，消毒操作要求严格，常用于减肥。

第二节 针刺体位

针刺前为患者选择合适的体位很重要，它关系到腧穴定位的准确性，也避免在留针过程中，由于体位不适而变动，发生滞针、弯针和折针等现象。所以让患者采取适当体位，可以消除患者的紧张心理，避免晕针等意外情况，有利于术者操作。

一、坐位

坐位时，患者前面要有倚靠或两旁要有扶手。从选穴角度讲，端坐时姿势正直，全身肌肉自然放松，棘突间隙较为宽松，可取背部腧穴，如督脉穴。左右对称，身体相对稳定，可针刺上肢、头部腧穴。在过去治疗床较少的情况下，普遍采用坐位针灸治疗。但因患者坐位时晕针发生率较高（患者容易紧张）、部分瘫痪患者没有保持坐位的能力、腰以下针灸操作不够方便等，从安全医疗考虑，建议以坐位定穴，用笔标记后，再用卧位操作治疗。

二、卧位

只要具备诊疗床，基本上针灸操作患者体位可选择卧位，根据选穴操作需要，可分别选择仰卧位、侧卧位、俯卧位。

1. 仰卧位

针灸选取头面、胸腹，以及上下肢前面、侧面的腧穴时，体位选仰卧位。

2. 侧卧位

针灸选取侧面头部、肩部、背部、季肋部、下肢腧穴时，体位选侧卧位。针刺足少阳胆经腧穴时，如环跳，采用侧卧位才能得到一定的针感。

3. 俯卧位

针灸选取背部、头项后部、尾骶部及腿后部腧穴时，体位选俯卧位。

三、站立位

选站立位时，患者胸前要有架子可扶，该体位常在下肢放血时采用。

第三节　针刺操作

针刺操作是一门专业的手艺，既要达到治病的目的，还要在操作过程中尽量让患者舒适。因此，需要正确掌握持针要领，不断进行指力练习，达到进针迅速、运针自如的熟练程度，避免强刺硬扎。《标幽赋》曰："目无外视，手如握虎，心无内慕，如待贵人。"医者要用精湛的操作技术，将每根针应用好。

一、进针手法

常用的进针手法有 3 种：指压法、捻转法、夹持法。

1. 指压法

指压法指进针前先用手指压住腧穴部位肌肤的进针手法。先用右手拇指和食指捏住针柄，再以右手中指抵住腧穴部位肌肤（不碰到针身），让针尖对准腧穴，拇指、食指同时用力，将针柄垂直往下压，快速破皮，针尖随即进入体内。一般 2 寸以下的针进针可用指压法。

2. 捻转法

捻转法需要双手配合操作。用左手拇指或食指在腧穴旁切按，右手拇指、食指捏住针柄上段，其余三指扶住针柄下段及针根；将针尖抵在腧穴上，竖直针体后快速捻转针柄，立即将针尖送入皮内。捻转法适宜细软毫针或进针较困难时使用。

3. 夹持法

夹持法需要双手配合操作。左手用消毒棉球夹捏针身下段，使之置于腧穴上固定，右手拇指、食指捏住针柄，中指扶住针柄将针体垂直，然后两手同时用力将针尖刺入体内。夹持法多用于长针进针。

二、操作技术

针刺操作技术包括针刺角度、针刺深浅、针刺得气与补泻。

（一）针刺角度

1. 直刺

直刺指进针时针身与机体保持垂直刺入体内，直刺可将针刺入一定深度，适宜肌肉丰满、解剖位置内没有重要脏器的部位。短针一般采用直刺。直刺有利于实施补泻手法，有利于针刺得气并达到所需的强度，还可套上艾炷实施温针灸。

2. 斜刺

斜刺指进针时针身与机体不垂直，可根据针刺部位不同，采用不一样的角度。头面腧穴大多用斜刺，一是因为颅骨阻挡只能斜刺，二是因为头面肌肉浅薄、有五官等实际情况，不宜直刺。斜刺常可透穴，如地仓透颊车，太阳透悬颅等，这些都是选定一穴朝另一穴方向斜刺。当身体其他部位需要配合迎随补泻手法，或该部位不宜深刺时，也可选择斜刺。

3. 平刺

平刺法也称为卧针法，进针后将针身平卧，沿皮下将针朝选刺方向推进所需长度，针柄几乎贴在皮肤上。腕踝针穴区均用平刺法，其他腧穴需要长时间留针且不影响活动时，也可使用平刺法。

（二）针刺深浅

由于各腧穴位置、结构不同，针刺深浅各不相同。刺入深度有时还要与针感结合讨论。一般来说，能够得气或气到病所，会对效果产生很大的影响，但对胸腹部、头颈部腧穴不顾深浅，一味追求得气，很容易发生意外。许多关节部腧穴的针感不一定是放射性的，因此要分析解剖位置，掌握合理的针刺深度，才能确保安全。身体各部位针刺简述如下。

1. 胸背部针刺

胸背部肋骨覆盖区域的体表腧穴，其内部投影均对应有脏腑。针灸取穴除了按病症进行经络诊察外，还需要考虑腧穴对应的脏腑的作用。从安全医疗角度考虑，绝不能一味追求针感，针刺过深伤及内脏。由于针刺造成气胸的事故屡见不鲜，因此内部投影对应有脏腑的腧穴用普通毫针针刺时，尽量采用斜刺或平刺，最好用 1 寸以下的短针，也可在症状明显的腧穴上拔罐或艾灸，这样安全且有效。

2. 头部针刺

凡颅骨覆盖区域的体表腧穴，都应采用斜刺或平刺，针刺深度达到帽状腱膜即可，不可伤及脑组织。这些区域行针一般不会产生放射感，常用搓针法或快速捻转法加强刺激。颅骨后下缘，内有脑池和延髓，千万不能伤及这个危险区域，要掌握针刺角度、方向和进针深度。风池穴行针可使针感向同侧头额部放射，但我认为这没有必要。完骨、头窍阴、哑门、风府等穴针刺深度不要超过 0.5 寸，后项部位腧穴不要大幅度提插捻转，或不停地朝不同方向行针，也尽量不留针。这些部位针刺就算没有伤及要害，也容易发生晕针等意外。

3. 天突针刺

从生命角度来说，天突穴位于关隘部位，其深部是气管、食管、动静脉主干区域，但这些管道均垂直而行，所以针刺时只要将针尖贴近胸骨柄内缘往下刺，不向喉内横刺，是没有危险的，一般针刺深度为 1 寸左右。针刺喉旁的人迎、水突、气舍等穴，避开动脉垂直向喉内刺，如果刺激到喉返神经等组织，患者会反射性咳嗽，这时应马上退出针身，避免发生事故。

4. 睛明穴针刺

睛明穴是治疗眼科疾病的常用穴。眼内炎、视网膜中央静脉血栓、眼底神经病变、黄斑部疾病等均须针刺睛明穴，直刺 0.8~1 寸效果好；眼球运动障碍、动眼神经麻痹、眼内直肌功能障碍，睛明穴直刺 0.5~0.8 寸即可。有报道取睛明穴治尿崩症，直刺深度达 2 寸。针刺睛明穴的临床观察显示，正常情况下针刺深度 1 寸左右不会伤及眼部组织。虽然针刺睛明穴较安全，但存在出血问题，睛明穴附近有小动静脉主干，而且眼睛组织疏松，一旦出血很快就会使整个眼睑青紫肿胀，影响眼睑睁开，外观极易让人恐惧，并且至少1 周瘀血才能消退。另外，针刺睛明穴可能导致巩膜出血，血块在巩膜上消退较慢。

5. 腹部针刺

针刺上腹部的巨阙、上脘、不容、承满、章门等穴，要检查肝脏是否肿大、脾脏和肾脏有无下垂等情况。腧穴针刺深度 1 寸左右很少有不良反应，比如刺破胃壁不会影响胃组织，有时反而会起到治疗作用，胃镜检查时，取一小块胃黏膜或摘下胃息肉等也不会影响胃功能，小小的针尖刺激胃壁对胃有良性的促进胃动力的作用。

腹部肠管蠕动频繁且肠壁光滑，正常情况下针刺此处不会刺入肠内，可按要求掌握针刺深度。但在乙状结肠、降结肠充满粪便时，或肠梗阻、肠扭转的情况下，要仔细按摸后进针，防止刺伤肠壁。膀胱充盈时，不能刺曲骨、中极，以及任脉两旁肾经腧穴。需注意的是，腹部针刺的安全性不仅取决于针刺深度，更与腹部脏器的生理、病理状态密切相关。

6. 督脉针刺

督脉腧穴针刺，要注意头部颈段内有脑池、延髓，是重要的生命中枢，针刺深度尽量不超过 0.5 寸。第七颈椎以下至尾骶腧穴均有棘突向后凸起，直刺 1 寸左右不会伤及脊髓，但特别瘦的人要适当掌握深度。腰骶部腧穴有终池，在严格消毒后，可作为腰穿位置抽脑脊液，也可作为腰麻部位，不会影响生理功能。因此，针对腰椎间盘突出、骶髂后韧带钙化、终板炎、神经根受压等情况，可以深刺 2 寸以上，并让针感向患侧放射，效果更好。两边华佗夹脊穴部位有脊柱的横突阻挡，针刺深度可在 1 寸左右。

7. 臀部针刺

臀部是人体肌肉最丰满的部位，此区域内腧穴分布少，涉及重要脏器亦少。但从腰骶分出的神经是下肢神经的主干，也支配腰骶盆腔内组织器官的功能。该区域的经脉分布在肌肉深处，针刺该部位腧穴均采用 3 寸以上长针，针感力求放射到病所。如针刺环跳穴，要注意患者体位，找准腧穴位置直刺2.5~3.5 寸。在治疗下肢感觉异常疾病时，针感达到病变位置即可；如果治疗偏瘫、下肢瘫痪或运动功能障碍，就要用强刺激的手法，让整个下肢抽动或跳动，针感到达每一足趾，以此促进运动功能的恢复。

8. 四肢针刺

四肢针刺可按不同部位的针刺深浅需求，选用1.5~1寸的毫针。四肢部位针感往往较强烈，行针也很方便，不需要用长针或粗针。腕踝以下，指（趾）间，赤白肉际部位的腧穴，可用1寸针操作，进针既快捷又可减少疼痛。总之，四肢针刺可按腧穴位置定深浅，没有硬性要求。

（三）得气与补泻

毫针进入体内后，持续进行提插和捻转的操作，称为行针。通过行针促使穴位周围和经脉循行路线产生酸、胀、麻或触电样放射等感觉，是历代医家追求的针刺"得气"状态。《灵枢·九针十二原》曰："刺之要，气至而有效。"现代医学将这种感觉称为"针感"。针感不是仅凭提插捻转就能达到治病要求的，针感的运用涵盖腧穴定位准确性、针刺深浅、针刺方向、行针频率、行针强度及患者个体敏感度等多重因素，要使针感精准到达预定部位，更需要操作者在临床上积累一定的经验。针灸教材中一般有7种单式行针手法，还有"烧山火""透天凉"等复式手法，这些手法均对行针操作有一定的要求。当今临床中，很多人以针刺强弱定补泻，强刺激为泻法，弱刺激为补法。实际上，不管是补还是泻，都要以患者针刺后感到舒适为度。由于操作者手法习惯存在个体差异，临床体会亦各有侧重，本文就教材中的7种单式手法结合个人体会，进行简要的归纳总结。

1. 提插

进针后将针身上下移动的手法称为提插。提插可以起到4大作用：一是通过提插来调整针尖方向，使针身达到一定的针刺深度。二是利用提插找到酸、麻、胀等针感。三是在有针感的基础上使针感向远端放射或向心性传导，如针刺外关要求针感向肘臂传导。四是通过提插的深度、幅度、力度，以及提插时间的长短实施补泻。一般来说，由浅入深，提插幅度小，频率慢，下针用力，操作时间短为补法；反之，先深后浅，提插幅度大，频率快，上提用力，操作时间长为泻法。需要注意的是，针刺操作要先用提插促使得气，然后再用提插使气到病所或朝远处放射，这是针刺取效的关键步骤。

2. 捻转

捻转的操作手法是针身位置不变动，将针柄顺时针向前捻，或逆时针向后转，或来回捻转，这样能使原有的得气感觉不断向四周扩散，增强得气的程度。捻转角度大，频率快，刺激量就大；捻转角度小，频率慢，刺激量就小。如果不停地将针柄向单一方向捻转，会使肌纤维缠住针身，缠紧时可将针柄往上提拉并进行抖动来松解该部皮下组织，放下针柄，肌纤维立即松解。如此反复操作，能缓解腹膜粘连一类症状。头皮针一般采用快速捻转法，捻转次数要求在200次以上。如此捻转可以对脑部气血运行和神经活动功能恢复起到特殊作用。一般将顺时针轻慢捻转定为补法，逆时针快重捻转定为泻法。普通针刺中的捻转，是在提插得气的基础上来回捻转，以加强得气程度和得气范围，达到临床治疗要求。若有特殊需求可用单向捻转法。

3. 徐疾

行针速度快称为"疾"，慢称为"徐"。快速提插和捻转往往针感强烈，也称作强刺激，为泻法；慢慢给予舒适柔和的针感与刺激量，属于补法。因此，对于急性发作性剧烈疼痛、昏厥、瘫痪、麻木不仁等病症，需采用强攻来镇痛、激发元气，大多采用疾刺法；对于慢性疾病，以及体虚免疫力低下者、老人、小孩一般采用缓和的手法，让经脉气血逐渐均匀畅通，正气得到稳步恢复，用徐刺法。

4. 开阖

开阖是出针时按住针孔与不按住针孔的操作方法。《金针赋》曰："补者吸之去疾，其穴急扪；泻者呼之去徐，其穴不闭。"意思是吸气时快出针，随即按住针孔为补法；呼气时将针慢慢退出，不按针孔为泻法，有的甚至要摇大针孔出针，或放血以泄阳气。当今临床实施开阖补法时，一般用消毒棉签按住针孔，一方面可以防止感染，另一方面可以防止出血、血肿等。

5. 平补平泻

在进针得气后进行均匀提插捻转的操作手法称为平补平泻，用于虚实兼有或虚实不太显著的病症。平补平泻中有补有泻，平和地补泻兼施，既能达到针感要求，又能让患者感到舒适，是临床大部分腧穴应用的针刺手法。

6. 迎随补泻

迎随补泻是按针尖方向与经脉之间的逆顺关系来实施补泻的操作手法。古人曰："随而济之是为补，迎而夺之是为泻。"针尖随着经脉循行方向针刺，以辅助经气运行，为补法；针尖迎着经脉循行方向，逆经而刺，为泻法。该手法在临床中根据疾病虚实配合应用。

7. 呼吸补泻

呼吸补泻是通过配合患者呼吸调整进针、出针时机，以达到补虚或泻实作用的操作手法。现在临床较少应用，只供参考。

为了加强得气效应，有的医者实施飞针走气法、摇头摆尾法、弹针法等特殊操作，这些均为个人的经验性操作，非一般应用。"烧山火""透天凉"是提插和捻转结合运用的复式手法，目的在于达到不同的得气程度来提高疗效。这些操作需要熟练的针刺技术。

不同部位的针感有所不同，如肌肉丰厚处多出现酸胀感或针下沉紧感，神经干分布的部位多出现酸麻感，感觉迟钝部位多有胀重感，四肢末端和敏感部位多出现疼痛感。因此对得气需要区别对待，不要在感觉迟钝部位要求强烈的得气感，或在感觉灵敏部位用过强的手法。得气前用来探取针感的提插或留针守候称"候气"；得气后用手法加强针感称"催气"；运用适当的刺激量来补虚泻实，调整机体功能称"调气"。

第四节 点刺

点刺是快速刺破皮肤或血管，且针身不刺入肌肉或组织的刺法。针具要求针尖锋利，针身粗短。根据点刺的治疗需求，有三棱针、七星针、微刀等针具。点刺治疗范围与毫针存在很大差异，在此予以单独论述。

1. 三棱针

三棱针针头尖细，针身有三面棱角，针柄为圆柱形，常用于点刺某一穴位或某一部位。如点刺少商、商阳治咽喉炎、扁桃体肿大等咽喉部炎症；点刺太阳、耳尖穴治疗睑腺炎、面部痤疮；点刺委中治疗腰扭伤等。还有井穴，点刺十宣可散热、消炎、散结等，多用于急救，点刺后轻轻挤压针孔周围，使之出血数滴。由于三棱针消毒不方便，现常以采血针、一次性注射针头、1寸以下短毫针等针具代替，减少消毒的麻烦，无菌且安全可靠。

2. 七星针

七星针多用牛角材料制作，针柄偏长，针身装有7枚针头。操作时横向拿住针柄，针头朝下，用敲击法点刺病变部数下，使该部位表面微红或微出血。七星针多用于治疗牛皮癣、局部神经性皮炎等小面积皮肤病。目前为了解决消毒带来的诸多麻烦，可用7枚一次性1.5寸普通毫针捏在一起代替七星针使用。另有师怀堂用耐火材料制作的七星针，直接在酒精灯上烧红消毒应用。

3. 微刀

微刀针头尖细，针身如刀状，针柄为圆柱形，一般用于腱鞘炎、局部组织粘连等疾病，或用于疮疖放血排脓及割断部分纤维组织。微刀操作消毒要求严格。微刀的适应证有些与火针适应证重合，故有时也用火针代替微刀治疗。

第八章　灸法

灸法是以艾绒为主要材料，通过燃烧艾绒产生热量，起到治疗作用的治病方法。由于针刺和艾灸的治病原理都是通过刺激经络腧穴来调整气血运行，因此两者同属自然疗法。自古以来，针刺与艾灸两大类方法合称为针灸，但从两类疗法的操作工具、实施方法及作用特点来看，二者存在显著差异。《灵枢·官能》指出："针所不为，灸之所宜。"《医学入门》中具体强调："药之不及，针之不到，必须灸之。"古代医家的经验总结表明，临床中，灸法能解决针药不能解决的问题，具有独特的疗效和治病价值。

为了解灸法的历代兴衰，需追溯灸法的起源。灸法起源于旧石器时代，人类在掌握用火技术后，发现身体某部位受火灼伤后疼痛减轻，经过长期实践总结，形成灸法。相较于新石器时代使用砭石治病的针刺疗法，灸法出现得更早。1973 年，长沙马王堆 3 号墓出土的医学帛书《足臂十一脉灸经》《阴阳十一脉灸经》是现存最早的针灸文献。两书内容均围绕灸法展开，记载的病候均采用灸法治疗，两书既是针灸学的先驱著作，也是促进了灸法发展的历史性专著。战国时期，针灸专著问世，《黄帝内经》标志着针灸学从理论到临床应用已趋于成熟。《灵枢经》(《灵枢》)中针刺与灸法并重应用。晋代皇甫谧所著的《针灸甲乙经》，对针灸学进行系统性整理，完整汇编经络腧穴内容，明确规定了每个腧穴的针刺深度（1~3 分）、留针时间，并规范了直接灸的艾炷壮数（3~5 壮）。书中对化脓灸与发疮问题的机制、部分腧穴禁灸原理等进行了经验性论述。其中关于腧穴针刺深度与艾灸壮数的规定，基本符合现代临床应用标准。因此，《针灸甲乙经》被视为我国古代针灸典籍中针刺与艾灸记载最为规范的著作，其相关内容对现代临床仍具有重要的参考价值。

由于灸法（尤其是直接艾炷灸）常能取得独特疗效，晋代、唐代、宋代是灸法发展的重要时期，此时众多医家推崇灸法，甚至弃针专用灸法，艾炷体积从麦粒大小增至枣核大小，壮数从几十壮逐步增至数百壮，甚至上千壮。实际上，皇甫谧在《针灸甲乙经》中早已指出，过量与不及均会引发弊端。过量使用化脓灸时，施灸疼痛易使患者难以耐受，且艾炷过大、壮数过多会导致化脓创面过大，可能遗留显著瘢痕，影响外观。清代，政府颁布针灸禁令，"太医院针灸一科，着永远停止"，针灸这一宝贵的医学技术急剧衰落。

近代，浙江杭嘉湖一带的针灸世家为复兴传统化脓灸作出重要贡献。他们突破政策限制，坚持在三伏天开展化脓灸治疗疑难顽疾，力保该疗法的临床传承，但因完全沿用古代猛攻式灸法，使多数患者产生惧怕心理，加之施灸时间受限，接受化脓灸的患者日益减少，医者亦逐渐弃用此法。然而，因灸疗确具疗效，当代针灸界多次对灸法进行改革，开发出很多无痛无创的灸疗方法（如热敏灸），以适应患者需求。目前，针灸科一般不使用直接着肤的艾炷灸，在教学中对此也仅作简要介绍。

梁氏针灸团队致力于灸法传承，全力推广并积极开展临床实践，严格遵循先贤化脓灸法，以针灸经络理论为基础对其进行拓展。梁桢在化脓灸应用中功绩卓著，他采用麦粒大小的艾炷施灸治疗各类疑难杂症，屡获显著疗效。他总结出系列化脓灸主穴，针对性治疗顽固疾病，常获根治效果。其自制的灸疮膏药可保护创面，实现可控化脓，保证疗效的同时也保证治疗过程安全有效，杜绝感染风险。为减轻患者疼痛，他先用利多卡因进行穴位皮内麻醉，然后施灸，此法既缓解痛感又确保疗效。

在传统化脓灸使用需求日益减少的当代，为适应临床需求，经过实践验证，对化脓灸进行改良，在保留疗效的前提下，采用更易被患者接受的微小艾炷。现将改良后的艾炷灸法的操作要点说明如下：

取穴精简：根据病因选取主穴，避免过多的辅助腧穴形成不必要的灸治放射区。

精准定位：选定灸穴时，需在穴位周围按压寻找异常反应点，再参照标准定位确定灸治腧穴。双侧取穴须严格对称。

艾炷微小：实践证实，选穴精准，米粒至粟米大小的艾炷可达到大艾炷的同等疗效。

壮数适度：初诊患者从 1 壮开始施灸，复诊可增量施灸，逐步适应；顽固病症每次灸 3~5 壮。

严格护理：灸后保持创面干燥，避免搓揉、浸水。

临床常用灸法共 7 类，各具独特功效，可配合针刺应用。系统运用灸法不仅对常见病、多发病疗效显著，对诸多疑难杂症亦有突破性效果。灸法不受时间、地域、病种、性别、年龄及体质的限制，具有广泛适用性。下文将重点介绍常用灸法的操作规范及应用。

第一节　常用灸法与操作

一、直接灸

直接灸俗称"着肉灸"，是将精细的艾绒搓成紧而实的小型艾炷，然后将艾炷直接置于皮肤上点燃的艾灸法。直接灸可分为两类三种：一类是灸后会留瘢痕的，称作瘢痕灸。瘢痕灸又分为化脓灸和非化脓灸。另一类是灸后不留瘢痕的，称作无瘢痕灸。

1. 化脓灸操作

用陈艾（最好 3 年以上）精制的艾绒搓成米粒大小的艾炷 7~9 粒备用。先用多聚维酮碘棉签或 75% 酒精棉球擦拭施灸处皮肤，起到消毒皮肤和黏住艾炷（防止艾炷掉落）的双重作用。然后放置艾炷，用打火机点燃艾炷顶部，让其自然烧尽。此时可轻拍穴位周围皮肤以分散患者注意力、减轻疼痛。1 粒艾炷烧完称为 1 壮，取下灰烬后，在同一位置上再放 1 粒艾炷（放置时不可偏移，否则灸疤不圆整）。按此方法灸 7~9 壮，方可达到化脓要求。怕痛者可在施灸前用利多卡因在施灸处做皮内麻醉，以消除施灸时的痛感。

灸后第 2 天开始贴灸疮膏（梁桢强调，第 1 天不贴，要让灸火散去）。目前市面上没有灸疮膏，需自行加工。准备 2cm×2cm 大小的油光牛皮小方纸、搪瓷盆、清凉药膏及圆头小竹棒（如儿童筷子大小）。先将清凉药膏放入搪瓷盆内烊化，用小竹棒蘸取药膏均匀摊成圆形于小方纸上，折叠备用。使用时，可先用打火机烤药膏两面（需竖着烤）或将药膏贴在热锅上烊化，再缓慢拉开贴于灸穴。每天换贴 1 次灸疮膏。约 1 周后施灸部位开始出水化脓，若未化脓，需重新灸 5~7 壮再贴膏药。化脓期 25~30 天，疮疤自然愈合。换膏药时有脓水流出不必清理，只要灸疮处无红肿疼痛，即为无菌排泄物（可能会感到微痒，属正常情况）。若出现膏药过敏或感染（局部奇痒或红肿疼痛）的情况，则取下膏药，用碘伏消毒疮面。如红肿严重不愈，可配合抗生素治疗。

2. 非化脓灸操作

非化脓灸用精制陈艾绒搓成半粒米大小或更小的艾炷，用多聚维酮碘或75%酒精棉球擦拭施灸部位后，放置艾炷并用打火机点燃，每壮燃烧约10秒。在艾炷燃烧过程中，轻拍穴位周围皮肤以分散患者注意力。一般每个穴位灸1壮，重点穴位可灸3~5壮。灸后结痂，1周后痂皮自行脱落，遗留细小瘢痕。疾病治愈后瘢痕会逐渐淡去。

灸后无需特殊处理，不贴灸疮膏。灸后可冲澡，但避免擦拭该部位，平时勿搔抓。非化脓灸疼痛时间短、瘢痕小且无禁忌，患者普遍接受，是梁氏针灸推广的主要直接灸法，又称小艾炷灸。

3. 无瘢痕灸操作

无瘢痕灸用精制陈艾绒搓成米粒大小艾炷，用多聚维酮碘或75%酒精擦拭施灸处皮肤后，放置艾炷并点燃。待艾炷烧至接近皮肤时（患者感到疼痛），立即移去艾炷并重新放置1壮点燃。重复此法连续灸3~5壮，至施灸部位皮肤出现红晕。因全程仅给予皮肤温热刺激而未破皮，故不产生瘢痕或结痂，称为无瘢痕灸。

二、铺灸

铺灸是在整条督脉上铺蒜泥或姜泥后，再于其上放置艾绒点燃施灸的疗法。

操作步骤：①将500g左右大蒜去皮或500g生姜切碎，用粉碎机打成泥备用。②患者俯卧，裸露腰背。在督脉（从大椎至尾骶）垫一条宽绷带，其上铺约2cm厚、6cm宽的蒜泥或姜泥。③蒜泥或姜泥上放置约2cm厚、4cm宽的粗艾绒（须紧实，防止散落）。④用注射针筒抽取95%酒精2mL洒于艾绒上，点燃后待其缓慢燃尽。患者觉温热难以忍受时，拉紧绷带移去材料，用餐巾纸擦净皮肤，以督脉潮红为度。

三、温针灸

温针灸是在毫针针刺后，在针尾加置艾炷，点燃后使其热力通过针身传至体内的疗法。

操作步骤：将艾条切成 1.5cm 艾炷备用。针刺得气后，将针略提起，使针根（针身与针柄连接的部分）与皮肤保持 0.1cm 距离，沿针根贴皮肤垫一小片纸板，套插艾炷于针柄并点燃，艾炷燃尽后（针柄冷却后），移去艾灰起针。

注意事项：①施灸穴位需便于针垂直刺入，确保套上艾炷时针体不倾倒。②艾炷燃烧时，要防止艾灰掉落烫伤皮肤或损坏衣物。

四、温和灸

点燃艾条一端对准穴位烘烤的灸法称为温和灸。

古代医家在艾绒中掺入中药细末，紧卷成爆竹状后用蛋清封固，点燃一端并用 7 层布包裹进行熨灸（如太乙针灸或雷火针灸）。现代改良为纯艾条与药艾条，采用悬灸法。为增强热力，可将两根艾条绑在一起施灸，或使用粗大型艾条。为节省人力，亦可将艾条切段装入艾灸盒置于体表施灸。基础的温和灸法分为雀啄灸与回旋灸。

雀啄灸：右手拇指、食指、中指握住艾条，点燃端距皮肤 1~2cm，停留 1~2 分钟后移开或上提，反复移动如雀啄食，至皮肤潮红为止。

回旋灸：右手三指握住艾条，点燃端距皮肤 1~2cm，沿穴位顺时针或逆时针缓慢移动，至皮肤温热潮红为止。

操作要领：①热量由火力大小、艾条与皮肤的距离及灸治时间决定。②手持艾条时，小指外侧抵住穴位旁皮肤以保持稳定距离。③左手触诊施灸部皮肤（尤其是毛发区或肤色较深的部位），以手感判断温度。

五、神阙灸

神阙灸以肚脐中央的神阙穴为核心施灸部位，在神阙穴施灸的方法主要有两种，隔盐灸和隔姜灸。

隔盐灸：垫纱布于穴内，填满盐，上置艾炷施灸（壮数不限）。

隔姜灸：切 0.5cm 厚姜片（大于脐孔）置于神阙穴，上置黄豆大小的艾炷灸 5~7 壮。

六、灯心灸

灯心灸是用灯心草蘸植物油点火后在穴位上直接点灼的灸法。有以下两种操作方法。

方法一：灯心草蘸植物油后剪取米粒长短，耳尖穴标记后垫薄纸，薄纸上放置灯心草点燃，至触肤弹去（仅灸 1 次，7~10 天后痂脱）。

方法二：灯心草蘸油点燃，对准角孙穴烫灸。

第二节　常用灸法应用

灸法虽以艾绒为主要材料，但不同灸法的操作方式、热力传递途径、作用范围、起效速度及最终疗效均存在差异，在应用范围、治疗作用及疗效持续时间等方面各具特色。直接灸仅用米粒大小艾炷，但刺激最强、作用最持久、应用最广；铺灸虽艾绒用量大，却非直接作用于穴位，主要通过与姜、蒜的协同作用实现疗效。为便于临床选择，现将各类灸法的作用特点及适用范围详述如下。

一、直接灸应用

直接灸是在辨证论治后，选取针灸治疗中的主穴施灸的灸法，对取穴精准性要求很高，是非常专业的灸治技术，也是几千年来无法改变的灸治方法。可分为化脓灸、非化脓灸（以下称为"小艾炷灸"）和无瘢痕灸。

1. 化脓灸应用

化脓灸是古代灸治领域中的主旋律。古代各家著作中若有"灸之"之类的表述，多指化脓灸治疗。化脓灸在选取的主穴上进行直接麦粒灸 7~9 壮，第 2 天开始贴灸疮膏 1 个月左右。从实施化脓灸开始，被灸治的部位就会发生一系列变化。随着化脓灸的排泄作用，可以一刻不停地将体内的风、寒、暑、湿等外邪驱散。在 1 个月左右的无菌性化脓过程中，能够增强机体正气，提高抗病能力。其持久的作用，可以有效祛除病根，使许多慢性病、顽固性疾病得以治愈。化脓灸的治疗范围很广，风湿病、五脏六腑的慢性病症、结核类疾病、退行性改变、骨质增生、外伤后遗症、血管堵塞、免疫性疾病、胃肠功能紊乱、内脏下垂，甚至肿瘤等病，均可选择化脓灸治疗。化脓灸需要每天换灸疮膏。因为灸法以补阳为主，选穴常以督脉穴、背俞穴为主，亦可选任脉穴、某些特定穴等。如果疾病完全属于局部疾病或局部症状特别明显，也可选阿是穴治疗。肿块、恶性病灶或有破溃的部位，应谨慎对待，一般情况下这些部位不宜用化脓灸。

2. 小艾炷灸应用

小艾炷灸的选穴、操作、主治功能和应用范围与化脓灸基本相同，主要区别在于小艾炷灸艾炷更小，治疗壮数多为1壮。灸后不需贴灸疮膏，而是让灸疤自行结痂脱落。小艾炷灸有以下优点：一是施灸时艾炷小，壮数少，施灸的疼痛短暂，患者能够忍受，接受度高。二是施灸穴没化脓，复诊时可重复灸加强功效。三是灸后自行结痂，不需进行创口保护，也没有任何不良反应。四是没有长时间的化脓过程，治疗期间表皮结痂脱落，很少遗留明显瘢痕。五是禁忌证很少。大量对照比较和治疗效果观察发现，小艾炷灸适合现代临床应用，可用于临床各种病症，也是目前梁氏针灸中应用最广泛的灸治法。

3. 无瘢痕灸应用

无瘢痕灸是直接灸中的保守灸治法，虽然也使用艾炷置于皮肤上施灸，但艾炷烧至接近皮肤时就移去艾火，皮肤只觉温热，没有烧伤，多灸几壮也不会遗留瘢痕。此法选穴多为面部、四肢远端部腧穴，恐惧直接灸又有特殊需要者也可采用。无瘢痕灸作用短暂，不疼痛，有时能收到较好的效果。有一位患者，左手无名指神经损伤，手指不能上翘数月，采用无瘢痕灸施灸八邪穴，1周痊愈。

二、铺灸应用

由于铺灸材料主要分为生姜和大蒜，二者进行铺灸的功效有较大的差异性，应用时针对的病症也不尽相同。生姜以发散风寒、温经祛湿为长，适宜身体虚、寒湿重、阳气不足、肢冷乏力、全身酸胀、易困、舌淡苔白厚腻者。可用生姜泥每周铺灸1次，10次为1个疗程。大部分患者治疗1个疗程后会有好转。大蒜消炎解毒作用较强，大蒜铺灸多用于免疫功能障碍引发的疾病，如慢性组织器官炎症、关节软组织肿胀疼痛。大蒜铺灸具有镇痛、消炎、解毒的作用，肿瘤患者也可用大蒜铺灸。由于大蒜铺灸刺激性很大，最初开展这种灸法时，治疗时间定在每年的三伏天，常用火力持续较长时间的铺灸灸至发疱，治疗类风湿关节炎效果很好。但由于施灸过程中患者疼痛难忍，或灸后 1 个月的静心调养难以接受，因此铺灸逐步改为不起疱灸，在患者不能忍受灸火时，移掉所有材料，以皮肤潮红为度。这样铺灸就可不定时间，患者第一阶段可每周铺灸 1 次。如果病情趋于稳定，可适当延长间隔时间，10天或半个月铺灸 1 次。对机体虚寒，炎症又尚未控制者，可用生姜、大蒜各半混合捣泥铺灸。在铺灸治疗中，要观察患者病理性指标的变化情况，还要配合针刺和直接灸治疗，才能有效地控制病情。

三、温针灸应用

温针灸是将艾炷套插在针柄上施灸的疗法，在针刺的基础上再利用针的导热作用，将艾灸之热力导入体内，有针刺和艾灸的双重功效，温通经脉作用较强。临床中，对风、寒、湿所致的痹证，各类关节炎，腰肌劳损，脊椎疾病，胃肠功能紊乱，局部怕风怕冷，机体功能下降等均可采用温针灸。

四、温和灸应用

点燃艾条一端，对准腧穴进行温和施灸 5~10 分钟的疗法称温和灸。温和灸可起到温通该处脉络的作用。温和灸的作用强弱和温通范围的大小，取决于操作者的手法和温和灸时间的长短。应根据患者的不同情况决定温热量。温和灸既适合慢性病调理，也适合老人、儿童、体质虚弱或恐惧针灸的患者使用。温和灸全身腧穴均可应用，没有禁忌证。当代推崇使用温和灸养生保健。

五、神阙灸应用

神阙穴有着"回阳救逆"的作用，因此历代医家常将神阙穴作为抢救中风脱证的要穴。人在出生前，神阙穴是母体给胎儿输送营养及胎儿进行新陈代谢的唯一通道。神阙穴位于人体腹部，与人体的内脏功能密切相关，对人体有着重要作用。经常使用隔姜神阙灸，能温里散寒，培补脾肾的阳气，对腹部寒冷、喜热饮、腹泻便溏者可起到温补养生等保健作用。

六、灯心灸应用

灯心灸作为特殊灸法，可点烫灸角孙穴治小儿腮腺炎；灸耳尖穴治眼内炎症，如角膜炎症、角膜溃疡，治疗效果明显。

七、隔蒜灸应用

隔蒜灸是将蒜片置于病灶部，蒜片上放艾炷施灸，治疗局部炎症的灸法，可用于腱鞘炎、肌腱炎等软组织无菌性炎症，也可用于细菌感染导致的痈疽疖肿等局限性红肿热痛的急性炎症。隔蒜灸治疗效果明显，即使局部化脓溃烂，同样可使用隔蒜灸，而且疗效极佳。

第三节　关于灸法应用中的几点说明

在临床灸治过程中，不管哪种灸法均要引起足够的重视，要防止施灸中出现的意外情况，做好灸后护理。一旦发现异常现象应及时处理。化脓灸要注意疮口保护，需每天换贴灸疮膏。灸疮膏约贴1周开始化脓，25天到1个月疮口自行愈合。中途若灸疮膏脱落，应及时补贴。中期出脓多也照样换贴灸疮膏，不必清理疮口。具体注意事项如下。

1.疮口因不慎进水或其他原因（如搔抓）引起疮疤红肿疼痛，属于感染现象，应取下灸疮膏，用碘伏消毒，再敷红霉素软膏或其他消炎药。

2.在贴灸疮膏的过程中，灸疤周围出现红疹伴有奇痒时，为灸疮膏过敏，应取下灸疮膏让其自愈。如果痒不止，可敷皮炎平等抗过敏药膏。

3.化脓灸后灸疤色红、发硬、高出皮肤，类似瘢痕组织增生，是内在疾病未彻底治愈的表现，应在该处继续实施直接灸，但不一定要化脓。多灸几次瘢痕可自行消平。

4.小艾炷灸虽然艾炷小，壮数少，但也是烧伤皮肤的灸法，因此灸后1周不能在水内浸泡，不能搓擦搔抓灸部。

5.铺灸火力过强，出现水疱者，应将水疱一一刺破，流去疱内水液后用碘伏消毒。大水疱处应盖上消毒纱布，每天消毒更换，直至结痂。下一次铺灸的间隔时间要适当延长。

6.温针灸时要防止艾火掉落，事先要做好防范工作。如果担心艾炷离皮肤太近容易烫伤，除垫好小纸板外，可用血管钳夹住针根轻轻往上提一点。

7.温和灸时常要用手去探测温灸部位的温度，尤其是小儿哭闹时，要注意艾炷与皮肤的距离，掌握好温度和灸治的时间，以防烫伤。

8.隔蒜灸最易起疱，灸5~7壮后应提起蒜片观察，看皮肤是否潮红，或用手探测有无温热。

总之，不管何种灸法，不该烧伤肌肤的灸治均要防止烫伤。

第九章　常用辅助法

在以针刺和艾灸为主的临床工作中，常配合一些辅助疗法以加强治疗作用，最常用的有以下几种。

1. 拔罐

拔罐的罐种类有很多，目前常用的有玻璃罐、竹罐、抽气罐、陶罐。拔罐操作方法：利用火烧、抽气、煮沸吸附等法来排除罐内空气，造成负压，使罐吸附于施术部位，留驻 10~15 分钟，使该部皮下毛细血管充血和瘀血。有时在腰背部为扩展充血和瘀血的范围及程度，在皮肤涂润滑剂后，将玻璃罐吸附在一个点上，然后术者将手握住罐底朝不同方向来回推动，使皮肤出现大面积红润充血，这样的操作过程称作"走罐"。

2. 刮痧

制作刮痧板的材料很多，形状大小各不统一，以牛角、瓷器多见。刮痧操作方法：在施术部位涂上刮痧油或润滑剂后，右手拿刮痧板沿一个方向反复刮，使皮下毛细血管扩张，皮肤出现红色或紫色的瘀点、斑块（这个现象称为"出痧"）。其原理与拔罐中的走罐相似，多在无法拔罐的部位使用，如颈部、手臂等处。

3. 穴位注射

穴位注射用一次性注射器，抽取可以肌肉注射的药液注入选定的腧穴中，具有针刺刺激和药物功效的双重作用。20 世纪 70~90 年代曾风靡穴位注射疗法，随着某些药物过敏反应的增多及药物吸收的不确定性，现在该疗法临床应用相对减少。穴位注射操作方法：按肌肉注射要求消毒，抽取药液，排尽空气，进针后回抽无血才能注入药液。临床封闭治疗亦属穴位注射。本人最常用的是单一的维生素 B_{12} 穴位注射，临床辅助治疗贫血、免疫力下降、萎缩性胃炎、面瘫、偏头痛、四肢麻木等病症，安全有效。

下篇

临床治疗

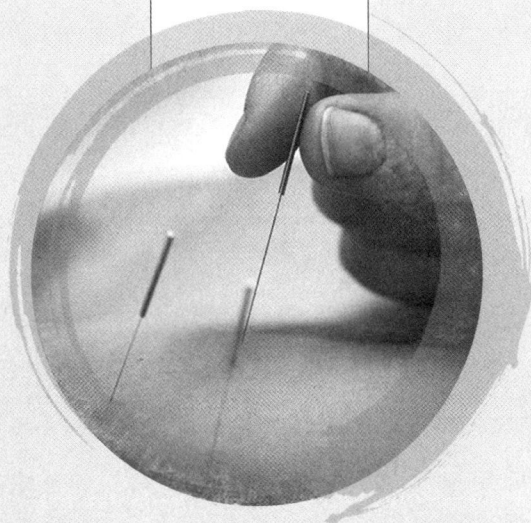

第一章　选穴和针灸应用

　　针灸选穴与针刺、艾灸的具体应用，是针灸治疗方案确定与操作落实的核心环节。大多数疾病的治疗需明确主穴与辅穴，方能针对性施治，达到理想疗效。通过系统诊察、病因分析并结合现代医学诊断，选取能消除病理因素的腧穴作为主穴；针对症状放射区域选取辅穴以缓解症状。例如：治疗手足瘫痪，主穴并非手足局部，而应选择病变中枢部位的腧穴。因此，主穴需经严谨思考，才能精准定位，针刺与艾灸需结合治疗。不同系统疾病的选穴原则各具特点，现就五大系统选穴分述如下。

一、呼吸系统疾病治则及选穴

　　呼吸系统从口鼻起始，经咽喉、气管、支气管至肺组织完成气体交换。通常以咽喉为界，分为上呼吸道和下呼吸道。上呼吸道是呼吸系统的"门户"，病原体基本上从口鼻而入。随着病情发展，即使病原体到达下呼吸道，上呼吸道仍可能有病原体残留和炎症存在。呼吸系统的主要症状是咳嗽、喘、咳痰、呼吸道不畅，甚至呼吸困难。在疾病急性发作时，患者症状明显，往往会想办法控制；当疾病发展成慢性时，大多数患者不会积极治疗。但是呼吸系统慢性病如不积极治疗，有可能发展成肺心病、肺气肿、肺结节、间质性肺炎等肺实质改变，造成不可逆的伤害。临床治疗呼吸系统疾病发现，许多长期咳嗽、喉痒、哮喘、喉中有异物感或伴有支气管纹理增粗者，大多是由慢性鼻炎、咽喉炎、扁桃体炎等上呼吸道疾病慢性迁延导致的。遇到这类疾病患者，需要仔细审查。守护呼吸系统的"门户"对呼吸系统疾病的控制至关重要。

　　上呼吸道疾病选穴以鼻通、迎香、天窗、天容、天突为主；肺部实质性疾病，选穴以肺俞、膏肓、大椎、身柱、灵台、膻中为主，针刺与小艾炷灸并施。另取尺泽、阴陵泉、太渊、太白以培土生金，通里、照海以水火既济。此为呼吸系统针灸治疗的大方向。临证时需根据疾病轻重缓急灵活配穴。

二、循环系统疾病治则及选穴

循环系统以心脏为核心，由心脏和血管共同完成整个血液循环过程。心脏内部结构复杂，自律性极强，泵血功能强大，其任何方面的异常均会引发病理改变。血管网络遍布全身，为组织器官送去营养并清除血液中的代谢废物。心脏出现最多的问题是淤堵。循环系统分为小循环和大循环。小循环是心肺之间的循环，心脏与肺脏是生命的"双引擎"，共同维持生命活动，如果出现肺源性心脏病，说明患者病情较为严重，治疗时要两脏（心脏、肺脏）兼顾。大循环即体循环，关系到心脏和血管两方面。如果心脏出现问题，有可能影响动脉供血和静脉回流，出现指趾端苍白、青紫，双脚浮肿等情况；若血管出现问题，如动脉粥样硬化、狭窄，会导致心肌缺血、梗死。虽然心脏和血管息息相通，但二者在结构和功能上有着根本性的差别。心脏疾病引起的搏动异常、节律改变，瓣膜、心肌、心内膜受损，心脏神经调节失常等诸多情况，不一定与血管相关；血管的粥样硬化、狭窄、堵塞，以及门静脉高压、静脉曲张等情况，可能与"三高症"（高血压、高血糖、高脂血症）或其他脏腑疾病相关，不一定是心脏病引发的。为此，治疗循环系统疾病要区别对待。

循环系统疾病选穴：取膏肓、肺俞、心俞、膈俞、身柱等，以保护心脏；取少海、郄门、内关、合谷、太冲，以活血化瘀，改善心血管功能；取中脘、气海、章门、足三里、三阴交，以调节"三高症"，缓解脚肿。背俞穴可多灸，以强化脏腑功能。

三、消化系统疾病治则及选穴

人体后天之本——脾胃属于消化系统，因此消化系统与体质密切相关。食物经口腔摄入，通过胃肠的物理作用与肝、胆、胰、脾分泌的化学物质的协同作用消化分解，最终由肛门排出。因此消化系统接触到的脏腑相当广泛，与多种脏腑功能相关。在消化系统疾病中，涉及胃肠道功能异常的有肠道蠕动功能差，消化性炎症、溃疡，肠道增生，甚至癌变，表现为胃食管反流、胃部饱胀、嗳气、腹痛、腹泻、吐清水、恶心呕吐、排便困难等诸多症状。大多数胃肠疾病通过胃肠镜可以诊断。肝、胆、胰、脾疾病除原发表现外，大部分症状与胃肠疾病症状相似，需结合 B 超与生化检查明确诊断。

消化系统疾病选穴：以章门为主穴，并取相应背俞穴，用小艾炷灸；兼取上脘、中脘、下脘、天枢、气海、手三里、足三里等。要根据病因随时调整腧穴和治疗方式。

四、泌尿系统疾病治则及选穴

泌尿系统为人体的排泄系统。尿液由肾脏生成，经输尿管流入膀胱储存，达到一定量时触发神经反射，引起尿意，引发排尿。肾脏是调节水液代谢、电解质浓度及酸碱平衡的核心脏器，兼分泌红细胞生成素等多种激素。一旦肾脏发生病理性改变，就会使机体内环境失去稳定，从而发生尿量和尿液性质改变，甚至出现全身性水肿、高血压、贫血、尿毒症等问题。

尿液的排泄与储存不仅依赖膀胱功能，更需通过神经反射协调膀胱内外括约肌的舒缩来完成，因此关系到神经功能。针灸治疗泌尿系统疾病，以京门、三焦俞、肾俞、水分、气海、三阴交、太溪等为主，需针刺与小艾炷灸并用，以促进肾功能的恢复。对膀胱失司导致的尿潴留或尿失禁，选腰阳关、八髎、会阳、关元、中极以加强骶神经及马尾神经功能，另加百会，以调节中枢神经。

五、运动系统疾病治则及选穴

运动系统是由骨、骨连结和骨骼肌三部分组成的，通过神经支配来完成各种运动，因此，运动系统与神经系统不可分割。运动系统疾病的临床症状表现多样，其中部分疾病会使人终身失去自理能力，是医疗领域的一大难题。运动系统疾病涉及全身大部分运动功能，常见的临床表现为疼痛、运动障碍，甚至瘫痪。由于疾病范围过于广泛，针灸治疗选穴和治则差异较大，因此分别论述如下。

1. 局部性疾病

局部性疾病指局限于某一部位的疼痛、酸胀、痉挛、麻木等症，病程较长，病位固定，但病理改变轻微。这类疾病大多发生在四肢，局限于某个关节或某处的肌腱、筋膜、韧带，或肌腱、韧带的起止部。局部症状往往较强，多因劳损或局部无菌性炎症引起，许多时候对局部运动功能有较大影响。虽然这些疾病症状单一，但不治疗也会迁延难愈。治疗首先要了解该病位的解剖特点，找准强烈反应的中心点，针刺结合小艾炷灸治疗效果显著。

2. 神经根性疾病

神经根性疾病是由各种原因引起的神经根受压或损伤的疾病。从颈椎至腰骶段，任一神经根损伤（如压迫、炎症、变性等）均可导致其支配区域的运动及感觉功能障碍。因此，神经根疾病治疗要优先考虑发病部位与改善神经根功能。

以疾病始发部位神经根周围的督脉穴和华佗夹脊穴为治疗主穴。如颈椎神经或颈丛神经的病变，导致上肢出现病理症状或上肢瘫痪，以风池、颈夹脊、天柱、大椎、崇骨、扶突、天鼎为主穴，辅穴按症状选取患肢对应穴位。胸腰段神经根病变引起的腰腿痛、大小便排泄失常、下肢瘫痪等，要先从检查报告中了解是否有脊柱压缩、骨质增生、施莫尔结节、椎间盘突出、生理曲度改变、脊椎滑脱、隐性骨裂等，根据检查报告进行按压检查再治疗，要从发生病理变化的脊柱最高位中选取督脉穴和华佗夹脊穴为主穴，根据具体症状，取腹部穴及下肢穴为辅穴。也就是说，要解决根本问题，应该从发病部位开始治疗，并且针刺与小艾炷灸结合治疗。

3. 脑神经类疾病

脑部结构复杂，一旦其功能区发生病变，就会出现相应的临床症状。根据脑部神经支配区划分，前脑以管理思维为主，小脑管理平衡，颞部管理对侧肢体运动功能，后脑勺部位是生命中枢。脑血管疾病，如脑出血、脑梗死，多为半侧脑发病，疾病发病面积、发病位置不同，其症状的严重性与预后也不同。脑外伤者则根据损伤部位与程度，有不同的预后。帕金森综合征、脑萎缩、痴呆等脑组织衰退性疾病，是脑供血障碍、脑内某些物质缺乏等自身因素造成的。

脑神经疾病引发的临床症状多种多样，需要以临床的病理现象去对照脑功能管辖区选取头部腧穴，治疗的关键在于激发脑组织的潜能。针灸治疗各种病因引起的脑神经性运动功能障碍发现，不论病程长短，选穴以相应的脑功能管辖区的头部腧穴为主，结合肢体腧穴针灸，都能起到显著疗效。值得一提的是，脑部针灸选穴除枕骨下腧穴要慎选外，其余部位腧穴所在位置均有颅骨包裹，相对安全可靠。即使患者脑部做过手术，在瘢痕周围针刺也很少发生危险。对于"三高症"引起的脑神经疾病，一定要想办法控制血压和其他不正常指标，因为这类疾病很容易复发，要引起高度重视。

4. 骨关节疾病

骨关节疾病要分清是单一关节疾病还是全身性关节疾病。许多骨关节疾病患者，尤其是年轻人，疾病早期常表现为单一关节红肿、疼痛急性发作，然后症状向其他关节或全身扩展。因此，骨关节疾病要及时检查血沉、抗"O"、尿酸、类风湿因子、人类白细胞抗原、C- 反应蛋白等相关指标，明确疾病性质。老年人骨质增生、关节炎，治疗前最好进行两侧对比，观察骨关节有无变形、肿胀、萎缩，局部是否红肿、发热等。治疗可以选取骨关节发病部位腧穴。全身性关节疾病者，病机复杂，多伴有整体性病理变化，要根据检查明确疾病，保护好可能涉及的脏器。可以应用隔蒜铺灸结合针刺、小艾炷灸、温针灸、火针等治疗。要嘱患者针对病理指标定期做检查，以了解病情、针对治疗，直至各项指标基本达到正常。

第二章　针灸操作要领

一、选好舒适体位

针灸治疗时一定要为患者选择舒适的体位，才能更好地完成整个治疗过程，根据要求采取俯卧位、仰卧位或侧卧位。操作过程中还要按腧穴位置要求更换体位。如腰椎间盘突出引起的腰腿痛，先予俯卧位针灸腰部，再换侧卧位针灸环跳、阳陵泉，若阳陵泉要实施小艾炷灸，还要以仰卧屈膝位定好腧穴位置。又如心肺疾病，先予俯卧位针灸背部，再以仰卧位针灸胸部及内关、足三里。针灸必须要有舒适恰当的体位，才能实施顺畅的操作手法，所以不能贪图便利，整个治疗过程都用同一姿势，否则有可能导致取穴不准确，操作不方便，行针得气难以掌握而影响疗效。随着诊疗设施不断完善，针灸临床要配备足够的床位，尽量不采用站位或坐位治疗，避免患者晕针或不能忍受针灸刺激而晕倒在地。

二、按病因查体定主穴

在选穴治疗中，应该养成扪抚、按压、循推等审穴习惯。边查体边做标记，逐一比较后，找出反应最强烈的腧穴并确定为治疗穴。精准选穴是取得理想治疗效果的关键。有些疾病即使有检查报告，确定了发病位置，也需要查体定位。比如脊柱某节段压缩性骨折，可能会影响到脊柱的稳定性，出现该节段以上或以下脊柱的病理性反应，引起驼背或脊柱侧弯，必须从上到下进行扪抚，得知造成疼痛的起始部位。许多内脏疾病，放射到背部发生种种不适症状，也要通过扪抚、按压找到酸胀部位再定腧穴。如肩周炎，上举不利者要在天宗穴附近仔细按压并找到反应点；后旋不利者要在肩髃或肩内陵之间反复按压。针灸治疗只有找准穴位才能很快见效。

临诊时，不论是整体性疾病，还是局部性病症，都需进行查体审穴，尤其是对首诊者，主穴定位力求准确。若为复诊，治疗有效者可按以前所选腧穴治疗，对效果不明显者应该重新审穴。

三、针灸方法合用

选定治疗穴后，为了加强治疗作用，尽早控制病症，往往在治疗穴上多种方法一起应用。通常在针刺操作基础上加温针灸或电针，或火针、拔罐、温和灸、隔物灸、艾炷灸等。如腰椎间盘突出症，腰阳关、环跳针刺，可再结合温针灸、拔罐、艾炷灸等法。但不是每个腧穴都需要多种方法联合应用，也没必要一定要用哪几种方法，或使用同样的方法治疗所有病症。最好根据具体需要选择应用。如面瘫者面部不建议用温针灸、艾炷灸、拔罐等；小儿要少用电针、火针、艾炷灸；孕妇不宜用强烈针刺手法或多法合用；体质虚弱者应量力而行，尽量多用温和灸、隔物灸等。各种措施要尽量符合患者体质要求，不能认为方法多效果就一定好。

四、抓主症与顾兼症

针灸科就诊者，有些人可能有几种病症，特别是中老年人，常有数种病症同时存在，有的甚至多到无法辨清主症。抓主症的诀窍是将患者提到的第一个不适症状作为重点进行辨证分析，但对其他所述症状也要仔细考虑，患者一些不经意的描述也可能与疾病有关。如主症为肩痛，兼症为手麻，发病可能与颈椎有关；肩部痛伴咳嗽，可能为肺尖部炎症。这些情况仅抓主症治疗未必能治愈。有位患者以牙痛就诊，交流时要凑到耳边说话，见状问其是否耳聋，他告知耳聋已 3 个月，经 3 家医院检查，诊为粘连性中耳炎，但牙痛难忍，要求先治疗牙痛。我在治其牙痛的同时，在耳病穴位针刺并留针，待患者牙痛缓解后出针。治疗后，患者在回家路上竟能听到广播声了，开启家中电视机也能听见声响，随访多年无耳聋、牙痛发生。五官的组织功能是相通相依的，主症与兼症同治，许多时候会起到协同作用。临床常存在这样的问题，今日治腿疾就不予治手病；治腰部病就不要管颈部病；治胃病但不问大便情况；治咳嗽不管肺部情况等。实际上，人是一个整体，许多病是有关联性的，如骨质疏松引起的关节痛，不是单治某个关节加上补钙就能解决的，还要考虑机体对钙的吸收或其他的不适症状是否与缺钙相关。虽然临床以主症治疗为主，但许多情况，同时治疗兼症效果会更好。

五、胸背忌直刺

人的五脏心、肝、脾、肺、肾，基本上包裹在胸背部肋骨内，肝、肾可及肋下缘。尤其是肺，位于两侧胸腔，体积大且肺尖高出锁骨上缘。当五脏有病时，不适感会向背部、肩井部放射，引起种种症状。背部膀胱经上有与内脏相对应的背俞穴，治疗内脏病时往往被选用。为了加强针感，常采取温针灸、电针等措施。但温针灸需要将针刺入一定深度，插上艾条段才能直立施灸，或者直刺后接上电针，让针体不停跳动。对一些瘦弱者，若针刺过深伤及肺部可发生气胸，伤及其他内脏引起出血等会造成严重后果，甚则危及生命。为了安全起见，针刺胸背肋骨范围以内和肋缘部的腧穴时，一定要了解内脏所在位置，操作中掌握针刺深度。建议尽量少用直刺，也不必一味追求针感而过度提插，可采用斜刺或平刺法，一针透二穴，既安全又有效。若要加强针灸作用，可配合拔罐、小艾炷灸等方法。总之，任何情况下针刺，都要在避免伤及各脏器的前提下操作。

六、针刺手法与留针

针刺手法是发挥或补或泻的作用，促进机体内在因素转化，能够出现特有效应的主要治疗手段。古今医家在长期实践过程中创立和总结了不少针刺手法，并形象地给予定名：如加强针感作用的"苍龙摆尾""赤凤摇头"法，综合性复式补泻手法"烧山火""透天凉"，沿用至今。但是，临床实际操作中，每个人的手法不尽相同，各有千秋。随着时代发展，一些加强针刺刺激的方法相继涌现，如温针、电针、埋针、埋线、火针、穴位注射、小针刀等。虽然这些方法可以带来一定程度的刺激，但作用基本上都在操作部位上产生，不能完全替代传统针刺手法。肢体上许多腧穴需要在针刺过程中通过方向、深浅、频率的变动激发经气，调动体内正气，补虚泻实，疏通气血，达到阴阳平和、祛除病痛的目的，还要根据患者的反应、耐受性提供适当的刺激量。尤其是整体性疾病，气至病所，可收到其病若失之效。所以在此提倡重视传统手法操作，使临床疗效得到进一步提高。

留针是补泻手法实施后，将针滞留穴内，达到加强针刺感应、延长刺激的目的。要根据腧穴位置和患者发病情况选择性留针。①较长时间留针：主要针对顽固性、疼痛性、痉挛性、亢进性病症，留针时间可达 1 小时或更长，甚至症状缓解后才起针。②短时间留针：是临床常规留针时间，行针手法结束后留置 10~20 分钟再出针。③不留针：有些疾病如感冒发热，有些腧穴不便留针，小儿与体弱者常采用快速针刺后随即出针的方式治疗。④静留针和动留针：静留针者，留针后静止不动，时间到即出针；动留针者，在留针过程中根据疾病情况，隔一定时间行针一次，以加强针感，经反复多次行针后，达到治疗目的再出针，亦称间歇行针法。

七、针灸间隔时间与疗程

相隔多少天进行 1 次针灸治疗，是临床决策的重要考量因素。不同疾病的治疗间隔时间是不一样的，可以从以下情况考虑。一般来说，属于急性发作或反应较强烈，并对机体功能有一定影响的病症，可以每天或隔天治疗 1 次，如睑腺炎、感冒、头痛发热、带状疱疹发病期、坐骨神经痛等。有些疾病涉及神经损害，对疾病发展程度尚未明确时，不必急于针灸治疗，如面瘫、脑卒中等。待病情稳定后针灸，刺激从微量开始，逐步加强，更为合理。长期临床观察发现，针灸能够祛邪扶正，使许多慢性病症逐步缓解，一些组织的功能得到恢复，大多数疾病在每次针灸后的数天内症状有一定缓解。通过针灸可以让机体内部发生一系列改变，起到自行调整和修复的作用。慢性疾病的病损部位有损伤、压迫、堵塞、粘连、炎症等等很多不同病因，都需要一定时间修复。针灸后一些病症在三五天内有明显减轻，就是身体自我修复的过程。之后症状可能会复发，需要针灸再去激发机体功能进行修复。因此针灸治疗间隔以 5~7 天为宜。经过自我恢复后，剩下尚未恢复的病损部位位置会更加清晰，下一次针刺针对性更强，治疗效果也更明显，并能给患者带来诸多便利。当然，对一些特殊疾病或患者有需求的情况，可以适当调整针灸治疗的间隔时间。

针灸疗程要根据具体疾病进行安排。慢性病可按 10 次 1 个疗程治疗。若 1 个疗程未改善者，应更换思路、整改措施。对局部病症，如肱骨外上髁炎、桡骨茎突炎、股外侧皮神经炎、腱鞘炎等，不管症状多严重，均不用按疗程治疗，三五次针灸疼痛消除即愈。属于免疫性、全身性疾病，如强直性脊柱炎、类风湿关节炎、干燥综合征等，初诊时就要与患者沟通，治疗不能按疗程次数计算，治疗必须坚持半年到一年或更长时间，不能半途而废，最好症状和指标都基本正常再结束治疗，否则疾病容易复发。总之，针灸的间隔时间和疗程由临床具体情况而定，但原则上不必过度治疗，防止低效果的无限期疗程。

八、针灸意外的预防和处理

针灸是操作性的治疗方法，整个治病过程需要集中精力，心无旁骛，每个环节均要有防患于未然的意识。可以治病千万，尽量不出现事故万一。要把预防工作放在首位，防止差错性事故的发生，并且正确对待任何差错。教科书中对各种预防措施和事故处理均有论述，现将重点问题进行阐述，以便引起重视。

1. 预防

（1）诊疗时要了解患者体质强弱、精神状况。对精神紧张、饥饿、疲劳、虚弱者最好调整状态后再进行治疗，或在舒适体位下进行适量刺激，避免晕针发生。

（2）应用的针具、器材要有安全保证，如电针的各开关正常，波形、频率调节符合要求，操作时避免电流回路通过心脏等。尽量避免滞针、弯针情况。针灸治疗部位需要消毒，以防止感染。

（3）对持续性高血压得不到控制或属于高血压危象者、有心力衰竭症状者、疾病危重者，施行针灸治疗要谨慎，不要进行强刺激，以防突发症状出现。

（4）对任何疾病进行治疗，均要提供舒适体位，减少体位移动，否则会影响操作，产生许多问题。治疗过程中同一姿势不能保持太久，特别是老年体弱者，否则可能产生一些不适症状。

（5）孕妇的腹部、腰骶部，1岁以内婴幼儿的头部，不要随意针灸。

（6）病变的位置或所选取的腧穴与延髓、脊髓、内脏、大动脉等重要组织脏器邻近时，必须掌握针刺和艾灸的禁忌，避免伤及这些组织脏器。

（7）火针治疗后的3天内，针孔处尽量不沾水，以防感染。

（8）拔火罐过程中酒精不能滴落，以防燃烧烫伤。对破损部位拔罐应注意观察出血情况。拔罐过紧或拔罐时间过长，要防止皮肤起水疱。

（9）就诊者不肯接受某种方法或极不配合时，不必强求硬施，尽可能更换方法。不要让患者有精神压力，减少医患矛盾等不良现象。

（10）任何操作手法均需柔和，不可过猛过重。治疗中抓主症要循序渐进，不必一次性施术太多。操作中尽量不让患者产生不适感，要有中病即止的理念。

2. 常见意外与处置

（1）晕针要按不同程度处理。对一过性头晕、心慌、恶心者，马上起针，并停止所有操作。让患者平躺，头略低，以温开水饮服，一般片刻就能恢复。若面色苍白、出冷汗、神志昏迷、脉微欲绝、小便失禁者，给予掐人中、内关，温灸神阙治疗。在促进苏醒的过程中，同时切脉以得知患者恢复情况，如果脉搏迟迟不能增强，应尽快进行急救。

（2）滞针或弯针可因针刺入腧穴后，局部肌肉强烈收缩，或手法不当，移动体位做肢体弯曲动作等所致。可纠正体位，并在针刺附近稍加按动，让肌肉放松，顺针身松动方向缓慢出针即可。

（3）遇到断针者必须镇定，千万别移动患者、变换体位。若针身显露，可按住针旁肌肉，用手指或镊子将针取出；若断针已完全陷入皮下组织，应在X线定位下手术取出。

（4）针刺伤及血管，出针时血随针流出者一般很少形成血肿，只需按压针孔片刻，血止即可。如果是皮下出血，就可出现大小不等的鼓包，即血肿。根据经验，发现血肿应立刻给予按压轻揉，使血液渗入周边组织间隙中，以感觉手下鼓包消散为止，否则血肿的血液凝聚发硬机化，不容易代谢消散，有可能在较长时间内使该部位有触痛感。

（5）若伤及重要脏器，出现相关症状和体征时，应尽快急救，不可犹豫。

（6）不管何种灸法，都忌烫伤，尤其是灸治血糖较高的糖尿病患者，应避免烫伤。四肢远端有烫伤，应及时根据烫伤面积做相应处理。

（7）不管实施何种措施，引起的皮肤水疱均需消毒后放掉水疱内的液体，可加快愈合。

（8）如果某种疗法使皮肤有破损，出现周边皮肤发红、发热的情况，多为感染所致，要尽早消炎治疗。

九、禁针穴歌与禁灸穴歌

1. 禁针穴歌

禁针穴道要分明，脑户囟会及神庭，络却玉枕角孙穴，颅息承泣随承灵，神道灵台膻中忌，水分神阙并会阴，横骨气冲手五里，箕门承筋及青灵，乳中上臂三阳络，二十三穴不可针，孕妇不宜针合谷，三阴交内亦通论，石门针灸应须忌，女子终身无妊娠，外有云门并鸠尾，缺盆客主人（上关穴）莫深，肩井深时人闷倒，三里急补人还平，刺中五脏胆皆死，冲阳出血投幽冥，海泉颧髎乳头上，脊间中髓伛偻形。

2. 禁灸穴歌

禁灸之穴四十七，承光哑门风府逆，睛明攒竹下迎香，天柱素髎上临泣，脑户耳门气脉通，禾髎颧髎丝竹空，头维下关人迎等，肩贞天牖心俞同，乳中脊中白环俞，鸠尾渊腋和周荣，腹哀少商并鱼际，经渠天府及中冲，阳池阳关地五会，漏谷阴陵条口逢，殷门申脉承扶忌，伏兔髀关连委中，阴市下行寻犊鼻，诸穴休将艾火攻。

第三章　治疗各论

第一节　呼吸系统疾病

一、鼻炎

正常呼吸自鼻腔开始，鼻腔可对吸入的空气进行过滤与温度调节。感冒初期常出现鼻塞、打喷嚏等症状，多因鼻腔黏膜炎症引发。鼻黏膜充血、水肿导致鼻腔通气受阻时，机体被迫以口呼吸代偿。鼻腔内部由上颌窦、筛窦、额窦、蝶窦等含气空腔构成，若急性鼻炎未及时控制，易发展为鼻窦炎。鼻窦解剖位置与临床症状的对应关系分析如下：①上颌窦炎容易发生鼻塞、鼻胀、流鼻涕、嗅觉减退、鼻甲肥大甚至息肉形成。②筛窦炎、额窦炎表现为眼眶区及眉棱骨胀痛，伴头昏沉、记忆力减退，严重者出现嗜睡。③蝶窦炎以太阳穴及下眼眶深部疼痛为主要表现。④鼻咽部炎症表现为持续性干咳，偶发一过性失声。⑤过敏性鼻炎可诱发支气管哮喘；萎缩性鼻炎的鼻涕呈脓性且伴恶臭。鼻炎的长期发作可致鼻黏膜肥厚或萎缩，不仅影响呼吸，还可能压迫咽鼓管引发传导性听力障碍。

【针灸取穴】

主穴：迎香、鼻通（迎香上1寸）、攒竹、上星。

配穴：风池、大椎、膏肓、合谷、足三里。

【针灸措施】

1.针刺迎香、鼻通、攒竹、上星、合谷、足三里，留针20分钟，病程日久浓涕多者，上星小艾炷灸1~3壮。急性发作期，隔蒜灸鼻通5壮。

2.针刺风池、大椎，并在大椎、膏肓上拔罐。以上方法，急性发作者1

周治疗两次，慢性者每周治疗 1 次。

【按语】

一般情况下以上主穴均予针灸治疗。如果鼻涕多、鼻塞严重，可用生理盐水冲洗鼻腔，早晚各 1 次。经久难愈者，推荐配合中药熏蒸。组方为金银花 15g，菊花 15g，蒲公英 12g，白芷 10g，鱼腥草 30g，炒苍耳子 6g，辛夷 6g，重楼 3g，三棱 10g，醋莪术 10g，上药共研末，每取一匙，加入熏蒸器内熏半小时。

二、鼻咽癌

确诊为鼻咽癌或鼻咽癌治疗后仍存在不同的症状与体征者，可采用针灸治疗，有利于缓解症状。

【针灸取穴】

主穴：丰隆、曲池、肝俞、鼻通。

配穴：患侧翳风、天容、颊车、肩井。

【针灸措施】

1. 针刺丰隆、曲池、鼻通、颊车、肩井，留针 20 分钟，出针后，肝俞、丰隆、曲池各麦粒灸 7 壮。

2. 翳风、天容各隔蒜灸 5 壮，肩井拔罐。

3. 第 2 天起，肝俞、丰隆、曲池开始贴灸疮膏，让其化脓 1 个月，可在翳风、天容或肿块处隔天隔蒜灸 1 次。若症状减轻，灸疮愈合，需重复麦粒灸再予化脓。

【按语】

由于鼻咽癌常伴鼻出血、肿块等症状，可以用以下辅助方法。

1. 大蓟 120g，藤梨根 60g，重楼 15g，每天 1 剂，水煎当茶饮。

2. 癞蛤蟆剥皮煮食。

三、咽喉炎

咽与喉紧密相邻，炎症常同时存在，故临床上常统称为咽喉炎，并采用相同的治疗方案。其临床症状以咽喉部有异物感、喉痒、干咳少痰为主，常伴清嗓动作。部分患者出现梅核气样症状（咽中似有梅核阻塞，咯之不出，咽之不下）。检查可见咽喉部明显充血，部分伴悬雍垂水肿，单侧或双侧扁桃体肿大。鼻炎、口腔炎症常为咽喉炎的诱发因素。此病属临床常见病，但多数难以根治。长期干咳可影响气管、肺及甲状腺等邻近器官功能。针灸治疗该病具有显著优势。

【针灸取穴】

主穴：廉泉、天容、天突、人迎、通里、照海。

配穴：鼻通、上星、合谷、少商、大椎、肺俞、膏肓。

【针灸措施】

1.针刺廉泉、天容、天突、人迎、通里、照海，留针20分钟。有鼻炎者加鼻通、上星；充血严重者加合谷，少商点刺放血。

2.在大椎、肺俞、膏肓处拔罐。

【按语】

咽喉炎属中医喉痹，主要由肺胃热盛、虚火上扰、阴虚火旺等因素导致，治疗以滋阴降火为主，可选知柏地黄丸、六神丸服用，也可适当用藕粉调蜂蜜服食。该病患者应保证规律作息。

四、气管炎

气管炎分为喉部至肺门的大气管与进入肺门后的小气管及其分支形成的细支气管。大气管炎症常与上呼吸道急性感染并发，表现为喘息、呼吸困难等急重症状，需及时干预治疗。若转为慢性支气管炎，则病程迁延难愈，表现为长期咳嗽、咳痰，遇秋冬寒冷刺激反复发作，可持续数十年。气喘、气短等症状多以控制性治疗为主。气管炎需采取预防与治疗相结合的综合管理策略。

【针灸取穴】

主穴：崇骨、膏肓、肺俞、天突、膻中、气海、太渊、太白。

配穴：定喘、尺泽、丰隆、身柱。

【针灸措施】

1.针刺崇骨、定喘、身柱、肺俞后，背部诸穴拔罐，然后崇骨、身柱、肺俞、膏肓、定喘各小艾炷灸1壮。

2.针刺天突、气海、太渊、太白、尺泽、丰隆，留针20分钟，膻中、气海各小艾炷灸 1 壮。

【按语】

气管炎是中老年人常见病，针灸可改善气道通畅性。三伏贴能预防疾病发作，减轻疾病症状。在气喘、咳嗽较重时，应以复方氨茶碱片，或特布他林片控制症状。老年人可配人参 1 支，蛤蚧 1 对，地龙 100g，上药共磨粉，每次吞 5g，每天 2 次，增强肺功能。

五、支气管扩张症

支气管扩张症常因慢性支气管炎及支气管周围肺组织的炎症（支周炎）导致支气管管壁结构被破坏，进而导致支气管扩张变形、黏膜纤毛上皮细胞损伤、黏膜炎症及溃疡形成，患者表现为慢性咳嗽、咳脓性痰液及反复咯血。支气管扩张症还包括干性支气管扩张，表现为反复大量咯血，咳嗽、咳痰症状不明显。支气管扩张症常合并肺及支气管的慢性炎症，通气功能障碍显著，患者常伴气喘及喉部哮鸣音。治疗需兼顾平喘、止咳、祛痰与止血 4 个方面。

【针灸取穴】

主穴：大椎、膏肓、灵台、天突、膻中、孔最、丰隆。

配穴：肺俞、肾俞、郄门、气海、复溜。

【针灸措施】

1. 坐位：大椎、膏肓、灵台、肺俞、肾俞各小艾炷灸 1 壮。

2. 仰卧位：针刺天突、气海、孔最、丰隆、郄门、气海、复溜，留针 20 分钟，可在天突、膻中、气海处小艾炷灸 1 壮。

【按语】

针灸对支气管扩张症有一定的控制作用。如咯血较多，可用仙鹤草 120g 煎服。喘息严重者加服验方：桑白皮 15g，马兜铃 15g，法半夏 12g，杏仁 12g，桔梗 10g，远志 10g，黄芩 10g，桃仁 10g，五味子 6g，甘草 6g。

六、肺结核

肺结核需在传染病专科接受规范的抗结核治疗，但结核分枝杆菌易产生耐药性，且抗结核药物不良反应明显，导致疾病难以根治。肺结核根据病变范围及病理特征，可分为局灶型、播散型、粟粒型、空洞型等类型。患者临床表现包括低热（日晡潮热）、盗汗、消瘦、咯血、气促及咳嗽等，主要通过胸部 X 线摄片及结核菌素试验确诊。由于直接灸可增强吞噬细胞对结核分枝杆菌的清除能力，故在抗结核药物治疗期间可联合应用灸法。

【针灸取穴】

主穴：大椎、膏肓、肺俞、膈俞、孔最、阴郄、复溜。

配穴：中府、膻中、乳根、下脘、足三里。

【针灸措施】

1.坐位：大椎、膏肓、肺俞、膈俞各小艾炷灸 1 壮。

2.仰卧位：中府、乳根、下脘、孔最、阴郄、足三里、复溜针刺并留针20 分钟，膻中小艾炷灸 1 壮。

【按语】

长期咳嗽，伴低热、盗汗者必须排除结核感染。用白及 500g 磨粉装瓶，每次用 10g，水蒸蛋吞服，每天 2 次，可促进肺组织修复。

七、肺炎

肺炎是肺泡及肺间质组织发生实质性损害的一类疾病。多种病原体（如细菌、衣原体、支原体）可引发急性肺炎，包括大叶性肺炎、化脓性肺炎等，临床以高热、咯血、呼吸困难、鼻翼扇动为典型症状，若未及时治疗可危及生命。部分慢性肺炎患者因肺组织纤维化及磨玻璃样改变导致不可逆的肺损伤，常伴长期低热、少量咳痰带血。肺炎治疗多用抗生素，但抗生素不能长期服用，常依赖激素控制病情。间质性肺炎、机化性肺炎及免疫相关性肺炎的针灸治疗观察表明，针灸治疗可维持肺功能，延缓病情进展，为逐步减少激素用量提供可能。

【针灸取穴】

主穴：大椎、身柱、灵台、膏肓、肺俞、膈俞、中府、膻中、太渊、太白。

配穴：尺泽、孔最、天突、气海、足三里、三阴交。

【针灸措施】

1.大椎、身柱、肺俞、膈俞针刺后拔罐，大椎、身柱、灵台、膏肓、肺俞、膈俞各小艾炷灸 1 壮。

2.针刺中府、天突、气海、尺泽、孔最、太渊、太白、足三里、三阴交，留针 20 分钟，可小艾炷灸膻中、气海、足三里、三阴交 1 壮。

【按语】

间质性肺炎患者，在药物与针灸结合治疗时，可用人参蛤蚧散护肺；炎症发作期可适当服用复方鱼腥草合剂等中成药，尽量停用激素；咳嗽频繁者用五味子 20g 水煎代茶饮。

八、肺癌

肺癌患者经多种治疗后常气血两虚，表现为咳嗽、气短、呼吸不畅等症状。针灸可通过改善气道通畅性、促进营养吸收及调节机体功能，对元气恢复起到辅助作用。

【针灸取穴】

主穴：大椎、身柱、膏肓、肺俞、膈俞、上脘、气海、天枢、内关、足三里。

配穴：鼻通、复溜、合谷、太冲、中府。

【针灸措施】

1.大椎、身柱、肺俞、膈俞针刺并拔罐，或各小艾炷灸 1 壮，膏肓小艾炷灸 1 壮。

2.上脘、气海、天枢、足三里温针灸，中府、内关、鼻通、复溜、合谷、太冲针刺，留针 20 分钟。

【按语】

肺癌因病理类型、病灶位置、病情轻重不同，临床表现有差异，针灸可通过针对性选穴改善症状。止咳可辅以川贝炖雪梨食疗；气虚者可长期小剂量服用人参茶以增强体质。另有一中药验方可供参考：白英 330g，半枝莲 30g，藤梨根 60g，蛇莓 30g，鱼腥草 120g，白花蛇舌草 30g，龙葵 30g，凤尾草 15g，野葡萄根 60g，薜荔 15g，山海螺 15g，水煎服。

九、哮喘

哮喘的发作与过敏体质、遗传倾向或免疫功能缺陷相关，常因气候变化、环境刺激（如空气污染）、生活条件改变或职业暴露等不利因素诱发。其主要病理特征为支气管痉挛，表现为呼吸困难及持续性喘息，症状长期得不到控制可显著影响工作、生活及睡眠质量。

【针灸取穴】

主穴：身柱、膏肓、天突、内关、气海、足三里。

配穴：鼻通、尺泽、阴陵泉。

【针灸措施】

身柱、膏肓各小艾炷灸 5~7 壮，天突、气海、鼻通、内关、足三里、尺泽、阴陵泉针刺，留针 20 分钟。

【按语】

哮喘青少年容易发病，青春期后发病率明显降低。哮喘发作多以雾化吸入疗法控制气管痉挛。临床中，许多哮喘儿童在灸膏肓后，发作明显减少，但此疗法对成人的治疗效果没有儿童明显。可以用半夏 9g，地龙 9g，生姜 2 片，煎服，防治哮喘发作。

十、胸膜炎

胸膜炎急性发作可引起胸腔大量积液。慢性胸膜炎常与结核分枝杆菌感染相关。炎症反应中纤维蛋白渗出会导致胸膜增厚、粗糙，甚至胸膜粘连，限制胸膜与膈肌活动，引发限制性通气功能障碍，表现为气短、喘息、胸痛及背部酸胀感。此病属于慢性消耗性疾病，患者多伴有消瘦、乏力，部分患者可出现结核中毒症状（如长期潮热、盗汗、体重下降）。针灸治疗以缓解胸痛、背部酸胀及改善整体体质为主要方向。

【针灸取穴】

主穴：大椎、膏肓、膈俞。

配穴：中脘、气海、天枢、大包、阴郄、复溜。

【针灸措施】

大椎、膏肓、膈俞各小艾炷灸 1 壮，中脘、气海、天枢、阴郄、复溜、大包针刺，留针 20 分钟，背部胸段的膀胱经腧穴和督脉拔罐。

十一、肺气肿

慢性支气管炎长期咳嗽、气喘可导致细支气管黏膜肿胀、肺泡内压升高及过度膨胀，甚至引发部分肺泡和支气管平滑肌痉挛、血管闭塞及黏液大量潴留，引起全肺弥漫性增大及肺泡破裂等病理改变，导致肺气肿。患者常表现为持续性咳喘、气短、呼气费力，伴大量痰液难以咳净。此类患者多采取半卧位以缓解呼吸困难。若并发肺源性心脏病，可出现颜面浮肿、双下肢水肿及杵状指。针灸可通过改善肺通气功能、减轻水肿及调节心肺循环发挥辅助治疗作用。

【针灸取穴】

主穴：定喘、灵台、膏肓、肺俞、膻中、天突、太渊、太白。

配穴：中脘、气海、足三里、三阴交。

【针灸措施】

定喘、灵台、肺俞、膏肓各小艾炷灸 1 壮，天突、中脘、气海、足三里、三阴交、太渊、太白针刺，留针 20 分钟后，天突、中脘、膻中、足三里、三阴交各小艾炷灸 1 壮。背部胸腰段膀胱经、督脉拔罐。

【按语】

肺气肿患者病程较长，症状重，心肺功能差，止咳平喘祛痰药不可随意停用，可予人参蛤蚧散加地龙（磨粉）长期服用，有强心护肺的作用。

结　语

1.呼吸系统疾病治疗前要四诊合参

望诊：观察患者面容有无虚浮肿胀，口唇是否青紫（缺氧征象），指甲色泽是否红润，指端是否增粗，下肢有无水肿，小腿肤色是否正常，咽喉部是否充血，扁桃体是否红肿，悬雍垂是否红肿。需重点观察舌体胖瘦、舌质颜色，以及舌苔厚薄与颜色（黄白苔等），以判断阴虚、气虚、血瘀、痰湿阻滞等虚实病机。

问诊：追溯患者发病史及当前症状，明确病程长短、咳喘程度、痰量、痰液状态、喉部异常感觉（如异物感）、症状持续时间等，并询问患者鼻腔呼吸是否通畅，有无头痛、头胀、嗜睡、胸闷等伴随症状，以评估病情轻重缓急。

闻诊：呼吸系统病变常伴特征性异常声音，需仔细辨识患者呼吸音（如哮鸣音）、喘息声、鼻音、言语清晰度，结合听诊器听诊，辨别肺部啰音类型（如湿啰音、干啰音），以判断肺功能状态及病灶位置。

切诊：辨别浮、沉、迟、数、弦、滑、结代等脉象特征，区分实证与虚证。

2. 呼吸道疾病针灸治疗原则

上呼吸道疾病：取穴相对固定，治疗方案调整较少。

下呼吸道疾病：需区分气管、支气管、细支气管及肺组织病变。临床表现包括气喘、咳嗽、多痰，甚至长期发热、咯血、面浮、下肢水肿、发绀、纳差、消瘦等。治疗以保持气道通畅为核心，兼顾肺功能恢复及相关脏腑（心、肾、脾、胃）功能调节。取穴以胸背部腧穴为主（如膏肓为肺部疾病主穴，适用于各年龄段患者），辅以四肢腧穴调理。需注意：①下呼吸道治疗需同步排查上呼吸道慢性炎症，若存在则需上下同治。②取穴随临床症状动态调整，但膏肓始终保留。

3. 呼吸系统病症防治要点

门户防御：鼻、咽喉为呼吸系统的屏障，需保持清洁通畅，及时控制慢性炎症（如慢性鼻炎、扁桃体炎），以降低呼吸系统疾病的发生风险。

小儿与老年防治：①小儿易患感冒及过敏性哮喘，需注重预防，避免复发（针灸可降低哮喘发作频率）。②慢性支气管炎老年患者多与幼年呼吸道感染遗留相关，需早期干预。

中老年人的介入治疗：对慢性支气管炎、肺实质病变（如肺纤维化、磨玻璃样改变）患者，应尽早介入针灸治疗。肺组织代偿能力强，针灸早期介入治疗，可有效缓解症状，延缓病情进展，提升生活质量。

第二节　循环系统疾病

一、心脏供血不足

冠状动脉左支、右支或其他节段因粥样硬化形成斑块，导致管腔狭窄、闭塞或畸形，造成灌注区域心肌缺血，引发一系列病理反应，典型症状包括胸闷、胸痛、头痛、头晕、头胀、耳鸣、视物模糊、健忘、四肢麻木及下垂性水肿等，寸口脉象可表现为单侧脉弱或无脉。由于患者之间冠状动脉病变部位及狭窄程度存在差异，临床症状表现多样，且部分病理现象难以发现其与心脏供血不足的关联性，因此，对存在"三高症"及 C- 反应蛋白升高者，建议完善冠状动脉造影或心脏 CT 检查以明确诊断。若胸闷、胸痛反复发作，提示冠状动脉斑块处于进展期，需积极干预以防止心肌梗死。在心脏供血不足的保守治疗中，针灸可有效缓解临床症状。

【针灸取穴】

主穴：身柱、膏肓、心俞、少海、郄门、足三里、三阴交。

配穴：百会、中脘、气海、章门。

【针灸措施】

身柱、膏肓各小艾炷灸 1~3 壮。心俞针刺后拔罐。少海、郄门、足三里、三阴交、百会、中脘、气海、章门针刺并留针 20 分钟。

【按语】

本病病程较长，需长期通过药物调控各项指标（如血脂、血糖、血压）。针灸联合膀胱经、督脉拔罐可疏通全身经络气血，改善微循环。心绞痛频繁发作者，可选用盐酸曲美他嗪片或尼可地尔片；还可用全瓜蒌 1 只（约30g），薤白 60~90g，米酒 1000mL，上药同煎至 500mL（煎煮约 20 分钟），每日饮服 50mL 辅助治疗。

二、风湿性心脏病

本病好发于青壮年，多由急性风湿热（常伴风湿性关节炎）累及心脏，进而心肌或心包受损及纤维化瘢痕形成导致，尤以二尖瓣增厚、变形及狭窄最为显著。转为慢性后，风湿性炎症和心脏损伤反复发作，导致心功能进行性恶化，典型表现为呼吸困难、劳力性咳嗽、颧部及口唇发绀、心脏扩大、心房颤动等心力衰竭症状。针灸治疗可延缓病程进展并缓解心功能不全症状。

【针灸取穴】

主穴：身柱、膏肓、心俞、膻中、下脘、气海、少海、内关、足三里、三阴交。

配穴：百会、天突、合谷、太冲。

【针灸措施】

身柱、膏肓、膻中各小艾炷灸 1 壮。心俞针刺后拔罐。百会、天突、少海、内关、足三里、三阴交、合谷、太冲针刺并留针 20 分钟。下脘、气海温针灸。

【按语】

风湿性心脏病患者需定期检测抗链球菌溶血素"O"、血沉、C- 反应蛋白等指标。若指标异常，应注射青霉素（需皮试阴性）联合口服阿司匹林控制炎症，同时服用肌苷、三磷酸腺苷（ATP）保护心肌。环常绿黄杨碱 D 可作为辅助治疗药物。

中药散剂组方与用法：①黄杨木根部主干 10g。②射干 20g。③青藤香 20g。④细辛 10g。⑤丹参 20g。⑥川芎 20g。以上药按顺序编号，分别磨成粉，将每种药分成 15 个小包，共 90 小包，每次按编号服用（如首日服①→②→③→④→⑤→⑥，次日重复），刚好 1 个月服完。临床应用证实其有较好疗效。平时可用费菜（墙头三七）60g，猪心 1 个一起水煮，饮汤食猪心。

三、肺源性心脏病

肺源性心脏病指各种慢性肺部疾病的持续性发展，特别是慢性支气管炎、气管性哮喘、支气管扩张、肺气肿等造成肺动脉高压，心肺之间循环阻力增加，导致右心室肥大，心肺功能亦逐渐下降，最后出现右心衰竭的一类心脏病。因病程日久，本病患者以中老年人居多。临床表现为心悸乏力，呼吸困难，动辄喘息，咳嗽，吐粉红色痰，唇紫，面、腹及下肢浮肿，双下肢可有色素沉着，脉压差显著增大。由于慢性肺源性心脏病是心肺两脏功能同时衰竭，治疗中必须两脏兼顾。

【针灸取穴】

主穴：大椎、身柱、灵台、膏肓、肺俞、膈俞、肾俞、足三里、三阴交。

配穴：天突、膻中、水分、气海、尺泽、太溪、合谷、太冲。

【针灸措施】

大椎、身柱、肺俞、膈俞、肾俞针刺后各小艾炷灸 1 壮。膏肓、灵台、水分、膻中各小艾炷灸 1 壮。天突、气海、尺泽、太溪、合谷、太冲针刺，留针 20 分钟。足三里、三阴交针刺后各小艾炷灸 1 壮。背部胸段膀胱经和督脉腧穴拔罐。

【按语】

肺源性心脏病的治疗重点在于改善心肺循环和加强心肺功能。针灸能缓解一些症状，同时可用人参、蛤蚧、地龙磨粉吞服以护肺，服用麝香保心丸以护心，明显水肿者服螺内酯以消肿。

四、心律失常

心律失常是指心脏电活动的频率、节律、起源部位、传导速度等发生异常。此类疾病可引发肺动脉高压及心肺循环阻力增加，导致右心室肥厚、心肺功能渐进性下降，最终进展为右心衰竭。本病中老年人群高发，病程常迁延数年至数十年。心律失常轻者（如偶发早搏）可能无症状，重者（如室颤、持续室性心动过速、严重心动过缓）可能危及生命，导致晕厥、心力衰竭甚至猝死。其临床表现包拍心悸、心慌、胸闷、气短、头晕、乏力、晕厥等。

【针灸取穴】

主穴：百会、内关、神门、复溜、膏肓。

配穴：神门、耳穴（心、内分泌、交感）。

【针灸措施】

膏肓拔罐或小艾炷灸1壮。百会、内关、神门、复溜针刺，留针20~30分钟。百会可温和灸。耳穴磁珠贴压，2天一换。

【按语】

长期心律不齐或心律不齐反复发作者，应服稳心颗粒加脉平片。

五、心脏神经症

心脏神经症是神经症的一种特殊类型，以心血管系统功能失常为主，兼有神经症症状，故又称心血管神经症。其病因与中枢神经功能失调导致自主神经功能紊乱相关，进而引发心脏血管功能异常。临床表现以心血管症状为主，包括心悸、乏力、心前区隐痛、呼吸困难（叹息样呼吸）、多汗，并伴头晕、失眠、焦虑等一般神经症症状。不同个体存在临床表现差异，常规检查通常无器质性心脏病证据，也可与器质性心脏病共存。本病常由劳累、精神紧张诱发，青壮年及围绝经期女性高发，且具有复发倾向。

【针灸取穴】

主穴：百会、大椎、膏肓、厥阴俞、间使、神门、三阴交、太冲。

配穴：耳穴（心、脑、皮质下、交感）。

【针灸措施】

百会针刺加艾条灸。大椎、膏肓、厥阴俞各小艾炷灸 1 壮。间使、神门、三阴交、太冲针刺，留针 20 分钟。耳穴磁珠贴压，2 天一换。背部督脉、膀胱经腧穴可选择拔罐。

【按语】

对心脏神经症患者要尽量避免神经刺激，治疗期间要了解其发病原因，做好心理安抚工作，可嘱其服用谷维素、天王补心丸等药物。

六、脑血管疾病

脑血管疾病常导致脑内血供异常，引发多种临床症状，根据病因可分为两大类。

脑内血管病变：如动脉粥样硬化、风湿性动脉炎等导致脑动脉损伤，进而引发脑血管疾病。此类疾病除头痛、头晕外，常伴全身症状，如共济失调、痴呆、精神异常等。脑外伤、高血压性脑出血、脑血管瘤破裂及脑栓塞等可导致不同程度的瘫痪，甚至危及生命。

脑外因素导致的脑供血不足：如颈椎病压迫椎动脉、椎基底动脉狭窄、颈动脉斑块形成等，此类病变因血液流经脑部的阻力增加，导致脑组织缺血缺氧。临床表现以头痛、眩晕、视物模糊、耳鸣、晕厥等为主。

针灸治疗可通过缓解脑血管痉挛、改善脑血流灌注，促进脑血管通畅性的恢复。

【针灸取穴】

主穴：百会、太阳、通天、率谷、风池、天鼎、大椎、后溪、申脉。

配穴：后顶、天柱、翳风。

【针灸措施】

百会、太阳、通天、率谷、天鼎、后溪、申脉、翳风针刺，留针 20 分钟。风池、后顶、天柱、大椎针刺后，风池、大椎各小艾炷灸 1 壮，百会小艾炷灸 1 壮。

【按语】

脑血管疾病除因外伤、脑血管瘤等导致的以外，中老年人发病居多，在治疗中一些针对"三高症"的药，不能随意停用，最好能将各项指标控制在正常范围。伴头晕、耳鸣者，配服盐酸氟桂利嗪胶囊效果较好，也可用天麻10g，每天煎服。

七、颈动脉斑块

颈动脉斑块属于颈动脉退行性改变，主要表现为动脉内膜增厚及斑块形成，可导致管腔狭窄甚至闭塞，直接影响脑血流灌注，无论是否出现临床症状，均存在潜在的高危病变风险。

斑块导致的颈动脉狭窄程度分级：

狭窄率＜50%：通常采取保守观察治疗，包括调整饮食结构、戒烟限酒、改善生活习惯、控制"三高症"及服用他汀类药物等。

狭窄率≥50%：可能出现脑供血不足和脑梗死症状。中老年人群若合并"三高症"，且出现双手脉搏强弱不等、头晕、头痛、头昏、耳鸣、视物模糊、嗜睡，或失眠、记忆力减退、颈部疼痛（活动后加重），甚至一过性神经功能缺损或短暂性脑缺血发作（TIA）等症状，需测量双上肢血压。若血压差值显著，应及时行颈动脉多普勒超声检查以明确诊断。

确诊颈动脉斑块且处于观察期的患者，针灸可通过缓解头颈部肌肉、韧带及神经组织的紧张状态，减轻局部不良刺激，从而改善动脉血管循环功能，缓解头晕、头痛等不适症状。

【针灸取穴】

主穴：患侧风池、翳风、天鼎、扶突、肩井、曲池。

配穴：大椎、太渊、合谷、丰隆。

【针灸措施】

针刺风池、翳风、天鼎、扶突、肩井、曲池、大椎、太渊、合谷、丰隆，留针20分钟，风池、翳风、大椎、曲池各小艾炷灸1壮。

【按语】

用刮痧板自下而上均匀刮胸锁乳突肌部位30次，早晚各1次，可逐步改善颈项韧带钙化、颈椎生理曲度变直症状。以上症状要及时治疗，否则可影响颈部血液循环，导致颈动脉斑块形成。

八、结节性多动脉炎

结节性多动脉炎可发生于任何年龄，该病是由免疫功能异常引起的累及中小动脉的坏死性血管炎。其病因复杂，可能与过敏性肠炎、类风湿关节炎、乙型肝炎病毒感染等因素相关。根据病变范围可分为皮肤型与系统型两型。

皮肤型：主要累及皮下组织动脉，表现为肢体间歇性分布多形红色结节、网状青斑及紫癜性皮损，伴压痛或低热、关节痛等非特异性症状。

系统型：除发热（不规则热型）、多汗、关节痛及高血压外，可合并肾脏损害（如蛋白尿）、急腹症、心肌梗死、脑栓塞等危重并发症。

本病易并发动脉瘤，可累及全身各系统及脏器。实验室检查可见：白细胞总数及中性粒细胞比例显著升高；嗜酸性粒细胞增多；血沉加快；蛋白尿（提示肾脏受累）；类风湿因子阳性、γ-球蛋白升高、冷球蛋白阳性；部分患者乙肝表面抗原阳性。在影像学诊断中，血管造影若显示肾、肝等动脉瘤样扩张，具有重要临床诊断价值。

【针灸取穴】

大椎、膏肓、肺俞、肝俞、人迎、肓俞、少海、血海、太渊、太白。

【针灸措施】

大椎、膏肓、肺俞、肝俞各小艾炷灸1壮。人迎、肓俞、少海、血海、太渊、太白针刺，留针15分钟。

【按语】

结节性多动脉炎是难治疾病，针灸可以减轻症状，但需要有综合性的治疗方案。

九、闭塞性脉管炎

闭塞性脉管炎是一种累及四肢远端中小动脉和静脉的复发性、节段性炎症性疾病。早期以患肢畏寒、麻木、间歇性疼痛及间歇性跛行为主要表现，但症状易被忽视。中期患肢皮温显著降低，出现持续性静息痛，伴皮肤苍白或发绀（下垂患肢时紫绀加重）。初期病情反复发作，症状逐渐加重。后期可进展为剧烈疼痛，局部红肿热痛合并感染，甚至出现难以愈合的溃疡或干性坏疽。

本病病因尚未完全明确，但临床观察发现，多数患者合并糖尿病、心血管疾病，有外伤史或下肢残疾等基础病变。本病好发于下肢，偶见上肢及手部同时受累，男性发病率显著高于女性。

【针灸取穴】

主穴：患侧上肢取曲池、合谷、八邪；患侧下肢取血海、足三里、三阴交、太溪、丘墟、太冲、八风。

辅穴：膏肓、大椎、环跳、委中、承山。

【针灸措施】

曲池、血海、足三里、大椎、膏肓各小艾炷灸 1 壮，如果血糖稳定，三阴交亦小艾炷灸 1 壮。其余腧穴针刺并尽量温针灸。

【按语】

闭塞性脉管炎大多起病缓慢。中医学认为，本病始于脉络瘀阻，逐步发展为广泛的经脉闭塞，最终导致严重的缺血性病变。针灸治疗以温通法为主，临床效果显著，常辅以复方丹参片、芦丁片、维生素 C 及大活络丸等药物口服。

十、下肢静脉曲张

下肢静脉曲张的发病与先天性静脉瓣膜功能不全及后天因素相关。长期站立或久坐可导致下肢静脉压持续升高，寒冷或冻伤等外部因素可进一步加重病情。病变多始于大隐静脉或小隐静脉，表现为静脉迂曲扩张、皮下隆起或管壁增粗。左下肢发病率较高，严重者可累及大腿根部，双下肢亦可先后发病。多数患者以大隐静脉曲张为主，单纯小隐静脉曲张仅表现为小腿后外侧静脉凸起。

本病可引发下肢轻度水肿、沉重乏力及皮肤营养障碍（如色素沉着、脱屑）。病程进展后，若交通支静脉瓣膜功能受损，足踝区可出现皮肤萎缩、湿疹样改变及顽固性瘙痒。部分全身性湿疹患者若合并静脉曲张，可能与静脉淤血毒素蓄积相关。静脉血栓形成时，可触及结节状硬结，伴局部红肿热痛；小腿内侧下部因静脉高压易继发溃疡。

【针灸取穴】

血海、曲泉、阴陵泉、三阴交、太溪、足三里、委中、承山。

【针灸措施】

静脉曲张部消毒后，患者站在垫着厚纸的地上，用火针快速针刺静脉曲张位置，让淤血喷射 1 分钟（出血量为 30~50mL），用干棉签不断擦拭针孔，让血流减慢并逐渐停止，然后用创可贴封住针孔。

血海、曲泉、阴陵泉、三阴交、太溪、足三里、委中、承山针刺，留针 20 分钟，出针后血海、曲泉、足三里各小艾炷灸 1~3 壮。每周 1 次，10 次为 1 个疗程。

【按语】

静脉血栓部有红肿热痛者，要外敷红霉素软膏，内服阿奇霉素、阿司匹林、复方丹参片等，以消炎化瘀、防止溃烂。对晕血患者放血时，尽量不让患者看到血液，并留意其神色变化。

十一、下肢深动脉或深静脉栓塞

下肢深动脉或深静脉的病理改变（如节段性内膜炎、继发性血栓形成或动脉粥样硬化斑块）可导致髂股动脉或腘动脉栓塞，引发下肢缺血性病变。临床表现如下。①早期症状：下肢发冷、麻木、间歇性跛行（行走时酸重无力）。②急性期表现：患肢明显肿胀、红肿热痛。③慢性期改变：小腿皮肤发绀、硬化、趾甲增厚。

针灸治疗可改善局部微循环、减轻炎症水肿及缓解感觉运动障碍，对延缓病情进展具有辅助作用。

【针灸取穴】

关元、冲门（患侧）、血海（患侧）、阴陵泉（患侧）、三阴交（患侧）、太溪（患侧）、环跳（患侧）、承山（患侧）、委中（患侧）、足三里（患侧）、太冲（患侧）。

【针灸措施】

针刺以上诸穴，留针 20 分钟。可在冲门、阴陵泉、太溪、太冲上温针灸。关元、血海、足三里、三阴交各小艾炷灸 1 壮。

【按语】

下肢深动脉或深静脉栓塞可通过 B 超检查确诊。临床治疗发现，针灸能使本病症状得以较快缓解，疗效显著。

十二、雷诺病

雷诺病又称肢端动脉痉挛病，是由血管神经功能紊乱引起的肢端小动脉痉挛性疾病。其典型表现为阵发性四肢末端（以手指为主）对称性间歇性苍白、发绀及潮红，伴手指（或足趾）麻木、刺痛，热敷或局部按摩可缓解症状。病因归纳如下：①交感神经功能亢进；②循环血液中肾上腺素与去甲肾上腺素水平升高；③内分泌异常（部分雷诺病与甲状腺功能紊乱相关）；④肢体小动脉缺陷；⑤长期血管痉挛导致动脉内膜增生，引发管腔狭窄及血流障碍；⑥遗传因素。

需注意，部分心肺疾病（如慢性阻塞性肺疾病、心肌炎）患者可合并雷诺病，表现为手指发白、变紫，杵状指。心肌炎患者的首发症状亦可能为手指苍白。

中医治疗思路：基于"肺朝百脉""心主血脉"理论，治疗需注意心肺功能调节与颈动脉窦交感神经功能平衡，以改善末梢循环。

【针灸取穴】

主穴：膏肓、肺俞、扶突、曲池、郄门、合谷、八邪、足三里、三阴交、太冲、八风。

配穴：大椎、大陵、太溪、十宣。

【针灸措施】

膏肓、肺俞、曲池、足三里各小艾炷灸1壮。扶突针刺不留针。曲池、郄门、合谷、八邪、足三里、三阴交、太冲、八风针刺，留针20分钟，其中合谷、太冲、八邪、八风温针灸。大椎针刺后小艾炷灸1壮。大陵、太溪针刺，让针感向指趾放射。十宣点刺出血。

【按语】

雷诺病是慢性疾病，冬季症状加重。在治疗疾病的同时，坚持自我温和灸八邪、八风有一定帮助。可用地巴唑扩张血管，烟酸片、复方丹参滴丸改善血管内膜。中药常用当归四逆汤加味：附子9g，干姜5g，生甘草15g，桂枝15g，赤芍15g，黄芪15g，延胡索10g，当归20g，细辛5g，丹参15g。

结　语

1. 循环系统疾病的四诊合参

望诊：通过观察口唇情况、舌质舌苔情况、四肢肤色变化、颜面及下肢水肿状况、血管显露形态等，可获取心血管疾病的第一手资料。这些现象是判断心脏及血管功能的重要依据，有助于初步鉴别风湿性心脏病、肺源性心脏病、心力衰竭、动静脉闭塞或曲张等疾病。

问诊：需详细询问发病史、症状发作时的伴随表现（如心悸、怔忡）、情绪及睡眠状况，以及高血压病史及相关检查结论。通过系统问诊区分器质性与功能性心脏病。现代心血管疾病年轻化趋势显著，全面问诊对早期预防重大疾病具有重要意义。

闻诊：心脏搏动听诊是初诊患者的常规检查项目。建议35岁以上患者使用传统水银血压计测量血压并同步听诊心率。临床中发现，异常心律（如房颤）常伴随心音微弱，提示心力衰竭风险，此类患者针灸治疗需高度谨慎。甲状腺功能亢进症患者还需听诊颈动脉音以评估血管状态。

切诊：脉象分析是诊断心血管疾病的重要环节。需双手对比脉搏强弱差异，若双侧脉象明显不同，应同步检测双上肢血压差值，排查颈动脉或冠状动脉狭窄等血管病变。脉搏浮数需结合甲状腺功能、血压稳定性等综合分析。

2. 循环系统疾病针灸治疗

心脏疾病要注重冠脉供血和心律的调整。冠脉供血是保障心脏工作的前提，治疗中应防范心绞痛发生，重视患者胸背胀痛、胸闷等表现。针灸治疗多取心经、心包经的合穴针刺，背部肺俞、身柱、膏肓等穴用小艾炷灸治疗。由心脏病引发的全身性症状，如发绀、浮肿、情志改变等，要在保障心功能的前提下，缓解各种临床症状，以减轻心脏负担为目标选取相关腧穴。机动应对，不要取穴固定不变。

血管病变，如动脉粥样硬化、长期高血压难以控制，除药物调整外，主要还是控制"三高症"、代谢综合征等。针灸治疗要多取腹部腧穴。对局部血管曲张、节段性阻塞、损伤性炎症等，以针对患部的局部治疗为主。

3. 循环系统疾病防治要领

综合管理：针灸虽可改善血液循环及缓解症状，但心血管疾病需长期用药物控制。即使在无症状期亦不可自行停药或间断用药，以防病情突变。

分层干预：中老年患者需定期检测血压、血脂及心功能，针灸治疗前应完善基础检查。高血压急症患者需先降压后施针，避免依赖单一疗法，需结合生活方式干预（如低盐饮食、情绪管理）。

早期预警：无症状的心血管疾病患者常存在认知盲区，需对其强调疾病危害性，倡导定期筛查（如做颈动脉超声、心电图），落实"三早"原则（早发现、早诊断、早干预）。

第三节　消化系统疾病

一、复发性口腔溃疡

复发性口腔溃疡表现为口腔黏膜或舌缘反复出现破溃或溃疡，伴溃疡性灼痛，与精神压力、过敏反应及睡眠障碍等因素相关。中医学将其归为"口疮"范畴，病机为心脾积热，风火燥邪循经上攻口腔黏膜。复发性口腔溃疡的病因病机较为复杂，因此根据临床症状需要多方调理。

【针灸取穴】

主穴：地仓、颊车、承浆。

配穴：天容、廉泉、建里、内庭、通里、耳穴（神门、心、口、内分泌）。

【针灸措施】

以上腧穴均针刺并留针20分钟，建里可温针灸。耳穴磁珠贴压，两日一换。

【按语】

复发性口腔溃疡的顽固性病例常长期不愈，单纯药物治疗效果有限。针灸治疗观察发现，其核心机制与口腔局部经气上承不足相关。临床收治的顽固性患者经针灸强化经脉运行后，均获痊愈。针灸治疗可结合知柏地黄丸及维生素 B_2 补充营养。急性发作期采用西瓜霜、冰硼散或锡类散外敷，可促进溃疡愈合；伴焦虑症状者，加刺百会、三阴交以安定神志。

二、食管疾病

食管疾病涵盖器质性病变与功能性异常两类。器质性病变包括反流性食管炎、贲门失弛缓症、食管机械性损伤等；功能性异常则以梅核气、吞咽困难为主症。食管疾病临床主要表现包括：食物反流、胸骨后灼痛，严重者可出现呕吐、喉部异物感（吐之不出、咽之不下），伴食欲减退、消化不良，部分患者因长期进食受限需依赖半流质饮食，导致形体消瘦，部分患者合并焦虑、失眠等表现。

【针灸取穴】

主穴：大椎、天突、华盖、手三里、足三里、紫宫。

配穴：人迎、内关、上脘、气海、耳穴（食道、贲门、膈、胃、交感、神门）。

【针灸措施】

大椎针刺并小艾炷灸 1 壮，华盖平刺透紫宫，天突沿胸骨内缘刺 1 寸，其他腧穴直刺，上脘、气海可温针灸。耳穴磁珠贴压，两日一换。

【按语】

食管有炎症，可短期服用奥美拉唑，一些不适的症状结合针灸治疗。舌苔厚腻，伴梅核气症状者，服半夏厚朴汤加减：半夏 9g，厚朴 12g，白茯苓 12g，紫苏 6g，生姜 3 片。

三、慢性非萎缩性胃炎

慢性非萎缩性胃炎即慢性浅表性胃炎，发病率较高，其病因可归纳为以下 5 类：①急性胃炎迁延不愈发展为慢性非萎缩性胃炎。②幽门螺杆菌等致病菌经口鼻侵入引发黏膜炎症。③长期摄入酒精、浓茶、咖啡、腌制食品，或过冷过热饮食直接损伤胃黏膜。④吸烟会导致烟草中尼古丁等成分破坏胃黏膜屏障。⑤长期服用解热镇痛药、皮质激素、磺胺类药物等会诱发胃黏膜非特异性炎症，部分患者可合并胃糜烂。

本病临床症状轻重不一，常见表现包括：上腹不适、餐后饱胀感、胃隐痛或钝痛、消化不良、嗳气频繁。部分患者伴恶心呕吐，少数患者伴大便不成形、排便次数增多。

【针灸取穴】

主穴：中脘、滑肉门、手三里、足三里。

配穴：内关、梁丘、上脘。

【针灸措施】

中脘、滑肉门温针灸，手三里、足三里针刺，留针 20 分钟。嗳气频繁或呕吐酸水，针刺内关、上脘。胃痛针刺梁丘。

【按语】

慢性非萎缩性胃炎针刺效果比较理想，伴糜烂者，可用三七粉 3g，白及粉 3g，每天饭前用蛋汤吞服。若检出幽门螺杆菌，要尽早规范治疗。

四、萎缩性胃炎

萎缩性胃炎是慢性胃炎的一种类型，病因主要包括：①幽门括约肌功能失调导致关闭不全，肠液、胆汁反流入胃。②胃酸缺乏（如过度使用抑酸药）。③B 族维生素缺乏。④手术及创伤。⑤药物刺激。⑥免疫因素等。

慢性胃炎病程中，胃黏膜可发生萎缩性改变，逐步进展为纤维化，并出现非典型性增生及肠上皮化生等病理变化。此病变可能发展为恶性病变，部分学者认为属于癌前病变，需高度重视。该病临床表现以消化不良为主，包括饭后饱胀感、嗳气、贫血、消瘦、腹泻、乏力，部分患者伴复发性舌炎或舌萎缩。

治疗原则包括：①保护胃黏膜。②增强免疫力。③补充维生素。

【针灸取穴】

主穴：建里、天枢、气海、大陵、公孙、章门。

配穴：膏肓、胃俞、脾俞、手三里、足三里。

【针灸措施】

针刺章门并小艾炷灸 1 壮。建里、天枢、气海温针灸，针刺大陵、公孙留针 15 分钟。体质虚弱，免疫力低下者，膏肓小艾炷灸 1 壮。伴肠上皮化生者胃俞、脾俞拔罐，针刺手三里、足三里。针灸完成后，取维生素 B_{12} 注射液（5mg×1mL）1 支，分别注射建里、气海。

【按语】

萎缩性胃炎患者因长期患病导致消化吸收不良，营养缺乏，体质瘦弱，因此无论病因如何均需补充 B 族维生素（特别是维生素 B_{12}），穴位注射维生素 B_{12} 是有效治疗手段之一。此外，口服多酶片、胃蛋白酶抑制剂及枸橼酸铋钾颗粒（丽珠得乐）有助于改善消化功能，促进黏膜修复。

五、胃溃疡及十二指肠溃疡

胃溃疡与十二指肠溃疡的发病机制均与胃酸及胃蛋白酶分泌过量相关，故统称为消化性溃疡。尽管溃疡成因复杂多样，但核心病理环节包括：胃蠕动减弱、排空障碍引发胃窦潴留膨胀，刺激 G 细胞过度分泌胃泌素，导致胃酸分泌亢进及神经内分泌功能紊乱；此外，幽门括约肌功能失调致胆汁、肠液反流，可持续刺激胃黏膜引发炎症及溃疡。

胃溃疡与十二指肠溃疡的常规治疗方案高度相似。针灸治疗可以快速缓解疼痛、恶心、嗳气等症状，并通过调节胃肠动力、改善神经内分泌失衡及促进溃疡愈合等方式发挥辅助作用。

【针灸取穴】

主穴：章门、中脘、内关、丰隆。

配穴：孔最、下巨虚。

【针灸措施】

章门针刺并小艾炷灸 5~7 壮。中脘、内关、丰隆针刺。留针 20 分钟。溃疡出血者针刺孔最、下巨虚。

【按语】

服奥美拉唑可控制溃疡，但停服后容易复发，配合针灸治疗的同时可服中药。中药验方：白及 1 份，海螵蛸 2 份，磨粉混合。每次吞服 10g，每天服 2 次，空腹蛋汤送服，对修复溃疡有良好的疗效。

六、胃下垂

胃下垂是指整个胃的位置低于正常解剖位置，严重者可垂入盆腔。其病因主要与患者体形消瘦或胸腹肌张力不足导致胃部支撑力减弱相关。中医学认为胃下垂属脾虚气陷证，因中气不足、升举无力所致，临床表现为体质虚弱、食欲减退、腹部隐痛，严重者可伴恶心呕吐、便秘，部分患者因长期不适出现失眠、焦虑等精神症状，治疗当以补中益气为原则。

【针灸取穴】

主穴：百会、膏肓、中脘、气海、腹哀。

配穴：中枢、脾俞、胃俞、天枢、足三里。

【针灸措施】

百会针刺并小艾炷灸1~3壮。膏肓小艾炷灸5~7壮。中脘、气海、腹哀温针灸。中枢、脾俞、胃俞针刺后拔罐。天枢、足三里针刺，留针20分钟。

【按语】

胃下垂的治疗核心在于益气补脾。艾灸膏肓可增强体质，配合食疗效果更好，食疗方如下：生白术400g，猪肚1只（洗净）。白术用清水冲洗后填入猪肚内，缝合切口后放入瓦罐，加水浸没猪肚，文火慢炖8小时。取出白术焙干研粉密封保存。先分次食用猪肚及汤汁，随后每日吞服白术粉5g，连服至药尽。通常一料（约400g白术）即可显著改善胃下垂症状。若中气亏虚严重，可用红参15g，黄芪30g，未产蛋小母鸡1只共炖，每周食用1只，耐受良好者可连续食用4~5只。

七、慢性结肠炎

慢性结肠炎可由免疫异常、肠道慢性感染（如结核分枝杆菌感染）、慢性菌痢等引发，亦可由急性肠炎迁延转化导致。其病常反复发作，多数患者表现为凌晨4~5点腹泻（五更泻），炎症主要累及直肠、乙状结肠，严重者可波及全结肠，临床以腹痛、腹泻、里急后重、低热、贫血、消瘦为主要表现，病程迁延顽固，对人体危害显著。

【针灸取穴】

主穴：天枢、气海、上巨虚。

配穴：下脘、神阙、腰阳关、大肠俞。

【针灸措施】

天枢、气海、下脘、上巨虚温针灸。神阙隔蒜灸。天枢、气海各小艾炷灸5~7壮。腰阳关、大肠俞针刺并小艾炷灸1壮。

【按语】

针灸对多数慢性结肠炎有效，可配合内服仙鹤草60g，红枣10枚，煎汤代茶饮。若为霉菌性结肠炎，可研苦参粉 2g，与云南白药胶囊（2 粒）粉末拌匀后吞服，每日 2 次。确诊结核性结肠炎者需规范服用利福平抗结核治疗，疗程至少半个月。

八、痢疾

痢疾属于肠道传染病，根据病原体不同分为两类：一为痢疾杆菌引起的细菌性痢疾，二为阿米巴原虫引起的阿米巴痢疾。两类疾病症状高度相似，均表现为腹泻频繁、里急后重、排红白相间脓血便及恶臭大便，急性期可伴发热、腹痛。粪便镜检可见大量红细胞、白细胞或脓细胞；阿米巴痢疾患者粪便中可检出阿米巴滋养体或包囊。

【针灸取穴】

主穴：天枢、气海。

配穴：长强、手三里、足三里。

【针灸措施】

针刺天枢、气海并小艾炷灸 7 壮。针刺长强、手三里、足三里，各留针 20 分钟。

【按语】

痢疾多呈持续性发作，治疗以抗生素为主。阿米巴痢疾可联用抗阿米巴药物。部分阿米巴痢疾患者因病程迁延，症状控制较困难。针灸治疗观察显示，小艾炷灸对细菌性痢疾及阿米巴痢疾的临床症状有显著缓解效果，可减轻患者每日腹泻频次及里急后重感。

针对阿米巴痢疾，可配伍以下验方：鸦胆子 30g（捣碎去壳，用餐巾纸吸去油质），乌梅 60g（温水浸泡去核），赤石脂 60g，食盐 10g，加适量米饭共捣成泥状，搓制成绿豆大小药丸，每次吞服 15~30 粒，每日 3 次，空腹温水送服。服用鸦胆子油亦有帮助。

九、慢性腹泻

慢性腹泻是消化系统常见疾病，表现为每日排便次数增多、粪便稀薄不成形，可含脂肪颗粒、未消化食物或脓血。其病因复杂，主要分为以下 6 类：

胃源性腹泻：因胃酸分泌过多、胃黏膜炎症或胃排空过快等胃部疾病，导致胃内容物快速进入肠道引发腹泻，常伴胃胀、胃痛、反酸、嗳气等上消化道症状。

肠源性腹泻：包括肠道炎症（如结肠憩室、息肉）、免疫性疾病（如过敏性肠炎、克罗恩病）等，此类腹泻迁延难愈，患者多体质虚弱、消瘦。

消化不良性腹泻：因肝脾功能异常（如胆汁分泌不足、双糖酶缺乏等）导致消化吸收障碍，引发高渗性腹泻。

内分泌性腹泻：因甲状腺功能亢进症、糖尿病、慢性肾上腺皮质功能减退等内分泌疾病，造成激素水平紊乱、消化吸收功能失调，导致腹泻。

肿瘤相关性腹泻：因肠道肿瘤、淋巴瘤等浸润或破坏肠黏膜，引发糜烂、溃疡及腹泻，晚期患者常伴腰骶部酸重感及恶病质。

功能性腹泻：情绪波动诱发的肠易激综合征，肠镜检查无器质性病变。

治疗需结合病史与脏腑功能评估，在控制腹泻的同时兼顾相关脏器功能调节。

【针灸取穴】

主穴：天枢、气海、神阙、手三里、足三里。

配穴：兼胃病配中脘、梁丘、胃俞、脾俞；兼免疫性疾病配大椎、膏肓、建里、关元；兼肝脾疾病配肝俞、至阳、痞根、章门；兼内分泌疾病配百会、膏肓、京门、内关；肿瘤相关性腹泻配腰阳关、大肠俞、丰隆、筑宾；功能性腹泻配百会、神门、三阴交。

【针灸措施】

主穴针刺，可结合温针灸、小艾炷灸，神阙隔蒜灸。配穴背俞穴可小艾炷灸、拔罐，其余配穴以针刺留针为主。

【按语】

慢性腹泻病程长，治疗时应注重观察患者的舌质和舌苔，以判断其脾胃功能强弱，可适当配参苓白术散之类以健脾利湿。如果每天大便次数3次以上，可配少量蒙脱石散控制，主要针对原发性疾病来针对性治疗腹泻。

十、胃肠神经症

胃肠神经症是一组以胃肠道症状为主的综合征，主要表现为功能性胃肠紊乱，但检查无明确器质性病变，临床常见症状包括梅核气、弥漫性食管痉挛、食管贲门失弛缓症、频繁嗳气（神经性吞气症）、厌食、恶心、上腹饱胀、肠鸣、腹泻、腹痛、便秘及肠易激综合征等。此类疾病多与精神因素相关，常伴随神经症其他表现，如疲倦、头痛、记忆力减退、失眠、多梦、心悸、心烦，女性可见月经不调，男性可伴遗精等。因症状多样且易合并存在，诊疗时需根据患者主诉动态调整穴位与干预方案。

【针灸措施】

主穴：百会、大椎、腰阳关、中脘、天枢、关元、神门、三阴交。

配穴：膏肓、胃俞、大肠俞、神阙、合谷、太冲。

【针灸措施】

中脘、天枢、关元温针灸。百会、神门、三阴交、合谷、太冲针刺，留针 20 分钟。百会、神阙温和灸。大椎、腰阳关、胃俞、大肠俞针刺后拔罐。膏肓拔罐或小艾炷灸 1 壮。

十一、消化系统疾病手术后康复

消化系统疾病手术（如肿瘤切除或其他手术）后的康复对患者整体健康至关重要，重点在于促进水肿和瘀血消退，加速创面愈合及促进手术区域血供重建。临床观察表明，针灸对术后消化功能的恢复具有显著效果，尤其在缓解呕吐、胃肠胀气、便秘、消瘦、贫血等症状方面作用独特。一般建议术后半个月至 1 个月配合针灸干预，选取手术区域周围腧穴施治，无明显不良反应。

【针灸取穴】

主穴：梁门、肓俞、气海。

配穴：百会、内关、足三里。

【针灸措施】

肓俞、梁门、气海温针灸或温和灸。百会、内关、足三里针刺，留针 15 分钟。

十二、呃逆

呃逆是由膈肌痉挛引发的病症，偶发者可自愈，如饮用温糖水缓解，但也有频繁发作或持续不止者，需要对症治疗。其主要病因如下：

原发性呃逆：多与寒冷刺激、吞入空气相关。

继发性呃逆：常见于胃肠神经症、胃炎、胃扩张、消化系统疾病手术后。

危重病症相关的呃逆：癌症晚期、脑卒中、肝硬化、尿毒症等可诱发顽固性呃逆，表现为昼夜发作或间歇性发作，病程可达数月。

临床治疗中，针灸对多数呃逆有疗效，能有效缓解或消除症状，尤其对功能性与轻中度器质性呃逆效果显著。

【针灸取穴】

主穴：内关、中脘、足三里。

配穴：翳风、膈俞、至阳、耳穴（膈、交感、神门）。

【针灸措施】

针刺中脘、内关、足三里。中脘用温和灸，内关要求针感向心性传导，隔 10 分钟运针 1 次，直至呃逆完全停止。留针时间可达 1 小时以上。针刺半小时还没有缓解者，针刺翳风、膈俞、至阳，膈俞、至阳拔罐，两侧耳穴磁珠贴压。

【按语】

呃逆治疗需区分病因：晚期肝病、肿瘤等器质性病变所致呃逆多反复发作；其余病因引起的呃逆应积极采取针灸干预。临床观察显示，针灸对脑出血后连续数日的呃逆，可快速缓解症状。针对顽固性呃逆，可采取以下措施：

穴位注射：中脘、足三里穴位注射盐酸消旋山莨菪碱注射液 1mL。

中药煎服：丁香 5g，柿蒂 10g，南瓜蒂 10g，煎剂口服。

食疗辅助：气虚体弱者可用人参炖汤，频饮。

基础护理：针刺期间每日频饮温开水。

十三、便秘

便秘指两次排便间隔超过 48 小时，或长期存在排便困难、粪便量少，甚至依赖泻药、栓剂或灌肠方才能排便的疾病。其病因如下：

神经功能障碍：如中风后帕金森综合征、脊髓损伤等导致的神经传导异常。

肌力衰退：中老年慢性疾病患者便秘多因饮食摄入不足、津液亏虚，腹肌、肠肌、肛提肌及肠壁平滑肌收缩力减弱。

习惯性便秘：长期工作压力、作息紊乱导致粪便在直肠滞留时间过长，水分过度重吸收引发干结。

局部器质性病变：直肠炎症、息肉、痔疮或结肠肿瘤等造成肠道狭窄。

药物性便秘：部分药物的不良作用导致便秘。

综上，便秘常为多因素共同作用的结果，治疗需系统纠正相关致病因素。

【针灸取穴】

主穴：大横、气海、支沟、照海。

配穴：腰阳关、大肠俞、长强、承山。

【针灸措施】

大横、气海、支沟、照海、腰阳关、大肠俞、长强、承山针刺，留针 20 分钟，并在腰骶部拔罐。

【按语】

针灸可刺激结肠蠕动，改善便秘。日常可早晚顺时针按摩脐周 50 次，每次大便后用水冲洗肛门，防治痔疮或肛裂。治便秘验方：取鸡冠油（猪肺上叶边缘的脂肪带）50g，加红枣 10 枚同煮半小时，喝汤吃红枣，每天 1 次，连吃 1 周。

十四、慢性胆囊炎

胆道系统的感染、梗阻，胆道蛔虫病，胆汁反流及精神刺激会影响胆汁排空，导致胆囊炎，慢性胆囊炎是胆囊疾病中的常见病，患者常有腹胀、上腹或右上腹持续性钝痛、胃灼热、嗳气、泛酸、口苦等胃肠道症状，以及右肩胛区胀痛。胆囊炎急性发作时，右上腹剧烈疼痛，恶心呕吐，临床中容易与胃肠疾病混淆。

【针灸取穴】

主穴：上脘、承满、内关、胆囊穴。

配穴：至阳、胆俞、耳穴（肝、胆、三焦、交感）。

【针灸措施】

上脘、承满、内关、胆囊穴针刺，留针 20 分钟，取胆囊穴要反复按压找到反应点。至阳、胆俞针刺并小艾炷灸 1 壮，或拔罐。耳穴磁珠贴压。

【按语】

慢性胆囊炎应积极治疗，以免形成结石或息肉。腹胀痛不适可服胆益宁或紫荆根 1g 泡水饮用。耳穴磁珠贴压对胆囊疾病有一定疗效。

十五、慢性肝炎

慢性肝炎的诊断标准为肝脏炎症及肝细胞坏死导致肝功能异常持续超过 6 个月，好发于青壮年人群。其病因主要包括乙型病毒性肝炎、非甲非乙型肝炎（如丙型肝炎等），部分患者无明确肝炎病史，仅于体检时发现肝肿大及肝功能异常，起病隐匿，临床表现多样：

全身症状：身体疲乏、食欲减退、恶心、腹胀、大便频次增多且溏薄不成形。

体征表现：双小腿酸软、失眠、低热、肝区隐痛或不适。

特征性体征：面色晦暗、巩膜黄染、蜘蛛痣及肝掌等。

治疗期间需定期监测肝功能相关指标变化，以评估病情进展。

【针灸取穴】

主穴：肝俞、胆俞、章门、上脘、梁门、内关、阳陵泉。

配穴：大椎、膏肓、肾俞、期门、天枢、气海、合谷、太冲。

【针灸措施】

肝俞、胆俞、章门针刺后各麦粒灸 1~3 壮。大椎、膏肓、肾俞拔罐。上脘、梁门、内关、阳陵泉、期门、天枢、气海、合谷、太冲针刺，留针 20 分钟。

【按语】

慢性肝炎患者要多吃各种维生素和肌苷，以促进肝细胞恢复。转氨酶持续升高者，服双环醇片；黄疸型肝炎可用马蹄金 60g 煎服。

十六、脂肪肝

脂肪肝常见于形体肥胖、合并高脂血症及高胆固醇血症人群，此类患者常存在脂肪代谢功能障碍，主要表现如下：

代谢异常：大便溏薄不成形、排便频次增多、黏腻附着马桶。

皮肤表现：部分患者易发痤疮，皮肤散在分布花斑样色素沉着。

生化指标异常：血清转氨酶间歇性升高、铁蛋白水平高于正常值。

治疗需以减重及代谢调节为核心。①生活方式干预：控制饮食、增加运动以减轻体重。②针灸辅助：针灸可调节脂质代谢酶活性，改善脂肪堆积及代谢紊乱。

【针灸取穴】

主穴：上脘、中脘、下脘、承满、梁门、滑肉门、肓俞、大横、大巨、水道、中极、章门。

配穴：至阳、中枢、悬枢、腰阳关、三焦俞。

【针灸措施】

腰背部腧穴针刺后拔罐。腹部腧穴针刺后接电针，起针后沿带脉拔罐。

【按语】

脂肪肝患者要求注重饮食和运动，可长期用荷叶 20g，山楂 20g，丹参 20g，水煎代茶饮。

十七、肝硬化

肝硬化是由多种病因长期作用导致的肝脏进行性、弥漫性病变，表现为肝细胞广泛变性、坏死，伴随纤维组织广泛增生及再生结节形成，最终破坏正常肝小叶结构及血管系统，使肝脏逐渐变形、变硬。其主要病理特征包括肝功能减退与门静脉高压。

尽管肝硬化病因复杂，但核心致病因素包括：慢性肝炎、酒精性肝病、营养不良、心力衰竭及肝静脉阻塞综合征等。由于肝脏具备强大的再生与代偿能力，早期干预（如改善肝脏循环、补充支链氨基酸及维生素等营养支持）对延缓病情进展、减轻纤维化程度具有重要作用。针灸可通过调节胃肠功能、促进代谢及改善微循环等机制辅助治疗。

【针灸取穴】

主穴：膈俞、肝俞、三焦俞、章门、水分、天枢、气海、建里。

配穴：膏肓、肓俞、中脘、曲池、足三里、三阴交。

【针灸措施】

建里穴注射维生素 B_{12} 注射液 0.5mg×1mL，隔日注射 1 支，10 支为 1 个疗程。其余诸穴均予小艾炷灸 1 壮，每天灸 1 次，连续灸 1 个月为 1 个疗程，休息 1 周，视病情进行第 2 个疗程治疗。

【按语】

肝硬化者可每天蒸 3~5 条泥鳅食用，以补充蛋白。维生素、肌苷有利于肝细胞再生。可常服小蓟 50g，马蹄金 30g，半边莲 30g，水煎频饮。还可用丹参磨粉，每次吞 5g，每天 2 次，改善肝功能。

十八、脾功能亢进症

脾功能亢进症（脾亢）是一种综合征，可分为原发性脾亢与继发性脾亢。继发性脾亢的常见病因包括感染（如结核、疟疾）、门静脉高压、免疫性结缔组织病、血液系统疾病（如骨髓增生症）、淋巴瘤及白血病等。原发性脾亢通常无症状，多于体检时发现；有症状者表现为腹部不适、纳差、左侧卧位不适等。脾脏具有储存血液、髓外造血及调节淋巴免疫等作用，对维持血液系统稳态至关重要。临床上，血小板减少症、全血细胞减少、出血性紫癜、过敏反应及免疫功能低下等与脾亢密切相关。针灸对脾亢及相关症状具有辅助改善作用。

【针灸取穴】

主穴：痞根（经外奇穴，位于第一腰椎棘突下旁开 3.5 寸）。

配穴：章门。

【针灸措施】

痞根、章门各化脓灸 7 壮，灸后贴灸疮膏。

【按语】

原发性脾亢者，单纯化脓灸即可。继发性脾亢，在针对病因的治疗中，配合针灸能起到一定帮助。肝炎引起的脾亢，可配验方：土茯苓 30g，丹参 30g，川芎 12g，紫草根 15g。连服 3 个月。

十九、慢性胰腺炎

急性胰腺炎的诊断标准为急腹症患者血淀粉酶及尿淀粉酶水平显著升高。慢性胰腺炎则表现为反复发作、轻重不等的腹痛、呕吐等症状，且多次检测淀粉酶持续升高，病程迁延可有数年。该病属于胰腺的慢性实质性炎症，病程迁延难愈，难以根治，后期易出现多种并发症。临床观察显示，针灸治疗慢性胰腺炎可显著缓解疼痛，降低复发频率，疗效较为满意。

【针灸取穴】

主穴：胰俞、胆俞、至阳、巨阙、不容、梁丘、内关。

配穴：三焦俞、天枢、温溜。

【针灸措施】

胰俞、胆俞、至阳、三焦俞针刺后拔罐或小艾炷灸 1 壮，巨阙、不容、梁丘、内关、天枢、温溜针刺并留针 20 分钟。

【按语】

慢性胰腺炎患者严禁饮酒和暴饮暴食，可用威灵仙 10g 煎服，每天 1 次，10 天为 1 个疗程，结合服用维生素 A、维生素 D、维生素 E 对胰腺有益。

二十、脱肛

脱肛（直肠脱垂）常见于长期营养不良、年老体弱、慢性便秘或腹泻、前列腺肥大、慢性咳嗽、有腹部手术史的人群，多因肛提肌及盆底筋膜薄弱、肌肉松弛导致。乙状结肠下移使直肠末端黏膜及肠管脱出肛门外，轻者仅在排便时脱垂并可自行还纳，重者于咳嗽、打喷嚏、行走或劳动时稍增腹压即脱出，需手法复位，常伴下腹胀痛。长期脱垂可致直肠黏膜损伤，黏液渗出引发不适。中医学认为脱肛属体虚中气下陷证，治以益气升提法。

【针灸取穴】

主穴：百会、大肠俞、长强。

配穴：腰阳关、承山、气海、府舍。

【针灸措施】

百会针刺后小艾炷灸 5~7 壮。针刺腰阳关、大肠俞、长强、承山留针 20 分钟，长强用 2 寸针深刺 1.8 寸，出针后腰阳关、大肠俞艾炷灸 3~5 壮。气海、府舍针刺，出针后气海小艾炷灸 5~7 壮。

【按语】

患者应常做提肛动作，配服补中益气丸。

二十一、肠风泻血（便血）

肠风泻血为梁桢所定病名。我（梁德斐）12 岁随父（梁桢）出诊时，曾遇一名20岁青年患者，他常年便血，形体消瘦，发育不良。患者自述排便时可见暗红或鲜红色血液，但无痔疮、肛裂及其他器质性病变。患者经父亲治疗后痊愈，婚育正常。

【针灸取穴】

膏肓、下髎、长强、承山、二白、足三里。

【针灸措施】

膏肓化脓灸7壮。下髎、长强、承山、二白、足三里针刺，留针20分钟。

【按语】

治疗时可结合鸡眼草（俗称"夜闭草"）60g煎服。

二十二、痔疮

痔疮是肛管直肠黏膜下的痔内静脉丛扩大曲张形成的静脉团块，因常伴肿痛、瘙痒、渗液、出血等类似疮疡的临床表现而得名。该病素有"十人九痔"之说，成人发病率较高，临床分为内痔、外痔、混合痔三类。其诱发因素包括久坐、过劳、嗜酒、嗜食辛辣、慢性腹泻、长期便秘及妊娠等。

【针灸取穴】

长强、承山、二白、龈交。

【针灸措施】

长强（用2寸针）、承山、二白针刺，留针20分钟，出针后点刺龈交。

【按语】

长期便秘或肛裂可影响肛门齿状线舒缩功能及局部血液循环。肛裂后易继发感染、肿胀、疼痛，进而诱发痔疮。无论排便频次如何，便后及时清洁肛门、保持肛周卫生是促进排便通畅、降低痔疮发生风险的关键措施。若肛裂伴出血、疼痛，清洁后建议外敷红霉素软膏预防感染。

针对痔疮（内痔、外痔），针刺治疗时可配服乙字汤：大黄9g，柴胡15g，升麻6g，生甘草12g，黄芩9g，当归18g，水煎服。

二十三、胆石症

胆石症包括胆囊结石、胆总管结石、肝内胆管结石等，其成因涉及胆红素或胆固醇代谢异常、胆汁成分改变、胆汁淤滞、胆囊慢性炎症、细菌感染及胆道异物（如蛔虫卵）等。该病可发生于胆管系统任一部位。胆囊管结石可能无症状，仅于摄入油腻饮食后出现胃灼热、嗳气、泛酸、腹胀等消化不良症状；当结石移行嵌顿胆道时，常引发胆绞痛，表现为持续性钝痛并逐渐加重，甚至导致难以忍受的剧痛，疼痛多位于中上腹或右上腹，可放射至右肩背部，伴恶心、呕吐。

对于多发性小结石、泥沙性胆结石，或胆石症临床症状较轻、无症状者及年轻体弱患者，无论结石数量，均可在保守治疗中采用针灸排石。

【针灸取穴】

主穴：耳穴（肝、胆、胰、胃、十二指肠、内分泌、交感、皮质下、神门、迷根）。

配穴：至阳、肝俞、胆俞、中脘、胆囊穴。

【针灸措施】

一侧耳郭按上述耳穴位置找出敏感点后常规消毒，磁珠贴压，两天换1次耳贴，治疗期间嘱患者自行按压，同时配合单足跳跃或肝胆区按摩。至阳、肝俞、胆俞后拔罐，中脘、胆囊穴针刺，留针20分钟。

【按语】

胆结石患者若合并生化指标异常需及时干预。针灸治疗期间可配合以下验方：

验方一：虎杖30g，金钱草30g，鸡内金10g，郁金10g，柴胡10g，枳壳10g。水煎服，每日1剂，连续服用3个月以上。

验方二（消石散）：核桃仁500g，鸡内金100g，冰糖250g，麻油250mL。①鸡内金研磨成粉，核桃仁碾碎。②麻油入锅加热，加入冰糖后倒入核桃碎与鸡内金粉，充分搅拌均匀。③待混合物冷却后密封储存。每次取2匙（约10g）温水送服，每日2次。

二十四、胆道蛔虫病

胆道蛔虫病是蛔虫侵入胆道引发的急性腹痛的疾病，多见于儿童及青壮年，农村地区高发。其典型表现为突发上腹部绞痛或钻顶样剧痛，呈阵发性加剧，可向右肩胛或右肩部放射，常伴恶心呕吐，偶见吐出蛔虫或鼻孔瘙痒、睡眠磨牙、唇内粟粒状白斑及巩膜黑斑，粪便检出虫卵可确诊。胆道蛔虫病若继发感染，可见发热及白细胞升高。

胆道蛔虫病发病机制与蛔虫习性相关：蛔虫喜碱避酸，当从肠道窜入胃部时，易误入碱性胆管引发嵌顿。20 世纪 60~70 年代，梁桢诊治此类患者多例，均采用针灸联合驱虫疗法，疗效显著。

【针灸取穴】

胆囊穴、内关、中脘、鸠尾、阳陵泉。

【针灸措施】

鸠尾、胆囊穴、内关、中脘针刺，间歇性提插捻转行针，不拘泥留针时间，直到腹痛完全停止。治疗期间腹痛缓解时，给予米醋 30mL 顿服或阿司匹林 2 片顿服。如腹痛频繁不止，在阳陵泉穴注射盐酸消旋山莨菪碱注射液 1mL，服驱虫药消灭蛔虫。

【按语】

蛔虫侵入胆管时，通过针刺括约肌及喝米醋加强胃酸浓度，可促使蛔虫退离胆道。若蛔虫持续深入胆管，可能因嵌顿无法退出而死亡。蛔虫具有沿原路径活动的习性，为防止残留虫卵孵化后复发，需每年规律驱虫 1 次，连续实施 3 年。

二十五、阑尾炎

阑尾炎，属于中医学肠痈范畴，其病因多为粪石、寄生虫或食物残渣阻塞阑尾腔，引发管腔狭窄、梗阻或混合感染，导致管壁急性炎症甚至穿孔。炎症可向邻近组织蔓延或血行播散。典型表现为：初始上腹或脐周持续性钝痛，逐渐转移至右下腹固定，伴恶心呕吐、便秘或腹泻，右下肢伸直时疼痛加剧。查体可见右下腹麦氏点压痛及反跳痛阳性。

治疗方面，无论是手术还是保守干预，均可辅以针灸镇痛，针灸有助于缓解炎症反应。

【针灸取穴】

阑尾穴、上巨虚、大横、承山、麦氏点（阑尾点）。

【针灸措施】

阑尾穴、上巨虚、大横、承山针刺，留针 30 分钟至 1 小时，麦氏点隔蒜灸，以患者感觉灼痛、皮肤潮红为度。

【按语】

针灸治疗的同时可服用中药。

阑尾炎基础方：红藤 60~90g，紫花地丁 30g。煎服。

化脓性阑尾炎验方：败酱草 20~30g，金银花 12g，蒲公英 12g，紫花地丁 12g，龙葵 15g，红藤 30g，鸡蹼（一包针）15g，半边莲 12g，筋骨草 12g。煎服，连服 7 天。

二十六、呕吐

呕吐可分为功能性呕吐与器质性呕吐两类。功能性呕吐常见于晕动症（因乘车、乘船、飞行导致）、精神刺激（如嗅觉或视觉不适）等，多为一过性反应；器质性呕吐需排查贲门痉挛、幽门痉挛、妊娠反应（育龄女性需优先考虑）、小儿肠套叠等病理因素。中医学中，有声有物为呕，无声有物为吐，有声无物为干呕，但呕、吐临床多合并出现，统称呕吐。呕吐需警惕脑部疾病（如脑肿瘤、脑膜炎）及前庭功能障碍（如梅尼埃病）引发的剧烈呕吐。呕吐无论病因是什么，治疗均需优先控制症状。针灸可通过调节胃肠功能、平衡前庭反射等机制快速缓解呕吐，常作为辅助疗法应用于急慢性呕吐。

【针灸取穴】

主穴：百会、内关、中脘。

配穴：天突、足三里、耳穴（胃、食道、交感、神门、皮质下）。

【针灸措施】

百会、内关、中脘、天突、足三里针刺。温和灸中脘。两耳耳穴同时磁珠贴压。

二十七、肠粘连

肠粘连多因腹膜炎或腹部手术史引发，可导致胃、空肠形成肠瘘，造成空置肠祥、浆膜损伤及纤维素渗出，进而引发肠管粘连、肠动力障碍或部分肠梗阻等盲祥综合征。此类疾病可致结肠内容物反流至胃及空肠，引发小肠内细菌过度繁殖，临床表现为腹部不适、脐周绞痛、腹胀腹泻、营养不良及体重下降，严重者可出现肠梗阻典型症状（痛、呕、胀、闭）。师怀堂的透针松解法可通过调整肠道解剖位置、恢复肠管动力及改善吸收功能，缓解该病病理状态。

【针灸取穴】

主穴：气海、关元、中极、外陵、水道、归来、肓俞、天枢。

配穴：大肠俞、小肠俞、手三里、足三里。

【针灸措施】

采用师怀堂透针松解法。

主穴（透穴）搭配：①气海透关元。②关元透中极。③外陵透水道。④水道透归来。⑤天枢透肓俞。

具体操作：先用 2~2.5 寸针灸针刺入一穴达脂肪层后，针尖对准所透穴方向并斜刺至该穴，然后顺时针方向不停转动针柄，让皮下组织和肌纤维缠住针身，感觉转不动时固定片刻，然后突然松手让所缠组织一下子松解。重复上述操作。如此操作，每穴 3~5 次。

配穴操作：手三里、足三里针刺，留针 20 分钟。大肠俞、小肠俞针刺后拔罐。

结 语

脾胃乃后天之本，其强弱直接影响正气盛衰与抗病能力。人体半数脏腑参与消化功能，消化系统各器官关联密切，常相互影响。消化系统慢性疾病多涉及多脏器病变，治疗需分清主次，兼顾全局，把握诊治关键。

1. 望、问、触叩是消化系统的基本诊断法

望诊：观察形体胖瘦、面色润燥，初步判断脾胃功能与代谢状态，舌质与舌苔是望诊的核心诊断指标：舌淡白，表明气血不足，吸收功能差；舌苔厚腻，则为代谢功能障碍。躯干部位出现痤疮、局限性花斑，均为脾虚湿困之象。应结合生化指标异常定位相关脏腑，针对性干预。

问诊：主要问腹痛、腹胀、嗳气、泛酸、呕吐、口苦、大便次数、溏结等的发生时间、频率、程度。一般来说，腹胀痛、嗳气多、喉中灼热或有梗阻感属上焦病症；腹痛、腹胀、口苦、泛酸，或呕吐、食欲不振属中焦病症；以小腹胀痛为主，大便不正常，矢气多，多属下焦病症。

触叩诊：腹部触诊是内科检查消化系统疾病的常规手段。触诊定位不适

区域，叩诊验证病灶。对于急腹症、肝胆病或腹水患者，可根据腹肌紧张度、叩诊音及触感硬度辅助诊断，为针灸选穴提供依据。

2. 消化系统疾病针灸方案

上焦疾病相对单纯，可以根据病变情况选取相应腧穴。如口腔溃疡选地仓透颊车；食管与贲门疾病选天突、人迎、手三里、足三里等。一部分上焦疾病与免疫功能低下、情志因素等有关，需要分析病因，选取与病因相关的腧穴治疗。

中焦是消化系统的核心区域，涉及多个脏器，疾病复杂多变。因此，选穴和治疗需要掌握以下几个方面。①慢性疾病可选取对应背俞穴，针刺后加小艾炷灸或化脓灸加强作用。②选穴注意腹部触叩诊与疾病相统一，可用针刺结合温针灸或小艾炷灸。③多数中焦疾病可选章门针刺结合小艾炷灸。章门是脏之会穴，脾之募穴，位于肝、脾、肾、胰内脏下缘，针灸章门可调节这些脏器的功能。章门治疗胃溃疡有特效，可以结合小艾炷灸或化脓灸。④消化系统疾病急性发作时，先取特定穴。如胃痛取梁丘，呕吐取内关，呃逆选翳风，嗳气选太冲，胃食管反流选天突等，以缓解或消除症状。⑤由肝胆疾病引起的消化系统疾病，治疗重点应放在治疗肝胆病上，才有可能改善整个消化系统情况，而不是单纯治疗肠胃症状。

下焦疾病可能是单纯的肠道疾病，也可能是因中焦疾病引发的肠道疾病。单纯的肠道疾病，可选天枢，天枢虽是大肠之募穴，但可双向调整肠功能，偏于补益，对便溏、大便次数多、吸收不良等宜用灸法；对大便秘结（腑实证），需要通利的疾病，应取大横，此穴偏于泻，宜针。腰骶部神经对肠功能有支配作用，治疗时也可在腰骶部选穴针灸。

消化系统疾病手术治疗较多，手术后，结合针灸进行康复有利于内部创面修复。针灸针很细，刺到手术附近组织不会产生不良反应，而且可使诸多症状在短期内改善，这一点在临床中已经得到证实。

3. 消化系统疾病防治

消化系统疾病与饮食相关，治疗中要了解患者的饮食情况，劝诫患者改善饮食习惯，把住病从口入这一关。

饮食时，食道黏膜对冷热刺激不敏感，因此食道疾病患者，要嘱其饮食不宜过热，以防烫伤食管；胃对冷刺激敏感，尤其在胃黏膜存在损伤时，冷饮会刺激胃神经，使胃处于不适状态，影响胃的功能。所以胃要以温热加以保护，平时可多用温和灸法。

肝胆疾病患者一定要忌烟忌酒，忌食不利于肝胆的食品，一定要重视不正常指标的控制，这样可控制和减少病情的发展。

消化系统疾病，不论哪一脏腑有急性症状发作，均要针灸结合并针对性用药进行控制。

消化系统疾病合并免疫性疾病、贫血，或因其他疾病导致消化系统症状，治疗要考虑全身性调理。

第四节　泌尿系统疾病

一、慢性肾小球肾炎

慢性肾小球肾炎（简称"慢性肾炎"）是以双侧肾脏的肾小球病变为主的一组常见肾脏疾病。该病病因尚不完全明确，与免疫遗传、代谢异常或中毒等因素相关，感染为重要诱因，根据起病方式可分为原发性肾小球肾炎（如肾小球轻微病变、局灶性／节段性或弥漫性膜性肾小球肾炎、毛细血管内皮增生性肾炎、硬化性肾炎及新月体性肾炎等）和继发性肾小球肾炎（继发于系统性疾病或感染后）。该病临床起病隐匿，病程迁延，多见于中青年男性，表现为全身浮肿、大量蛋白尿、镜下血尿、血浆白蛋白降低、血胆固醇及类脂质升高、高血压及进行性贫血，常伴乏力、腰部酸痛及不同程度肾损害。病情可持续数年至十余年，最终进展至肾功能衰竭。早期干预以延缓病程为核心目标，针灸治疗可辅助缓解腰部酸痛、水肿，并调节免疫功能。

【针灸取穴】

主穴：肾俞、命门、肓俞、关元、膏肓、尺泽、阴陵泉、京门。

配穴：太阳、合谷、太冲、三阴交、耳穴（肾、膀胱、肾上腺、皮质下、交感、神门）。

【针灸措施】

针刺肾俞、命门、京门、肓俞、关元、尺泽、阴陵泉、太阳、合谷、三阴交、太冲留针20分钟，出针后可在督脉、膀胱经上选穴拔罐，然后肾俞、命门、京门、膏肓、关元各小艾炷灸 1 壮。耳穴磁珠贴压，两耳交替，2 天换 1 次。

【按语】

慢性肾炎配合针灸，症状可得到改善。针灸可配服肾复康验方：马蹄金 30g，土茯苓 30g，益母草 30g，茅根 30g，槐花 10g，藿香 10g。每天 1 剂煎服。

慢性肾炎伴高血压者，筋骨草磨粉，每次吞服 10g，每天 2 次。

二、肾盂肾炎

肾盂肾炎是发生于肾脏肾盂部位的炎症性疾病，女性发病率较高，主要由大肠杆菌感染引起。其发病机制主要包括细菌经尿道入侵后沿输尿管上行至肾盂，或因尿路梗阻（如结石、前列腺肥大）导致尿潴留，细菌在潴留尿中繁殖致病。

急性肾盂肾炎起病急骤，轻者仅累及肾盂黏膜，重者可出现肾盏扩张伴梗阻，病理特征包括肾盂黏膜充血、水肿、增厚，部分肾乳头坏死，肾脏肿大，间质水肿及瘢痕形成，髓质为病变主要累及部位。临床表现通常包括高热、寒战、头痛、全身酸痛、腰痛（多为钝痛或酸痛）、少腹绞痛（可向输尿管走行方向放射）、肾区叩击痛、肋脊角压痛等症状。此外，还可能出现尿频、尿急、尿痛及排尿不尽感，以及食欲不振、恶心、呕吐等症状。

慢性肾盂肾炎半数以上由急性肾盂肾炎迁延而来，少数隐匿起病，临床特点包括乏力、间歇性低热、腰部酸胀痛、食欲减退、夜尿增多及尿后小腹不适，小便浑浊提示感染反复。双肾受累者可出现血清肌酐升高、高血压（与肾素－血管紧张素系统激活及血管病变相关）、肾小管酸中毒，晚期可进展至尿毒症、骨质疏松。

该病治疗难点在于复发风险高。肾盂肾盏瘢痕形成导致细菌潜伏；抗生素滥用易诱发耐药性；慢性炎症造成肾实质破坏、氮质血症及不可逆肾损伤。针灸可通过缓解腰酸腰痛及调节免疫功能辅助治疗，但需结合抗感染及病因治疗。

【针灸取穴】

主穴：京门、肾俞、腰阳关、膀胱俞、中极。

配穴：下脘、水道、血海、足三里、腕踝针穴区（下1、下2）、耳穴（肾、膀胱、内分泌、肾上腺）。

【针灸措施】

京门、肾俞、腰阳关、膀胱俞针刺后拔罐。京门、肾俞、腰阳关各小艾炷灸1壮。中极、下脘、水道、血海、足三里、腕踝针穴区（下1、下2）针刺，留针30分钟。耳穴磁珠贴压。

【按语】

临床中，腰酸、腰痛伴不明原因发热、乏力及轻度尿道症状且血压偏高者，需与普通腰痛、原发性高血压相鉴别，应反复进行尿常规及尿细菌培养以明确病因。确诊为慢性肾盂肾炎后，需指导患者注意以下事项：

①个人卫生：内裤清洁需彻底，擦拭肛门时从前向后操作，便后立即用水冲洗肛周。②生活方式：避免过度劳累，保证充足休息，多饮水、勤排尿。③局部护理：可用1∶5000高锰酸钾溶液清洗会阴部。④用药禁忌：避免使用肾毒性抗生素及其他肾损害药物。

针灸治疗可配合中药内服：马鞭草30~60g，生地榆30g，红枣5枚，水煎服，每日1剂。

三、膀胱炎

膀胱炎属于下尿路感染性疾病，病因包括细菌经尿道上行感染，或泌尿系统其他部位感染下行播散、被盆腔邻近器官炎症波及，以及膀胱受物理、化学因素（如导尿、药物刺激）等引发。其病理特征为膀胱黏膜充血、红肿，炎性细胞浸润，严重者可出现黏膜出血、溃疡或坏死。

该病临床表现以急性发作多见，突发尿频、尿急、尿痛、血尿或脓尿，伴小腹胀痛、膀胱区压痛及轻度腰痛，体温通常低于38℃。慢性膀胱炎症状较轻，但病程迁延难愈；若继发于肾盂肾炎急性发作，可合并全身症状（如发热、乏力）。女性发病率显著高于男性，与解剖结构及激素水平相关。

【针灸取穴】

主穴：次髎、中极、归来、腕踝针穴区（下1）。

配穴：肾俞、腰阳关、血海、束骨。

【针灸措施】

肾俞、腰阳关、次髎针刺并拔罐。中极、归来、血海、束骨、腕踝针穴区（下1）针刺，留针30分钟。

结　语

针灸治疗可配合中药内服，验方：车前草30g，萹蓄10g，瞿麦10g，凤尾草20g。煎服。

四、尿道炎

50%～70%的尿道炎由大肠杆菌、葡萄球菌等病原体直接侵入尿道引发感染导致，亦可继发于尿道口或尿道内梗阻（如结石、前列腺肥大）。单纯性尿道炎通常无全身症状，临床表现以尿频、尿急、排尿灼痛及排尿不畅为主，可伴脓尿、菌尿或血尿。男性急性尿道炎常见尿道分泌物黏附在尿道口，多由病毒（如腺病毒）、支原体（如解脲支原体）、衣原体（如沙眼衣原体）、真菌等非细菌感染所致；女性尿道炎分泌物较少，但发病率高于男性，已婚女性易反复发作。

【针灸取穴】

主穴：中极、血海、足临泣、次髎、会阳。

配穴：三阴交、腰阳关。

【针灸措施】

腰阳关、次髎、会阳针刺（用2寸针）并拔罐。中极、血海、三阴交、足临泣针刺，留针20分钟。

【按语】

尿道炎患者可用1∶5000高锰酸钾溶液清洗外阴。呋喃妥因片是治疗尿道炎的常用药物，服药后症状可迅速缓解，但部分患者易复发。临床观察显示，单味中草药直立过路黄（又名聚花过路黄）20g煎服，对部分尿道炎患者疗效显著且复发率较低。

五、泌尿系结石

泌尿系统结石是肾、输尿管、膀胱、尿道等泌尿系统各部位结石的统称。

其形成主要与尿液中钙、磷、胱氨酸、磷酸镁铵、草酸钙等晶体物质达到过饱和状态有关。其他促进因素包括尿液酸碱度异常、尿路保护性胶体物质减少、尿路感染或梗阻、细菌分解代谢产物、组织坏死及尿路上皮角化脱落等，这些因素可互为因果，共同导致结石的形成。

大多数结石起源于肾脏，微小结石可自行排出或滞留于肾盂、肾盏内并长期存在。无合并感染时，患者常无明显症状，或仅表现为腰部酸胀不适，偶见镜下血尿。当结石移动引发局部损伤、梗阻或继发感染时，则可出现阵发性或持续性绞痛，伴恶心、呕吐、大汗淋漓，严重者可发生虚脱。临床表现因结石部位不同而异：

肾盂或输尿管上段梗阻：肾区及侧腹腰部疼痛，可沿输尿管放射至腹股沟或大腿内侧，常伴血尿及继发性肾盂肾炎。

输尿管中下段梗阻：疼痛放射至下腹部及会阴部，右侧输尿管中段病变易与急性阑尾炎混淆。

输尿管膀胱壁段（下段）或尿道梗阻：排尿困难、终末血尿，伴明显膀胱刺激征（尿频、尿急、尿痛）。

【针灸取穴】

主穴：气海、天枢、水道、三阴交、中枢、京门、肾俞、膀胱俞、腰俞。

配穴：耳穴（肾、膀胱、三焦、肾上腺、交感、内分泌）。

【针灸措施】

针刺前结合冲击疗法，方法如下。

1.煎排石汤。排石汤组方：金钱草30g，石韦15g，车前子15g，瞿麦15g，萹蓄15g，滑石9g，桂枝6g，大黄（后下）9g。

2.用500mL水送服氢氯噻嗪75mg，15分钟后服排石汤，再等15分钟饮水500mL。

3.针刺天枢、气海、水道、三阴交，使针感向下放射。如有便意即出针小便，没有便意可留针15~20分钟，留针期间可行针加强刺激。

4.解小便后，针刺京门、中枢、肾俞、膀胱俞、腰俞，留针20分钟，留针期间可行针2次以加强刺激。

5.针刺完毕，在一侧耳进行磁珠贴压，嘱患者多饮水，做跳跃动作。如此针药结合治疗，每天1次，7天为1个疗程。

【按语】

对肾和肾盂部位 1cm 以下的小结石，可采用本法治疗，以防结石增大增多。治疗期间最好留置小便观察有无结石排出。

六、尿潴留

尿潴留是尿液无法排出而滞留于膀胱的疾病。膀胱感知尿液充盈后，通过神经信号传递至中枢系统，经分析后触发膀胱收缩及尿道协同动作，完成排尿过程。任一环节功能障碍均可导致排尿困难。

尿潴留病因多样，主要包括梗阻性因素和神经性因素。①梗阻性因素：前列腺增生、尿路结石、尿道畸形或狭窄、急性炎症、肿瘤压迫等。②神经性因素：中枢神经损伤（如脑血管意外、脊髓损伤）、外周神经病变（如腰骶部、盆腔手术，或麻醉后神经传导障碍），以及衰老导致的膀胱肌收缩力减弱。

中医学认为，根据临床表现，排尿困难，尿线细弱、滴沥不畅者为癃；病势急，完全不通，膀胱充盈至小腹者为闭，合称癃闭。

治疗尿潴留需优先解除急性症状，导尿是快速缓解的方法。长期管理目标为恢复自主排尿功能。针灸可通过促进神经传导功能重建、增强膀胱收缩力，改善尿路通畅性。临床观察显示，针灸对各类病因（如前列腺增生、神经源性膀胱）引起的尿潴留均有效，建议在尿潴留发生时尽早针灸介入，住院患者应同步实施针灸干预以提高疗效。

【针灸取穴】

主穴：腰阳关、膀胱俞、次髎、下髎、腰俞、气海、三阴交、关元、中极。

配穴：肾俞、水道、至阴、耳穴（膀胱、尿道、交感、肾、神门）。

【针灸措施】

先针刺腰阳关、膀胱俞、次髎、下髎、腰俞、肾俞，针感要强，最好针感向少腹放射，可留针 15 分钟，再针刺气海、水道、三阴交、至阴，留针 15 分钟。关元、中极温和灸，以皮肤潮红为度。耳穴用磁珠贴压。

【按语】

对尿潴留患者，应优先针刺腰骶部腧穴（如八髎、腰阳关），部分患者经腰骶神经刺激后可诱发排尿反射。腹部腧穴（如中极、关元）针刺需谨慎，未插导尿管者，膀胱高度充盈时盲目针刺易导致膀胱穿孔；已插导尿管者，应排空尿液后再行腹部针刺。

针对非神经损伤性尿潴留，可辅助使用活蚯蚓疗法：取活蚯蚓 10 条洗净，置杯中加白糖 2 匙，待其吐涎后死亡，捞出蚯蚓后取糖涎水口服，每日 1 次，连服 3~5 天。

七、尿失禁

尿失禁是指无法通过意识控制排尿，尿液自发流出的疾病。正常排尿依赖逼尿肌收缩与尿道括约肌松弛的协调作用。尿失禁临床分为真性尿失禁与假性尿失禁两类：

真性尿失禁：因膀胱或尿道括约肌损伤、中枢 / 骶神经病变（如脊髓损伤、马尾神经麻痹、脑卒中、多发性硬化症）导致排尿功能或神经支配完全丧失。常见于外伤、手术（如前列腺切除术、盆腔手术）、昏迷患者或神经系统退行性疾病。

假性尿失禁（压力性尿失禁）：①女性多因多次分娩致盆底肌松弛，或雌激素水平下降引起尿道黏膜萎缩、尿道闭合压降低导致。②男性多因前列腺肥大、尿道狭窄或膀胱颈梗阻导致。③其他因素如膀胱结石、先天性脊柱裂、肿瘤等继发膀胱收缩无力。

尿失禁临床表现以腹压骤增（咳嗽、打喷嚏、跑步、大笑或听到流水声等可导致腹压骤增）时尿液不自主流出为特征，严重影响生活质量。

【针灸取穴】

主穴：百会、肾俞、腰阳关、关元、腕踝针穴区（下 1）。

配穴：命门、膀胱俞、气穴、血海。

【针灸措施】

百会、肾俞、腰阳关、命门、膀胱俞针刺，留针 20 分钟，出针后腰骶部拔罐。肾俞、腰阳关各小艾炷灸 1 壮。百会温和灸。关元、气穴、腕踝针穴区（下 1）针刺，留针 30 分钟，出针后关元艾炷灸 5~7 壮。

【按语】

治疗尿失禁，以重复艾炷灸腰阳关、关元为主，而且关元可多灸，以大补元气。中老年患者可加服金匮肾气丸。

八、肾囊肿

肾囊肿是肾小管结构异常导致液体积聚形成的囊性病变，可分为先天性与后天性两类。先天性多与遗传相关（如多囊肾），后天性则与尿路梗阻、肾小管基底膜退变或慢性炎症有关。大多数肾囊肿无症状且不影响肾功能，无需特殊治疗。当囊肿增大（直径＞5cm）或继发感染时，可出现腰部胀痛、血尿、腹部包块及尿路梗阻症状，严重者可能加速肾功能恶化。

针灸可作为辅助疗法，通过调节局部血液循环、抑制囊肿生长，延缓肾功能损伤的进程。建议定期进行影像学检查（如B超），若囊肿快速增大或伴随感染，需联合外科干预（如肾囊肿硬化治疗）。

【针灸取穴】

主穴：中枢、京门、章门、肾俞、关元。

配穴：腰阳关、肓俞、水泉。

【针灸措施】

中枢、京门、章门、肾俞、腰阳关针刺并留针20分钟，出针后各小艾炷灸1壮，也可拔罐。关元、肓俞、水泉针刺并留针20分钟，关元小艾炷灸1~3壮。

【按语】

若患者肾盂肾盏扩张明显，肾外形不规则，腰痛突然加剧或出现血尿，多为囊内出血或感染，应立即至肾病专科治疗，以免延误病情。

九、膀胱癌

膀胱癌是泌尿系统常见的恶性肿瘤，发病率男性高于女性。早期症状多表现为尿频、尿急等膀胱刺激征或间歇性血尿，常被患者忽视，至出现无痛性肉眼血尿时，通过超声检查确诊者多已属中晚期。治疗以姑息性化疗为主，但患者耐受差时易出现明显不良反应（如腰骶部酸痛、下腹胀坠、贫血等）。针灸可作为辅助疗法，缓解临床症状并促进机体功能恢复。

【针灸取穴】

主穴：肾俞、膀胱俞、腰俞、关元、筑宾。

配穴：命门、肓俞、足三里。

【针灸措施】

肾俞、膀胱俞、腰俞、命门温针灸并拔罐。肾俞小艾炷灸 1 壮。关元、肓俞、足三里、筑宾温针灸。

【按语】

膀胱癌治疗过程中出现的不良反应（如腰腹坠痛、骨髓抑制等）可严重影响机体康复，增加复发风险。临床研究表明，针灸可通过调节免疫功能、缓解疼痛及改善放化疗不良反应，对减轻症状产生积极作用，建议在规范抗肿瘤治疗基础上配合针灸治疗。

可参考以下辅助方案：地龙研粉后，取 10g 与黄芪 30g 煎煮，温服，每日 2 次。需注意：地龙需醋制以减毒，黄芪煎煮时间宜久以增强药效；具体用药需在中医医生指导下进行。

结 语

1. 治疗泌尿系疾病应注重望、问、测、按，早发现早治疗

望诊：望患者面色、面容及肢体有无浮肿、苍白。叮嘱患者记录小便颜色变化。医生要仔细审阅相关检查报告，有的患者虽有肾上腺瘤，但肾的各项化验指标正常，有高血压病史，这些患者需要保持血压稳定。

问诊：问患者夜尿、尿颜色、尿频尿急情况，晨起有无眼睑水肿，有无阵发痛或持续性腰腹痛，起病时间，当下情况等。

检测：血压是慢性肾功能变化的重要指标，治疗时要加强关注。对疑有泌尿系统疾病者，要检测尿常规、肾功能生化指标、B 超等相关项目。在肾病治疗期间也需反复检测，了解疾病的进展。

按压：按压肾区、腹部及疾病反应部位，初步确定疾病情况，观察皮肤回弹状况，根据局部反应结合全身情况选取治疗腧穴。

2. 泌尿系统疾病的针灸措施

泌尿系统疾病采用针对性治疗和兼顾全身体征治疗。位置在肾以下的疾病，大多取腰以下腧穴治疗。肾及肾相关的疾病，要考虑全身情况，增加相应腧穴。泌尿系统慢性病可在肾俞、关元等主穴上实施小艾炷灸。

3. 泌尿系统疾病防治

泌尿系统通过肾脏持续生成尿液，经尿路排出体外，24 小时不间断地完成体内代谢废物与毒素的清除，同时重吸收水分、电解质及必需营养物质（如葡萄糖、氨基酸），维持体液渗透压、电解质平衡、酸碱稳态及内分泌调节（包括肾素－血管紧张素系统、促红细胞生成素等）。这一复杂过程涉及肾小球滤过、肾小管重吸收与分泌、集合管调节等多环节协同作用。任一环节发生病理性改变（如肾小球滤过率下降、肾血管损伤或尿路梗阻）均可导致代谢紊乱（如高尿酸血症、肾结石）或临床症状（如水肿、高血压）。

第五节　运动系统疾病

一、神经性运动疾病

神经性运动疾病是一类因神经系统结构或功能异常导致运动功能障碍的疾病。根据病变部位，主要分为脑源性疾病、脊髓疾病、周围神经病。神经系统是一个整体，脑→脊髓→周围神经→肌肉构成运动调控的完整链条，任一环节病变均会导致运动障碍，但因解剖定位和病理机制不同，临床特征（如瘫痪类型、反射改变）存在显著差异。认识各类神经损伤所致的运动性疾病，对针灸方案的实施可起到指导作用，因此分别讨论如下。

（一）脑源性疾病

神经性运动疾病中的脑源性疾病指脑部损伤或病变引起的运动功能疾病，在临床中常见，发病原因包括急性中毒、脑外伤、脑震荡、各种病原体感染引发的脑炎、脑卒中、脑肿瘤、慢性脑萎缩、脱髓鞘改变、多发性脑缺血灶及脑发育不良等急性或慢性脑组织变化。这些病变可导致脑形成局部或全脑性的指令丧失，使机体局部或全身运动功能障碍，严重者可完全失去自主功能，昏迷不醒，出现角弓反张、阵发性痉挛等，部分患者表现为神经功能紊乱、幻视、小便失禁或癃闭、大便秘结。大多数脑源性疾病后遗症表现为半身瘫痪、共济失调、语言障碍、手足颤抖、行动迟缓、运动不协调等，具体表现因脑组织损伤范围、程度及疾病性质不同而存在显著差异。按照临床诊断与症状，将常见脑源性疾病的针灸方案简述如下。

1. 昏迷

脑部损伤早期常伴随昏迷。短暂昏迷若能及时苏醒，脑组织损伤较轻，对运动神经影响较小；若陷入重度昏迷或长时间昏迷不醒，可导致脑组织坏死、水肿、脑内积水、脑疝形成等严重后果，对运动神经功能的影响加剧。及早介入针灸治疗，对消除瘀肿、改善脑部循环、促进苏醒具有重要作用。

【针灸取穴】

主穴：神阙、百会、前顶、后顶、承光、通天、络却、正营、承灵、太阳、率谷。

配穴：风池、大椎、人中、涌泉、合谷、太冲。

【针灸措施】

神阙隔盐灸 5~7 壮。百会、前顶、后顶、承光、通天、络却、正营、承灵、太阳、率谷斜刺，留针 10~20 分钟。人中、涌泉强刺激后出针。风池、大椎用点刺法，不留针。合谷、太冲针刺，留针 20 分钟，留针期间可反复运针。

2. 植物人状态

一些脑病危重患者经抢救后，虽存在生命体征，但失去了对外界的反应，呈植物人状态。由于生命体征持续存在，脑内的主要细胞仍然有活性，对外界刺激能产生一些本能的反射，但机体没有意识、知觉。分析因素可能有以下情况：一是脑组织由颅骨包裹，循环不同于其他部位。如果脑内水肿、积水、脑疝等消除困难，可导致脑内始终处于高压状态，患者不易苏醒。二是脑内部分血管损伤、受压，血液循环障碍，脑供血不足，脑细胞长期缺血缺氧，细胞活力降低，不利于恢复。三是脑部神经受损，导致传递功能下降或丧失。四是因上述种种病理因素无法有效地调动休眠状态下的脑细胞。针对以上可能存在的问题，运用针灸刺激，可促进脑部循环，或许能够让上述不利因素得到一定改善，同时激发部分休眠脑细胞参与脑功能。

【针灸取穴】

第 1 组：选头部督脉、足太阳膀胱经、足少阳胆经的腧穴。

第 2 组：选头针线，包括额中线、额旁 1 线、额旁 2 线、顶中线、颞后线、颞前线、顶旁 1 线、顶旁 2 线、顶颞前中线、顶颞后斜线、枕上正中线、枕上旁线。

【针灸措施】

两组针刺均用透刺法。若用第1组，先选一条经脉上的腧穴进针，向前或向后透刺，依次推进针刺。第2组以头针线的起点向终点方向透刺。

可单独选一组治疗，也可两组交替运用。针刺过程中按各自操作方法采用快速捻针或搓针、刮针等手法加强针感。

【按语】

头部的针刺深度应达到帽状腱膜下层，不能过浅或过深，头部有颅骨保护脑组织，针刺较为安全，应严格消毒，精准定位。针对植物人状态患者，需采取"多穴联动"策略，并根据患者情况调整针刺方向。

3. 脑炎后遗症

由病毒、细菌或其他病原体感染引发的脑膜炎或脑实质炎症，经治疗后部分患者可能遗留不同程度的后遗症。20世纪70~80年代，流行性脑脊髓膜炎（流脑）与乙型脑炎（乙脑）在我国部分地区呈区域性流行，导致大量儿童死亡；幸存者多数遗留严重的神经功能障碍，包括瘫痪、角弓反张、四肢强直、抽搐、吞咽困难、失语、复视、痴呆、反应迟钝、共济失调及尿失禁等。针灸作为辅助康复手段之一，对上述后遗症的改善取得了一定效果。当前散发性脑炎时有发生，针灸在改善脑功能、促进神经修复方面仍具有重要的应用价值。

【针灸取穴】

主穴：百会、风池、大椎、曲池、合谷、阳陵泉、委中、太冲。

配穴：哑门、廉泉、神庭、颊车、关元。

【针灸措施】

由于该病患者大多存在躁动、抽搐，建议腧穴针刺不留针。主穴均针刺，根据后遗症的临床症状，选相对应的配穴。病程久者，百会、风池、大椎各小艾炷灸1壮。

【按语】

角弓反张、烦躁不安、四肢抽搐不停者，可加服地西泮片控制。神志尚未清醒、低热不退者，可服紫雪丹或安宫牛黄丸。

4. 脑外伤

脑外伤可引发弥漫性轴索损伤及脑干网状结构功能障碍，导致高级神经功能紊乱（表现为意识模糊、定向障碍、谵妄等）与自主神经失调（表现为呕吐、神经过敏等）。急性期症状通常持续数小时至数天，若损伤后神经病理改变转为慢性（如神经元坏死、胶质细胞增生、瘢痕形成或脑萎缩），则可能遗留长期后遗症，如持续性头痛、眩晕、失眠、记忆力减退、耳鸣、认知迟缓，部分患者出现癫痫（继发性）、帕金森综合征（震颤、肌强直）等。脑外伤早期消除临床症状，可降低后遗症发生的风险。

【针灸取穴】

主穴：百会、四神聪、风池、神门、三阴交。

配穴：神庭、太阳、攒竹、内关、太冲。

【针灸措施】

四神聪、神门、三阴交、神庭、太阳、攒竹、风池、内关、太冲针刺，留针 20 分钟。百会温和灸 10 分钟。

【按语】

临床工作中发现，脑外伤患者针灸治疗见效很快，特别是因脑外伤引起的意识障碍、呕吐等症状，针灸治疗效果显著。脑外伤患者可配服安神补脑液。

5. 脑手术后遗症

无论患者因何种病因接受开颅手术，术后康复均需高度重视。临床观察发现，即使手术切口已修复，部分患者仍存在手术部位组织隆起、肿胀持续不退的现象，提示可能存在颅内静脉回流障碍，导致神经功能恢复延迟。针灸干预可有效改善微循环，使肿胀逐步消退，并缓解头痛、神经功能损伤等脑手术后遗症。

【针灸取穴】

百会、前顶、后顶、率谷、风池、创口周围腧穴。

【针灸措施】

百会、前顶、后顶、率谷针刺，留针 20 分钟。创口周围选 2~4 个腧穴向外斜刺，留针 20 分钟。风池针刺后小艾炷灸 1 壮。

【按语】

病案：某大学教师脑瘤手术后 8 个月，一直头晕、头痛、头胀，行走往一侧偏斜，创口处有黑色硬痂约 2cm×1.5cm，始终不脱落，硬痂旁有肿胀隆起。予针灸6次，硬痂自行脱落，行走亦恢复正常。之后又治疗2次，诸症全无。

6. 破伤风

破伤风是由破伤风梭菌引起的急性感染性疾病。在过去，家庭分娩时使用不洁器械断脐带是新生儿感染破伤风的主要途径，发病后死亡率极高。破伤风梭菌侵入人体后，在缺氧环境中繁殖并释放破伤风痉挛毒素，该毒素作用于中枢神经系统，导致全身肌肉强直性痉挛及自主神经功能紊乱。破伤风临床特征以运动系统症状为主，早期表现为乏力、头晕、咀嚼肌酸胀及烦躁不安；随着病情进展，出现牙关紧闭（张口困难）、苦笑面容（面部肌肉痉挛呈特殊表情）、角弓反张、全身肌肉阵发性痉挛及发绀。在创伤后的24小时内注射破伤风抗毒素能有效预防破伤风的发生。临床中有破伤风发作，经药物结合针灸治疗痊愈的患者，说明针灸可辅助治疗破伤风。

【针灸取穴】

百会、大椎、风池、下关、颊车、太阳、地仓、天突、曲池、合谷、阳陵泉、足三里、委中、昆仑、太冲、气海。

【针灸措施】

以上腧穴依次针刺均不留针。针刺后，百会、大椎、气海各小艾炷灸1~3壮。

【按语】

破伤风发作者应每天针灸，痉挛缓解后，隔天针灸1次，直至完全不发作。中成药可服紫雪丹。

7. 脑血管意外

脑血管意外是中老年人的"健康杀手"，包括脑出血、脑梗死、脑缺血三大类。发生脑血管意外的患者大多有基础性疾病，长期存在致病隐患，如"三高症"、动脉硬化、风湿性心脏病、脑动静脉畸形、脑动脉瘤等。脑血管意外起病急骤，病势凶猛，病情危重。根据发病情况，脑出血出血量多者，需做引流或开颅清理，少量出血则采用保守治疗；脑梗死者往往以溶栓治疗为主；短暂性脑缺血，以加强脑部供血，消除病因为主。一旦发生脑血管意外，大多数患者会产生诸多后遗症，常见的症状为偏瘫和语言障碍。脑血管意外统称为"中风"，中医称"卒中"或"偏枯"。脑血管意外的发病范围、发病位置不同，因此病后表现、损伤程度及后遗症的严重性差异很大，恢复进程和预后状态也有不一样的后果。不管症状轻重如何，重要的是生命体征的稳定，影响到运动神经者，及早配合针灸治疗，对功能恢复会起到很大帮助。建议发病后 7~15 天配合针灸治疗。

【针灸取穴】

主穴：百会、风池、大椎、关元、天鼎（患侧）、肩髃（患侧）、曲池（患侧）、外关（患侧）、合谷（患侧）、环跳（患侧）、委中（患侧）、承山（患侧）、阳陵泉（患侧）、足三里（患侧）、悬钟（患侧）、昆仑（患侧）、丘墟（患侧）、太冲（患侧）；头针线取顶中线、对侧顶颞前斜线、顶颞后斜线。

配穴：①失语：哑门、廉泉、率谷。②面瘫：太阳（患侧）、地仓（患侧）、颊车（患侧）、翳风（患侧）。③手背肿胀：中渚（患侧）、八邪（患侧）。④足背肿胀：三阴交（患侧）、地五会（患侧）、八风（患侧）。⑤手指痉挛性瘫痪：中泉（患侧）、三间（患侧）、后溪（患侧）。⑥足趾瘫痪：八风（患侧）、通谷（患侧）。⑦足内翻：申脉（患侧）、束骨（患侧）。⑧大便秘结：大横、肓俞。⑨小便失禁：中极、膀胱俞。

【针灸措施】

主穴针刺并留针 20 分钟，曲池、合谷、环跳、足三里、阳陵泉针感尽量向远端放射，最好达至手指、足趾，能见到指趾跳动更佳。配穴根据临床症状选用，没有相应症状就不必选取。对病程半年以上，但功能恢复较慢者，根据临床症状，需在风池、大椎、肩髃、曲池、环跳、足三里、阳陵泉、昆仑、丘墟、关元等穴实施小艾炷灸。

【按语】

针灸治疗脑血管意外患者时应注意以下方面：①右侧偏瘫患者存在"三高症"居多，控制指标是关键，尤其是血压要控制在标准范围以内，否则就有复发的可能。②左侧偏瘫者往往有心脏疾病，要检测心功能、保护心脏。③脑干、小脑出血或梗死者，发病期即使临床症状轻微，亦可随时有生命危险，建议暂不做针灸治疗。我在医院工作期间目睹多名脑出血、脑梗死患者住院半月内突发死亡，特此提醒。④临床针灸验证，头部病灶区域取穴针灸结合瘫痪肢体针灸可提高针灸效果。⑤治疗可配服中药。脉弦滑，苔厚腻者，以补阳还五汤加减，生黄芪 60~90g，桃仁 10g，红花 5g，川芎 10g，赤芍 10g，地龙 10g，当归 10g，水蛭 6g，胆南星 10g。脉细弱，舌红少苔者，用固本复元汤加减，黄芪 15g，鸡血藤 20g，丹参 15g，黄精 15g，海藻 12g，玄参 15g。血压高者加珍珠母 30g，灵磁石 20g，牛膝 10g。口眼歪斜者加全蝎 5g，僵蚕 10g，蝉蜕 10g。长期肢体活动不利者，大活络丸吞服。⑥对后遗症明显者，要给予长期针灸治疗，大部分有改善效果。

8. 小脑性共济失调

小脑发生病理性改变所出现的临床症状为运动性共济失调，即在肢体肌力没有减退的情况下，头和肢体的动作不由自主地失去协调性，表现为身体摇晃，站立行走均不稳，步态蹒跚（酒醉步），出现静止性震颤或意向性震颤。大部分小脑性疾病原因不明，影像诊断多有小脑萎缩。随着时间推移，此类疾病症状会逐渐加重，直至瘫痪在床，甚至危及生命。小脑疾病恢复比较困难，治疗的重点在于不使病情加重。

【针灸取穴】

第一组：百会、后顶、风府、风池、络却、承灵、率谷、翳风、天柱、大椎、曲池、合谷、环跳、阳陵泉、太冲、膏肓、关元。

第二组：头针线取顶中线、颞后线、枕上正中线、枕上旁线、枕下旁线。

【针灸措施】

风府、风池针刺不予留针，膏肓只用小艾炷灸不针刺，其余腧穴针刺并留针。其中，百会、大椎、风池、翳风、关元、曲池、阳陵泉针刺后，可予小艾炷灸 1 壮，头部腧穴与第二组头针线穴区交替针刺。背部督脉、膀胱经腧穴可拔罐。

9. 帕金森综合征

帕金森综合征又称震颤麻痹，以震颤、肌肉强直、行动迟缓为三大主症。临床常见患者静止时手也不停颤抖。起病阶段震颤以一侧上肢为主，可扩散到同侧下肢及对侧上肢、下肢，以及下颌、口唇等。患者动作徐缓，坐下不能起立，卧床自行翻身困难；行走时以极小步伐起步，人体倾斜，有前冲动作，称作"慌张步态"；由于面部表情肌运动减少，呈"面具脸"。患者语音极低，大便秘结，3~4 日 1 次，每次需要用开塞露。根据病机研究，本病由于脑内纹状体中多巴胺显著减少而发病，病理因素明确，虽然有针对性药物治疗，但只能控制、缓解症状，而且耐药性明显。调查帕金森综合征患者临床病史，发现多有脑外伤、各种慢性中毒或强烈精神刺激等诱因。针灸治疗本病，可起到缓解全身肌肉强直的作用，但颤抖症状较难控制。针灸还可以使药物的耐药性降低。同时在临床中发现，如果患者大便开始通畅，疾病症状也会得到缓解，所以在针灸治疗的过程中，腹部相应腧穴针灸不可忽视，其机理有待研究。

【针灸取穴】

百会、太阳、率谷、翳风、地仓、廉泉、天突、曲池、外关、合谷、风池、大椎、身柱、命门、腰阳关、环跳、委中、承山、阳陵泉、足三里、昆仑、太冲、肓俞、大横、建里、关元。

【针灸措施】

以上诸穴针刺并留针，风池、大椎、翳风、腰阳关、曲池、阳陵泉、关元可小艾炷灸 1 壮，背部督脉、膀胱经腧穴可拔罐。

【按语】

本病颤抖较重者，每天早上服苯海索（盐酸苯海索）1 片，口干明显者加服维生素 B_6 片 2 片，每天 3 次。经针灸治疗患者症状有所减轻，但多巴胺类药物不能随意停用，也尽量不要加大用药量。大便秘结严重者，适量应用中成药麻仁丸。

结　语

1. 脑源性疾病要仔细地进行望、问、闻、审

望诊：①望面部表情有无哭笑脸、面具脸，有无口眼歪斜。中枢性面瘫往往表现为双眼闭合对称，只有口角会略歪。脑部肿瘤、轻微脑梗的患者出现面瘫症状要特别注意。②望患者整体运动情况，如小脑性共济失调与帕金森综合征前期，可以通过望面部表情、步态、颤抖情况等予以区分。③望脑CT 中的病灶位置、病损范围，确立治疗方案。

问诊：问发病时间、发病经过、发病情况。脑源性疾病一定要问头痛、头晕、恶心、呕吐、复视、听力、基础性疾病等情况。

闻诊：除听患者语言以外，还要听心率、血压等与脑部供血有关的情况。

审查：怀疑患者有病灶与脑部有关时，应予相关检查。我曾收治一位患者，其有肩、臂功能障碍 1 年余，予肩周炎治疗，不愈，予脑CT检查，诊断为腔隙性脑梗。还有一位患者，以腿进行性麻木为主诉就诊，检查亦为脑梗。因此在临床中，仔细审查非常重要。

2. 脑源性疾病的针灸措施

处于昏迷不醒的神经运动障碍患者，虽然全身处于瘫痪状态，但也应予醒脑开窍治疗，常取百会、风池、太阳、人中、涌泉、十宣、神阙、四关等穴针灸。

脑源性疾病发病后，患者常存在神志不清、四肢抽搐、频繁呕吐、呃逆不停、牙关紧闭、斜视、流涎、小便失禁或癃闭、烦躁、幻视、错觉、胡言乱语等症状，要根据症状针对性取穴，有利于疾病康复。

由脑部病变引起的运动障碍，虽然症状在肢体，但治疗必须激发脑组织功能。应在分清发病部位的情况下针对性选穴，不要针对同一个疾病一律取相同的腧穴，也不能不取头部腧穴。

肢体瘫痪以阳经瘫痪为主，取穴也应以阳经腧穴为主，其中天鼎针对上肢瘫痪，环跳针对下肢瘫痪。

头部腧穴枕骨以下及脑池部位较危险，应谨慎选穴，其他部位针刺安全可靠，包括脑部手术已修补区域，进行小艾炷灸也比较安全。

3. 脑源性疾病的防治

"三高症"虽然不会直接引发瘫痪，但动脉硬化引发的脑血管意外非常多，必须加以重视。

脑源性疾病引发的瘫痪，前期护理非常重要，要防止压疮（褥疮）的发生。一旦患者病情稳定，应尽早进行坐站锻炼，避免长期卧床。患者开始行走锻炼时，最好穿矫正鞋，预防摔倒。

正确的辅助引导对脑源性疾病也很重要，特别是对言语功能和上肢功能的恢复。

（二）脊髓疾病

脊髓的每一节段内均有复杂的神经网体系，具有上下传递神经信号、指挥运动神经的功能。脊髓损伤分为内伤性和外伤性。内伤性的病理因素有脊髓炎症、纤维化、结核、肿瘤压迫、脊髓血管瘤破裂、脊髓空洞等，病因复杂，治疗难度很大。针灸治疗内伤性脊髓疾病引发的运动神经功能障碍有一定效果。

外伤性脊髓损伤，包括脊髓断裂、脊髓震荡、脊髓压迫等。在一个椎体内，稍有脊髓损伤，就会使神经通路中断，出现单侧肢体不完全性瘫痪。如果该段脊髓通路完全中断，就会出现截瘫。颈段损伤可能出现高位截瘫，胸腰段损伤可能出现下肢瘫痪。外伤可导致脊髓及周围动静脉循环障碍，髓内缺血，局部组织充血，脊髓肿大，神经细胞缺氧，以致髓细胞溶解、破坏、软化及不同程度变性，髓鞘脱失。不管哪一段脊髓发生损伤，发病机制都极为相似，瘫痪症状基本一致。如果在针灸治疗中，能祛除脊髓及周围组织的水肿、瘀血、压迫等不利因素，患者预后较好。因此，外伤性脊髓损伤不论损伤程度和损伤时间，均应该积极应用针灸治疗以改善症状。现简要介绍颈段脊髓损伤、胸段或腰段脊髓损伤的针灸治疗方案。

1. 颈段脊髓损伤

颈段脊髓损伤引起高位截瘫，可导致颈以下躯体、四肢瘫痪，严重者影响延髓，导致呼吸、体温调节功能障碍，甚至危及生命。患者经抢救治疗，在生命体征基本稳定的情况下及早介入针灸有助于康复。

【针灸取穴】

风池、颈夹脊、天窗、大椎、肩井、身柱、至阳、中枢、悬枢、命门、腰阳关、曲池、合谷、环跳、阳陵泉、委中、足三里、悬钟、昆仑、太冲、关元。

【针灸措施】

颈部一带腧穴针刺后予温和灸，督脉腧穴针刺可起到神经引导作用，四肢腧穴按症状选配，可予较强刺激。关元可针灸并施。以上诸穴逐一针刺，可不留针。

【按语】

颈段脊髓损伤属于脊髓震荡、不完全瘫痪者，要及早采用针灸治疗，功能恢复较快。

经石膏托固定治疗后，运动功能仍未完全恢复者，应积极开展针灸治疗。曾收治一位石膏托固定治疗35天的患者，两个月后四肢仍然呈剪刀状瘫痪，针灸治疗两个月痊愈。

手术治疗后，运动功能未恢复者，可立即采用针灸治疗。曾收治一位颈椎骨折手术后 33 天，体温 39℃，全身软瘫的患者，给予患者每天针灸治疗，26 天后，患者可以坐起端碗拿筷吃饭，搀扶站立。

另外，外伤引起的瘫痪，服用大活络丸有一定帮助。

2. 胸段或腰段脊髓损伤

胸段或腰段脊髓损伤，会导致受损平面以下的肢体运动和感觉功能障碍、括约肌功能失常，临床症状为腰部无力、端坐困难、双下肢不完全或完全瘫痪、小便失禁或潴留、大便秘结，伴阵发性痉挛。患者病程日久可出现下肢肌肉萎缩。

【针灸取穴】

取督脉腧穴和华佗夹脊穴，要从损伤平面以上两椎体间的腧穴开始选取，再逐一往下取穴，加肾俞、大肠俞、膀胱俞、环跳、委中、承山、阳陵泉、足三里、悬钟、昆仑、丘墟、太冲、关元、大横。

【针灸措施】

损伤部位上下的督脉腧穴和华佗夹脊穴用温针灸或小艾炷灸各 1 壮；腰骶部以下腧穴针刺要强刺激，留针 20 分钟；背部膀胱经腧穴拔罐。

结　语

1. **脊髓损伤应重视望、问、触**

望诊：①望患者整体神志和肢体活动状况，注意损伤位置与神经功能的对应。②望损伤平面以下的肢体有无肌肉萎缩、肤色改变等情况。

问诊：问二便情况，有无睡眠、纳食等影响。

触诊：在患者损伤平面上下触肌肤（也可用针灸针轻触），了解感觉以定位取穴。触诊检查肌张力以了解患者瘫痪情况。

2. **脊髓损伤的针灸措施**

从损伤位置以上及周围开始选穴针灸，使损伤内部的瘀血、水肿、压迫、炎症等不利情况得到缓解和消除，减少神经细胞变性坏死，加快神经功能的重组。

重点针刺腰骶部腧穴和关元穴，促使患者大小便恢复正常。

在针灸病损部位的同时，针灸四肢腧穴，可以促进肢体功能的恢复。

3. 脊髓损伤的防治

①病情稳定后尽量不长期卧床，预防压疮。②重视大小便的恢复。

（二）周围神经病

1. 多发性神经根（神经）病

多发性神经根（神经）病，又称吉兰－巴雷综合征，是一种由免疫介导的急性炎性周围神经病，脊神经、颅神经、脊膜、脊髓和脑均可累及，临床表现为急性对称性、弛缓性肢体瘫痪，四肢肌肉无肌张力，周围感觉障碍，患者除头面有运动功能外，其他部位瘫痪，严重者发生呼吸麻痹而死亡。

【针灸取穴】

第一组：督脉自大椎开始至腰骶的腧穴及两侧华佗夹脊穴。

第二组：风池、肩髃、曲池、外关、合谷、环跳、委中、承山、足三里、阳陵泉、悬钟、昆仑、太冲、中脘、气海。

【针灸措施】

以上腧穴两组轮流使用，每天给予针刺，一般不留针，10 次为 1 个疗程，疗程间可休息 3~5 天。

【按语】

我曾收治一位多发性神经根（神经）病发病 28 天的女性患者，按上穴针刺两个疗程痊愈，说明针灸治疗有效。治疗期间注意补充维生素。

2. 多发性末梢神经炎

多发性末梢神经炎即多发性末梢神经损害，其致病因素很多，归纳起来有以下方面：①神经感染性炎症。②内分泌疾病，如糖尿病、尿毒症、痛风或其他疾病的并发症。③维生素 B_1 缺乏。④药物中毒，如异烟肼、磺胺药、呋喃唑酮等。⑤有机磷农药或某些化学品中毒。⑥重金属中毒。⑦结缔组织病、淀粉样变、肿瘤等引起的缺血性神经炎。本病临床症状主要为四肢末端对称性感觉过敏、异常感觉，甚至感觉消失；四肢有手套样，袜套样感觉缺失，并可从手足的末端向上伸展。有的患者存在手足运动障碍，甚则手腕、足背下垂，伴肌张力低下，腱反射减弱或消失，进行性肌萎缩，肢端皮肤发凉、苍白等病理现象。由于本病致病因素较多，在针对性治疗的同时，尽可能治疗原发病或消除致病因素。

【针灸取穴】

大椎、命门、建里、气海、曲池、外关、中泉、阳溪、阳池、合谷、八邪、足三里、阳陵泉、悬钟、解溪、昆仑、丘墟、太冲、八风。

【针灸措施】

大椎、命门针刺、拔罐，可小艾炷灸各 1 壮，建里、气海温针灸。手足部腧穴针刺，也可根据情况选穴温针灸或适当调整治疗腧穴。曲池、合谷、足三里、太冲可进行穴位注射维生素 B_1、维生素 B_{12}。

【按语】

临床中除急性中毒引起的多发性末梢神经炎会快速发病外，其他病因导致的损害往往进展缓慢，因此对末梢神经损害性疾病的病因进行追查非常重要。针灸治疗同时可配合食疗。

推荐食疗：米皮糠 30g，黄豆粉 30g。两者混合，加入植物油一匙，用水调成粉团做成饼蒸熟。饭前吃，最好能每天吃两次，连吃 1 个月为 1 个疗程。

3. 周围性面瘫

周围性面瘫是针灸治疗较多、治愈率较高的疾病。周围性面瘫可发生于任何年龄，患者发病过程和疾病症状相似，治疗方法也较为统一，但少数患者恢复较慢，甚至没有痊愈或治疗后有后遗症。应根据周围性面瘫的发病因素、病损范围把握治疗方法。

治疗前首先要观察患者患侧的额纹有无消失，抬眉功能是否下降，是否有眼裂扩大、鼻唇沟平坦、面部肌肉下垂、口角向健侧牵歪等症状，与只有嘴歪，眼睑闭合正常的中枢性面瘫鉴别。其次是对伴耳周疼痛或淋巴结肿大的患者进行皮肤检查，对耳根周围进行触诊，检查是否有疱疹或肿块，排查带状疱疹或鼻咽癌等肿瘤。

病情较轻的周围性面瘫，发病前很少有征兆，可能由于受风或受凉，致茎乳孔内外营养神经的血管发生痉挛，通过热敷、按摩等理疗，几天后可自愈，所以人们常有误解，认为周围性面瘫有自愈性，实际上周围性面瘫是需要治疗的。多数周围性面瘫是因病毒等病理因素伤及面神经管、膝状神经节、面神经鼓束支、茎乳突等，导致神经炎。较严重者发病前 1 周出现发热，患侧头颈、耳后、乳突等部位疼痛，外耳道感觉障碍，带状疱疹等症状。周围性面瘫发病后症状伴唾液、泪液分泌障碍，味觉缺失等面神经广泛损伤。如果两侧面部在数年内发生交叉性复发者，还有可能存在脑神经炎或颅底广泛粘连等情况，需引起关注。

【针灸取穴】

主穴：患侧太阳、攒竹、睛明、阳白、牵正、下关、地仓、颊车、人中、承浆。

配穴：患侧丝竹空、鱼腰、承泣、禾髎、大迎、翳风、完骨、合谷、足三里、风池、大椎。

【针灸措施】

1. 发病 1 周以内者，治疗以控制神经炎症、减轻对侧神经伤害为主，面部腧穴不宜针刺太多。耳根前后腧穴可用温和灸。

2. 每次针刺前嘱患者做抬眉、闭目、噘嘴、鼓气等动作，观察其面神经恢复情况。要针对恢复较慢的面神经分支重点针治。

3. 对发病时有耳部疼痛、感觉异常者，应及时针灸翳风，可小艾炷灸 1 壮。

4. 可在太阳、牵正、地仓等穴，注射维生素 B_{12} 或甲钴胺注射液。

【按语】

动眼神经起自大脑脚内侧，越过小脑幕切迹，行走于海绵窦外侧壁，直至眶上裂，终于三叉神经脊束核下端。其神经纤维最长，关系到额神经、眉睫神经、泪腺神经、三叉神经。从神经路线分析，部分周围性面瘫经久不愈者，其神经损伤位置较深，需要针灸翳风、完骨、风池、大椎等穴才能促进神经传导。对抬眉困难、眼睑闭合不全者，必须针刺睛明。只要掌握好要领，睛明针刺一寸左右均安全可靠。周围性面瘫最好争取 1 个月内治愈，可减少后遗症发生。按照发病程度选穴针灸，一般可治愈。临床中部分周围性面瘫病程较长者，结合针灸治疗可改善症状。

4. 面肌痉挛

面肌痉挛的病因尚未完全明确，目前认为主要与面神经根部受血管压迫或神经脱髓鞘病变相关。部分患者既往存在面瘫病史，其恢复后期出现的面肌痉挛现象在中医理论中称为"倒错"。临床观察发现，痉挛发作的起始部位多位于鼻旁巨髎穴，逐步向上累及眼轮匝肌，向下蔓延至口轮匝肌，表现为单侧面部肌肉阵发性不自主抽动，静止期无明显异常。重度发作时可伴患侧眼睑闭合障碍、口角向患侧歪斜，部分患者累及同侧颈阔肌，常合并头痛、耳鸣及颈项部酸胀等症状。针灸治疗可有效缓解症状，但根治较为困难。

【针灸取穴】

百会、风池、翳风（患侧）、听会（患侧）、巨髎（患侧）、下关（患侧）、太阳（患侧）、承泣（患侧）、合谷（患侧）、足三里（患侧）、太冲（患侧）、耳穴（眼、面颊、口、肝、皮质下、神门）。

【针灸措施】

百会、风池、翳风针刺后可小艾炷灸各1壮，听会、巨髎、下关针刺1~1.2寸，留针20分钟，太阳横刺，承泣直刺0.5寸，合谷、足三里、太冲直刺留针，耳穴两耳交换磁珠贴压。

5. 臂丛神经损伤

臂丛神经由第5~8颈神经（C5~C8）和第1胸神经（T1）前支组成。其分支分布于上肢、肩部及部分胸背部区域，主要支配上肢运动、感觉及肩关节活动。颈根部外伤性骨折或脱位易压迫臂丛神经根，导致患侧上肢运动障碍及感觉异常，严重时可出现完全性瘫痪。

【针灸取穴】

风池、天柱、大椎、天鼎（患侧）、肩井（患侧）、天宗（患侧）、肩髃（患侧）、肩髎（患侧）、肩前（患侧）、臂臑（患侧）、曲池（患侧）、外关（患侧）、合谷（患侧）、八邪（患侧）、中泉（患侧）。

【针灸措施】

以上诸穴自上而下取穴针刺，从天鼎开始，每穴针感尽量向手臂远端放射，其中大椎、肩髃、曲池、合谷可温针灸，风池、大椎、天宗可小艾炷灸各1壮。

【按语】

有研究显示，针灸治疗外伤性臂丛神经损伤所致的上肢完全性瘫痪，可以促进上肢功能的恢复。

6. 腋神经麻痹

腋神经麻痹多由长期拄拐姿势不当（腋窝受压）或肱骨外科颈骨折引起，亦可因肩关节脱位、三角肌区手术损伤或前臂长期外展牵拉导致。临床以三角肌麻痹为特征性表现，典型症状包括：三角肌萎缩伴肌力丧失，肩部失去正常圆形轮廓而呈"方肩"畸形；肩峰因三角肌萎缩，肩峰突出，肱骨头位置异常可触及；肩关节外展功能丧失。

【针灸取穴】

大椎、肩井、肩外俞、天鼎、臑会、肩贞、肩髃、臂臑、曲池。

【针灸措施】

天鼎针刺不留针。大椎、肩井、肩外俞针刺后拔罐。肩髃、肩贞、臑会、臂臑、曲池温针灸。

7. 桡神经麻痹

由于桡神经解剖位置表浅且与肱骨桡神经沟紧密相邻，当遭遇肱骨中下段骨折、肩关节脱位或前臂直接撞击伤时易发生损伤。若上肢长期处于异常体位（如睡眠时以手臂代枕）或夜间暴露于寒冷环境中，可诱发桡神经麻痹。其具体临床表现因损伤位置不同存在显著差异：高位损伤（如腋部或肱骨上段）可导致完全性桡神经麻痹，表现为肘关节、腕关节及掌指关节均不能伸直，肱三头肌反射消失，手部呈垂腕畸形；前臂中 1/3 以下损伤时，由于桡神经深支保留完整，仅表现为虎口区及手背桡侧皮肤感觉减退，拇指外展与食指对掌等精细动作障碍。

【针灸取穴】

大椎、天鼎（患侧）、曲池（患侧）、外关（患侧）、中泉（患侧）、合谷（患侧）、八邪（患侧）。

【针灸措施】

以上诸穴温针灸，或针刺后温和灸。

【按语】

桡神经麻痹多因晚间睡眠姿势不当或手臂受凉，及时治疗可痊愈。

8. 尺神经麻痹

尺神经在肱骨内上髁后方的尺神经沟（由肱骨内上髁与尺骨鹰嘴构成的骨性通道）处，位置表浅。长期屈肘劳动或枕肘睡眠、肘管内腱鞘囊肿或骨质增生、肘外翻畸形及肱骨髁骨折后遗症等因素，易导致该段神经受损，引发尺神经麻痹。尺神经麻痹典型临床表现为：腕关节屈曲时向桡侧偏斜（因尺侧腕屈肌麻痹而桡侧腕屈肌代偿性收缩），小鱼际及骨间肌萎缩致手掌凹陷，无名指、小指掌指关节过伸伴指间关节屈曲呈"爪形手"，手指精细动作（如捏夹纸张）及内收外展功能完全丧失。感觉障碍区域集中于手背尺侧、小鱼际，小指及无名指尺侧。

【针灸取穴】

小海、少海、天井、支沟、阳池、后溪、阳谷、中渚、八邪、合谷。

【针灸措施】

以上诸穴温针灸，或针刺后艾条灸、温和灸。

9. 指间神经麻痹

手指过度屈曲或挤压性外力可导致指神经卡压性损伤，引发相应支配区域感觉运动障碍，表现为受累手指垂腕样畸形伴背伸功能障碍。我临床曾接诊一位 8 月龄患儿，其双手中指指间神经麻痹，中指垂入掌心无法活动，其余手指功能正常。针灸治疗后痊愈。

【针灸取穴】

八邪。

【针灸措施】

针刺八邪后无瘢痕灸 3~5 壮，或温和灸 10 分钟。

10. 坐骨神经痛

坐骨神经起始于腰骶丛，经梨状肌下孔穿出骨盆后，沿臀大肌深面走行于股后区（经坐骨结节与股骨大转子之间），继而下行至腘窝上方分为胫神经与腓总神经两大终支。作为人体最粗大的混合神经，其疼痛的病因涉及腰椎间盘突出、梨状肌综合征及椎管狭窄等多重机制。其典型疼痛范围具有节段性分布特征，临床可分为 4 型：

局部型：疼痛局限于臀部至股后区（对应坐骨神经干高位受压），未向远端放射，常见于梨状肌卡压综合征。

胫神经型：足太阳膀胱经循行区域（胫神经分布区）出现放射性疼痛，此类痛往往伸腿时症状加剧。

腓神经型：疼痛累及足少阳胆经循行区域（腓总神经支配区），伴足背足趾麻木。

完全型：坐骨神经分布区剧烈疼痛，咳嗽、打喷嚏、姿势不当会导致疼痛加剧，需采取特殊姿势减轻症状。

该病病程日久，患者可出现轻度肌萎缩，通过腰骶部 MRI 或 CT 神经根造影可区分根性坐骨神经痛和干性坐骨神经痛。该病患者疼痛程度和范围不完全一致，按以上 4 类疼痛范围选取相应腧穴治疗，疗效显著。

【针灸取穴】

主穴：腰阳关、十七椎穴、腰眼（患侧）、环跳（患侧）。

配穴：①单纯性臀部至大腿痛加胞肓、承扶、殷门。②膀胱经处痛加委中、承山、昆仑、束骨。③胆经处痛加阳陵泉、悬钟、丘墟、太冲。

【针灸措施】

根据患者疼痛位置选择相应配穴，主穴、配穴用温针灸。腰阳关、十七椎穴、腰眼、环跳、阳陵泉、承山、昆仑，丘墟可小艾炷灸 1 壮，肌肉丰满部位拔罐。

【按语】

由腰椎间盘突出引发的坐骨神经痛，大多数发生在第 4～第 5 腰椎，第 5 腰椎～第 1 骶椎的位置，针刺腰阳关、十七椎穴时，用 2~3 寸针深刺达到病灶部位，出针后再予小艾炷灸 1~3 壮，效果明显。大多数坐骨神经痛通过针灸可以缓解症状。

11. 腓总神经损伤

腓总神经作为坐骨神经的重要分支，自股部下 1/3 处从坐骨神经分出后，沿股二头肌内侧缘下行至腓骨头外侧，在此处绕腓骨颈分为腓浅神经与腓深神经两大支。其体表投影位于小腿外侧面，主要支配腓骨长肌、腓骨短肌及胫骨前肌，同时负责小腿前外侧与足背的皮肤感觉。该神经在腓骨颈处位置表浅，仅由皮肤及筋膜覆盖，故易因腓骨头骨折、膝关节外侧撞击伤、石膏或夹板压迫等因素受损。病理机制涉及直接机械性损伤、缺血性改变（如糖尿病周围神经病变）或炎症介导的水肿压迫。

腓总神经损伤的临床表现包括：①运动功能障碍：足背下垂不能上翘，行走时需高抬患肢呈跨阈步态。②感觉障碍：小腿前外侧与足背感觉减退或缺失。③肌肉萎缩：小腿软弱无力，容易摔跤。

【针灸取穴】

环跳、阳陵泉、足三里、委中、承山、悬钟、昆仑、丘墟、申脉、通谷、太冲、八风。

【针灸措施】

以上诸穴均选择患侧，采用温针灸。环跳、阳陵泉、足三里、承山、丘墟、昆仑各小艾炷灸 1 壮。可在阳陵泉注射维生素 B_{12} 注射液。

【按语】

腓总神经是坐骨神经分支，从环跳开始针灸，让针感向足趾放射，有利于神经功能的恢复。

12. 股外侧皮神经炎

股外侧皮神经炎又称感觉异常性股痛，主要表现为单侧大腿前外侧下 2/3 区域出现皮肤感觉异常，包括持续或间歇性蚁走感、针刺样疼痛、烧灼样不适等。其感觉异常边界清晰，常不累及膝关节以下区域。患者多在站立行走时因腹股沟韧带对神经的牵拉导致症状加剧，病程较长。

【针灸取穴】

风市、伏兔、髀关。

【针灸措施】

以上诸穴均选择患侧针刺，留针 15 分钟，针刺后拔罐，风市小艾炷灸 3~5 壮。

13. 足跟外侧皮神经损伤

足踝部外伤或关节活动超出生理范围，可能导致足跟外侧皮神经移位而损伤。临床特征表现为避痛步态伴足跟外侧触地困难，踝关节背伸受限，疼痛可向踝上方放射。临床触诊可在足跟外侧皮神经部位触及条索状物。

【针灸取穴】

阿是穴、承山、悬钟、昆仑、仆参。

【针灸措施】

阿是穴隔蒜灸 5~7 壮。承山、悬钟、昆仑、仆参用温针灸。

结 语

1. 周围神经损伤性疾病的临床症状具有显著特征，需明确区分神经根型（如臂丛、腰丛、骶丛神经损伤）、周围型（如腓总神经卡压）及末梢型（如糖尿病周围神经病变）。单侧肢体症状常见于椎间盘突出压迫神经根（神经根型），末梢神经炎发病范围常为双侧对称性分布。精准定位受损神经支配区域是制定个体化诊疗方案的基础。

2. 周围神经损伤性疾病神经根型的治疗需遵循"治本溯源"原则，如腰椎间盘突出引发的坐骨神经痛应重点处理腰椎相应位置的神经根压迫，而非仅针对下肢症状局部取穴。对于糖尿病、甲状腺功能异常等全身性疾病继发的周围神经病变，需同步调控血糖、内分泌代谢等原发病因。

3.神经功能恢复大多较困难，临床可以采取祛除不利因素的思路选穴针灸，常获奇效。鼓励患者坚持治疗，对治疗有信心，也是促进疾病恢复的重要措施。

二、脊椎疾病

1. 颈椎病

颈部活动度大且解剖结构复杂，长期姿势异常及退行性改变易导致颈椎椎体边缘、钩椎关节骨赘形成，可致椎间孔狭窄。颈椎椎间盘纤维环破裂、髓核突出或萎缩、黄韧带肥厚及椎体不稳是引发神经压迫的核心机制，根据病理特征，颈椎病可分为 6 型。

（1）颈型颈椎病：由椎间盘纤维环、后纵韧带等结构末梢神经受刺激引发颈肌反射性痉挛，急性发作多与睡眠体位不当相关，典型表现为颈深部持续性酸痛伴活动受限，头向患侧倾斜，俗称"落枕"；慢性病程者颈部胀痛并向肩胛区放射，重者累及头部。X线特征：颈椎生理曲度变直或反弓，椎体边缘骨质增生。

（2）神经根型颈椎病：第5~第7颈椎神经根受压最常见，多因钩椎关节骨赘或椎间盘后外侧突出压迫神经根导致。该病表现为患侧颈根部有触电感，并向前臂乃至手指放射，咳嗽、打喷嚏、上肢用力伸展、头颈部活动时症状加重，可伴患肢沉重无力、麻木，有蚁行感等感觉异常。将手上举放于头顶，症状可减轻，可能与病变周围反应性改变（如蛛网膜粘连、硬脊膜周围炎、前斜角肌反射性痉挛或臂丛神经受压）等病理因素有关。X线特征：生理曲度稍直，椎间隙变窄，钩椎关节骨赘形成，少数椎体呈半脱位。

（3）椎动脉型颈椎病：多因第4~第6颈椎钩椎关节骨赘、后侧颈椎椎间盘突出、后伸性椎体半脱位等病理因素，刺激椎基底动脉血管，使血管产生痉挛而发病，或直接压迫椎动脉，使其血管狭窄或闭塞，引起脑供血不足而发病。临床表现为头痛、眩晕、恶心、呕吐、耳鸣、耳聋、视物不清等一系列症状。造影检查显示：椎动脉狭窄、闭塞或畸形。

（4）交感神经型颈椎病：多因颈椎骨质增生或椎间盘突出，交感神经丛受到直接刺激或反射性刺激，出现一系列交感神经症状。临床表现为颈椎病症状伴肢体发凉、发绀，汗腺分泌异常，患者转头可有喉痒咳嗽或心动过速、心功能紊乱等表现，并且有肢体疼痛和异常感觉。X线特征：颈椎退行性改变。

（5）脊髓型颈椎病：属于符合手术治疗指征的颈椎病。本病多因第5~第7颈椎的椎体后方骨赘形成、椎间盘突出、黄韧带肥厚，对脊髓构成机械性压迫导致，严重者可发生脊髓侧索损害，引起一系列运动功能障碍。临床表现为慢性进行性双下肢麻木、发冷、疼痛、发抖、无力等，严重者可累及上肢。X线特征：椎体边缘唇样骨赘及椎管后径缩小。

（6）混合型颈椎病：此型多发于老年人，项韧带钙化松弛，或长期保持低头姿势，使项韧带回弹拉力减弱，不能拉动颈部直立和转动。临床表现为头前倾，下巴靠于胸口，若要抬头须用手掌托起下巴，一松手即回到原状，侧视需转身斜望，伴颈肩酸痛。

【针灸取穴】

主穴：后顶、风池、天柱、大椎、肩井、肩外俞、肩中俞、崇骨、颈夹脊。

配穴：翳风、完骨、扶突、天鼎、身柱、肺俞、膏肓、天宗、肩髃、率谷、太阳、后溪、申脉、内关、足三里、悬钟。

【针灸措施】

主穴针刺后，风池、大椎、肩外俞各小艾炷灸1壮。根据临床症状选择相应配穴，其中翳风、天宗、身柱、膏肓、肺俞可小艾炷灸1壮。肩背部腧穴可拔罐。

【按语】

目前，颈椎病已成为成年人常见病之一，选择理想的保守疗法至关重要。一般来说，中青年人群的颈椎病往往是因姿势不当，导致颈周肌群供血不足、韧带弹性下降，颈椎生理弧度改变，造成颈肩酸胀不适。根据"通则不痛，痛则不通"的中医理论，应用针灸直接疏通颈部经络是有效的治疗措施。颈椎退行性改变如骨赘形成、椎间盘突出、椎间隙狭窄等，要以针刺与小艾炷灸结合治疗，坚持治疗能缓解症状。临床中大部分颈椎病患者不需要手术治疗。根据颈椎病患者临床表现确定其颈椎病类型，实施具有针对性的针灸方案，对颈椎病治疗效果更好。检查报告显示颈椎生理曲度改变明显或有临床卡压症状者，可给予适当牵引治疗（也可教患者在家中自己牵引）。颈部酸胀疼痛症状较重，伴头晕耳鸣者，可配服颈复康冲剂、盐酸氟桂利嗪胶囊等。

2. 强直性脊柱炎

强直性脊柱炎有 16 岁前发病案例，发病高峰在 18~35 岁，患者以男性为主（男女比例为 2：1 至 3：1）。其病变累及运动系统骨骼附着点，包括关节滑膜、关节囊、韧带、跟腱及跖筋膜等组织，表现为慢性非特异性炎症。病理进程始于骶髂关节，逐渐向上蔓延，经腰椎、胸椎、颈椎引起脊椎纤维粘连、骨质增生，形成骨桥，导致脊椎僵硬，严重时还可引起头向前倾、驼背畸形。炎症过程中骨髓遭受侵蚀，形成水肿，甚至局部造血细胞消失，局部造血微环境破坏。长期反复的炎症使椎体前缘失凹呈方形椎，脊柱呈"竹节样"改变，椎间纤维环及前后纵韧带骨化（X 线显示韧带骨赘形成）。本病晚期脊柱强直角度＞40°，伴胸廓扩张，股骨头坏死，髋关节软骨致密性改变，髋关节间隙变窄，致残率非常高。

本病根据临床症状与进展，可分为三大类。

一是自下而上发展型。这种类型的强直性脊柱炎发病大多自骶髂关节疼痛开始，也有以单侧膝关节红肿疼痛为首发症状的，还有的以跟腱肿痛为首发症状，类似类风湿关节炎，很容易误诊。

二是自上而下型。这种类型的强直性脊柱炎发病大多自颈椎强硬疼痛开始，直接波及胸椎、腰椎，发病较速，影响心、肺等脏器的可能性大，预后较差。

三是免疫亢进型。强直性脊柱炎症状伴葡萄膜炎、结膜炎、银屑病、神经性皮炎等，免疫反应强烈，需联合免疫调节治疗，治疗难度较大。

强直性脊柱炎有以下几方面特点：①疼痛每天晚上加剧。②发病有一定的家族遗传性。③有研究表明，强直性脊柱炎与肠道菌群失调、革兰阴性杆菌感染肠道有关。临床观察发现，强直性脊柱炎患者大多有胃肠炎、胃溃疡病史，或当下存在腹泻、胃炎、消化不良等，导致免疫功能低下。因此，青少年出现不明原因关节肿痛应及早检测 HLA-B27、血沉、C- 反应蛋白、免疫球蛋白等指标，早诊断早治疗。已确诊强直性脊柱炎者，尽早采用针灸治疗，以缓解症状、控制发展。

【针灸取穴】

督脉、风池、天柱、颈夹脊、大椎、天牖、身柱、至阳、中枢、悬枢、命门、腰阳关、膏肓、膈俞、肾俞、腰眼、环跳、居髎、建里、气海、天枢、足三里。

【针灸措施】

督脉蒜泥铺灸1次，移去蒜泥后，逐一针刺颈、背、腰部诸穴并拔罐。风池、大椎、身柱、至阳、悬枢、中枢、腰阳关、膏肓、肾俞、腰眼、环跳各小艾炷灸1壮，建里、气海、天枢、足三里温针灸或小艾炷灸1壮。

【按语】

临床发现，生物制剂治疗强直性脊柱炎，可显著抑制骨侵蚀进展，使畸形发展得到控制。针灸是能缓解疼痛和减轻临床症状的疗法，针灸腹部能提高胃肠功能和免疫功能。针灸治疗是一个长期的过程，需要坚持治疗。血沉高者可短期服用风湿二十五味丸。

3. 脊柱结核

在结核性骨关节疾病中，脊柱结核的发病率最高。脊柱结核大多为椎体结核，以腰椎居多，胸椎次之，颈椎、骶尾椎则少见。附件结核多继发于椎体病灶或与之并存，常累及椎弓根及关节突。

脊柱结核发病期可自椎旁或沿筋膜间隙形成广泛寒性脓肿，还可在远离病灶部位形成流注脓肿。病变椎体骨质出现不规则破坏或压缩成楔形，椎间隙变窄或消失，使脊柱后凸畸形。临床症状见腰背部钝痛，腰肌痉挛，活动受限，行走姿势特异，为挺腹后仰，需双手叉腰或持杖才能行走，患部脊柱呈龟背状突起。发病期间可伴低热、盗汗、乏力、消瘦、食欲缺乏。血常规见贫血表现，血沉加快，X光摄片可以确诊。

【针灸取穴】

大椎、大杼、膏肓、阴郄、悬钟、华佗夹脊穴、病变部位督脉腧穴。

【针灸措施】

大椎、大杼、膏肓、华佗夹脊穴、病变部位督脉腧穴均予化脓灸。阴郄、悬钟针刺，留针15分钟。

【按语】

结核性疾病最好采用化脓灸，其作用持久，可促进巨噬细胞吞噬结核分枝杆菌。临床观察隔蒜灸与化脓灸治疗脊柱结核，隔蒜灸作用甚微，起不到根本作用，因此化脓灸在本病治疗中无法替代。本病临床中血沉高于正常为结核活动期，应服异烟肼，注射链霉素控制。中药验方：香茶菜30g，威灵仙10g，野葡萄根20g，仙鹤草20g，岩下青10g，白茅根10g，鲇须根20g。

4. 脊柱侧弯

脊柱依靠前后纵韧带及周围肌腱、肌肉组织维持生理曲度。脊柱侧弯是由于各种病理因素引发韧带松弛、肌肉失衡、骨质疏松，导致脊柱棘突偏离中线形成的。根据所弯方向和形状，侧弯类型包括：左侧凸、右侧凸、S形弯、C形弯。

10岁前儿童脊柱侧弯经矫正多可自愈，10~18岁青少年侧弯，存在结构性骨骼肌发育不正常，脊柱侧弯弧度大，两侧背肌发育不平衡，矫正困难。成年人脊柱侧弯病因复杂，常合并椎间盘退变，需结合影像诊断。通过临床观察发现，针灸可以疏通背部经脉，促进骨骼肌发育，因此，各年龄段患者经针灸治疗，其脊柱侧弯都可得到不同程度的纠正。

【针灸取穴】

主穴：身柱、至阳、中枢、悬枢、膏肓，侧弯中心部位督脉腧穴、华佗夹脊穴。

配穴：膈俞、肝俞、肾俞、大椎。

【针灸措施】

身柱、至阳、中枢、悬枢、华佗夹脊穴用温针灸。侧弯中心部位督脉腧穴、膏肓各小艾炷灸1壮。大椎、膈俞、肝俞、肾俞针刺后拔罐。

【按语】

青少年在针灸期间白天可穿背背佳维持正确体态。平时补充钙、多种维生素，饮食方面多摄入营养丰富、强筋壮骨的食物。

5. 施莫尔结节

施莫尔结节的病理机制为椎体软骨终板发生破裂，导致椎间盘髓核突入椎体骨松质内，形成类圆形骨质缺损（X线检查可见病灶边缘硬化带）。本病一般情况下没有临床症状，当髓核进入椎体内部较深时，可引起椎体后侧骨向后突出，产生神经根的骨性压迫，可出现类似腰椎间盘突出的症状。如果此时进行 X 线检查，可见腰骶或其他部位有椎间盘突出或膨隆。因此施莫尔结节导致的腰腿痛常被误诊为单纯的腰椎间盘突出症。对既有施莫尔结节，又有腰椎间盘突出症的患者进行综合治疗，效果显著，预后满意。

腰段神经根支配下肢不同区域的运动和感觉功能，其病损影响范围大。不管施莫尔结节有没有出现病理性反应，该节段的肌肉韧带功能均可有不同程度的受损，应该予以加强，不可忽视。

【针灸取穴】

施莫尔结节上下椎体间的督脉腧穴，脾俞、三焦俞、肾俞。

【针灸措施】

诸穴温针灸，施莫尔结节上下椎体间的督脉腧穴小艾炷灸 1 壮，膀胱经腧穴拔罐。

6. 脊柱陈旧性压缩性骨折

脊柱陈旧性压缩性骨折，可由外伤导致，也可因骨质疏松等其他病因引起，使椎体呈楔形改变。骨折虽然会引起腰背疼痛，但没有伤到中枢神经时，只要卧床休息，就不会有功能性改变或其他明显症状。由于骨折同时存在后纵韧带、黄韧带及周围组织损伤，可能出现脊椎骨质增生，韧带松弛、肥厚或内陷，关节松动，椎板肥厚，脊椎骨融合等变化，导致局部椎体后凸畸形，椎管狭窄，逐渐出现腰背疼痛、胸腹胀闷、腿痛腿麻等症。如果二三个椎体同时骨折，可弯成圆背。临床中有腰椎骨折者，疼痛部位却在胸背，因骨折导致整条脊柱失去稳定性，牵拉背肌所致。脊柱陈旧性压缩性骨折针灸治疗要考虑背部取穴，大椎、膏肓是解除腰背痛的要穴。

【针灸取穴】

大椎、膏肓、脊椎骨折部位督脉腧穴（上、下各取一穴）、华佗夹脊穴。

【针灸措施】

大椎、脊椎骨折部位督脉腧穴、华佗夹脊穴针刺，之后各小艾炷灸 1 壮。膏肓小艾炷灸 1~3 壮。背部膀胱经拔罐。

7. 脊椎滑脱

脊椎滑脱的病理机制为过度机械应力（搬运重物、重复屈伸）导致椎间盘纤维环撕裂。腰骶角的变化可影响脊柱的生物力学和生理功能，引起腰骶部稳定性的减弱，第4与第5腰椎、第5腰椎与第1骶椎位于脊柱低位，是腰椎间盘承重较高部位，易发生椎间盘突出和滑脱。滑脱进展，可引起一侧或双侧神经根性坐骨神经痛，往往在行走活动、站立、仰卧时诱发或加剧，小腿麻木烧灼感明显，马尾神经受压时还会出现小便异常。假性滑脱病程可长达数年至数十年。临床见滑移椎体后凸明显。

【针灸取穴】

命门、腰阳关、十七椎穴、大肠俞、关元俞、华佗夹脊穴（腰4、腰5）、环跳（患侧）、委中（患侧）、阳陵泉（患侧）。

【针灸措施】

以上诸穴针刺，其中腰阳关、十七椎穴用3寸针深刺，并朝不同方向行针，出针后腰阳关、十七椎穴、大肠俞各小艾炷灸1~3壮，腰骶部腧穴拔罐。

8. 隐性脊柱裂

隐性脊柱裂是隐性椎管闭合不全中最为多见的一种，该病变好发于腰骶部，多见于骶椎，其次分别是第5腰椎、第2骶椎、第3骶椎，其特征为脊柱后方1个或多个节段椎板未完全闭合，有时相邻脊椎椎柄有裂隙，一般无脊膜或脊髓等椎管内容物膨出。隐性脊柱裂可使该部脊椎薄弱而不稳定，随着患者年龄增长，体力活动逐渐增多，容易引发急性或慢性损伤，使椎间盘变性，附近黄韧带、关节囊及硬膜组织等逐渐产生反应性改变，引起脊髓和神经根压迫症状。临床表现为下腰部疼痛、压痛、叩击痛，疼痛沿坐骨神经触电样向下放射，弯腰不利。一些患者有先天性腰骶部毛发过多、色素沉着现象。

【针灸取穴】

腰阳关、十七椎穴、气海俞、大肠俞、关元俞、关元。

【针灸措施】

腰阳关、十七椎穴、气海俞、大肠俞、关元俞用温针灸、拔罐，之后腰阳关、十七椎穴、大肠俞各小艾炷灸1壮，关元温针灸。

9. 腰椎间盘突出症

腰椎间盘突出症病位多在第4与第5腰椎、第5腰椎与第1骶椎处，或多椎膨突，是由于搬重物，或突然弯腰、扭腰等猛力致椎间盘的纤维环部分或全部破裂，髓核向后纵韧带处突出，使椎间孔或椎管内狭窄，压迫神经根、马尾神经引起的一组腰椎综合征。腰椎间盘突出症根据突出程度，有椎间盘膨出、突出、脱出及游离等区别，常伴脊柱退变。本病临床表现为先腰痛后腿痛，疼痛沿坐骨神经走行方向放射，大腿后方、小腿后方胀痛，伸腿症状加剧，足背外侧麻木，皮肤感觉迟钝。压痛点在第 4 腰椎与第 5 腰椎、第 5 腰椎与第 1 骶椎间隙，直腿抬高和"4"字试验均使坐骨神经牵拉性疼痛明显。由于本病突出程度、突出方向和神经压迫情况不同，患者腰腿痛表现有一定差异，大多患者需倾斜身体行走，有的需俯卧不能下床，部分患者出现脊柱侧弯、后凸现象。在腰椎间盘突出症的保守治疗中，针灸能发挥积极作用。

【针灸取穴】

命门、腰阳关、十七椎穴、大肠俞、腰眼、环跳（患侧）、胞肓（患侧）、委中（患侧）、承山（患侧）、阳陵泉（患侧）、足三里（患侧）、悬钟（患侧）、昆仑（患侧）、太冲（患侧）、丘墟（患侧）、束骨（患侧）。

【针灸措施】

腰阳关、十七椎穴、环跳用 3 寸针深刺，其他诸穴温针灸，腰骶部、臀部拔罐，腰阳关、十七椎穴、环跳、承山、阳陵泉给予小艾炷灸 1~3 壮。

【按语】

腰椎间盘突出症治疗期间需卧床休息，不能让腰部受力，起床需佩戴护腰，使用护腰至少半年。

结　语

1. 脊椎疾病治疗前需通过望、问、循推了解病情

望诊：①望走路姿势区别疾病。强直性脊柱炎、腰椎间盘突出症、脊柱结核、脊柱陈旧性压缩性骨折等所致的运动改变，患者行走姿势有显著区别。②望整条脊柱的弧度，有无畸形侧弯、驼背僵硬、后突。③望脊椎疾病累及的病损区域肌肉有无萎缩、神经功能有无影响。④望脊柱灵活性判断发病部位。⑤望检查资料，结合临床分析疾病。

问诊：①问疼痛性质。通常神经根受压，疼痛持续并伴触电样放射痛。其他病因引起的疼痛多为间歇发作。若腰骶持续酸胀重于疼痛，要警惕肿瘤性疾病。②问疼痛时间。腰背痛，后半夜甚，要排除强直性脊柱炎。③问是否伴低热、盗汗，排除脊柱结核或进行性脊柱炎症。④问有无大小便异常、如科疾病等。

循推：从大椎往腰尾循推3~5次，督脉皮肤出红晕，可观察脊柱有无偏斜、侧弯，同时感触脊柱的生理弧度、病变脊柱形态及疼痛部位。X线摄片只能反映局部状况，许多脊椎疾病经久不愈者，可通过循推了解脊柱整体情况，为治疗提供线索。

2. 脊椎疾病的针灸措施

脊椎疾病的治疗以督脉腧穴为主。在病损位置明确时，除选取该段脊椎腧穴外，还要选该节段上下椎的腧穴，才能使该段脊柱达到稳定。

选用的腧穴大多予针刺结合小艾炷灸治疗，特别是腰椎间盘突出症，必须针灸合用，两种方法共同治疗才能治愈。

所取脊椎节段部位的华佗夹脊穴可同时应用，膀胱经亦可选用并拔罐，以加强脊旁肌肉、韧带功能。

有明显周围神经症状者，上半身从大椎、风池，下半身从命门、腰阳关开始针灸，有利于疾病恢复。

腰骶部脊椎疾病，腰阳关、十七椎穴最好用2.5~3寸针深刺2寸以上，才能有效祛除病变部位的病理因素。

3. 脊椎疾病防治

①注意工作姿势，避免负重。②如果已存在腰椎疾病，特别是治疗期间，白天应使用护腰。③由基础性疾病引发的脊椎疾病，要积极治疗原发病。④在脊椎压迫症状明显期间，可做适当牵引以缓解症状。

三、骨关节疾病

1. 类风湿关节炎

类风湿关节炎通常是一种对称性、多发性和慢性关节炎症，一般关节痛与压痛是最早出现的症状，常见的部位有手腕、掌、指，其次是脚趾、膝、踝、肘、肩部。其病损范围为关节滑膜、软骨、韧带、肌腱等，亦可累及心血管、肺、肾等组织器官。其临床症状早期或急性期出现关节红肿热痛、运动障碍和晨僵；晚期出现多关节僵直畸形，肘关节、腕关节很容易融合僵硬，关节活动功能消失；膝关节、踝关节肿大变形；指间关节屈曲固定，指关节近侧菱形肿大，关节周围肌肉萎缩。本病如不控制，可扩散至肩关节、骶髂关节和下颌关节，严重者失去生活自理能力。由于类风湿关节炎发病时免疫球蛋白抗体上升，血沉加快，类风湿因子上升，C-反应蛋白上升，因此归属于免疫性疾病，中医称其为"尪痹"。本病缠绵难愈，关节受损严重，病变范围广，临床治疗困难。应用督脉蒜泥铺灸治疗类风湿关节炎，常见奇效，坚持针灸治疗，大多数患者症状能得到控制或好转。

【针灸取穴】

主穴：督脉腧穴、膏肓、中脘、关元。

上肢：曲池、外关、中泉、阳溪、养老、阳谷、合谷、八邪、阿是穴。

下肢：血海、内膝眼、犊鼻、髋骨穴、足三里、阳陵泉、悬钟、丘墟、太溪、昆仑、太冲、八风、太白。

【针灸措施】

督脉蒜泥铺灸（三伏天可加麝香发疱灸）。膝关节、踝关节肿胀严重者，可用火针治疗，注意针孔三天不能碰水。肿胀或变形的关节选穴针刺后，大椎、膏肓小艾炷灸，中脘、关元温针灸。

【按语】

针灸期间可配服雷公藤多甙片，早晚各一片，加服维生素 B_6、维生素 A、维生素 D，以及具有补气血功效的中成药等。红肿严重者应注射长效青霉素，每月注射 1 次。患有类风湿关节炎者应忌食鸡肉、羊肉及酒。

2. 骨质疏松

骨质疏松是一种全身性骨质减少，单位体积内骨组织量明显下降，骨质有机成分生成不足，继发钙盐沉积减少等病理性改变的疾病。本病临床表现为周身骨痛、腰背痛、乏力、骨松脆，甚至脊柱或其他部位自发性骨折、畸形；发病人群以中老年人为主；主要病因为体内激素分泌下降，不能维持代谢功能及激素水平，亦可因常年应用糖皮质激素、甲状腺功能亢进、肢端肥大症、内分泌失调、结缔组织病、饮酒过量等其他致病因素导致。临床检测骨密度显著下降，并有碱性磷酸酶增高者可确诊骨质疏松。骨质疏松是一类综合性疾病，治疗要全身兼顾，尽量祛除致病因素。

【针灸取穴】

大椎、膏肓、至阳、腰阳关、肝俞、肾俞、中脘、关元、手三里、足三里。

【针灸措施】

大椎、至阳、腰阳关、肝俞、肾俞针刺后各小艾炷灸 1 壮。膏肓小艾炷灸 1 壮。中脘、关元温针灸。手三里、足三里针刺，留针 20 分钟。背部膀胱经拔罐。

【按语】

长期服用激素导致骨质疏松者，如果通过针灸能改善原发病，就要减少或停用激素，同时补充各种维生素，特别是维生素 A 和维生素 D。治疗过程中要注意患者舌苔、大便情况，提高患者消化吸收功能有助于疾病痊愈。

3. 骶髂关节炎

骶髂关节软骨面较大，而且关节面凹凸不平，相互嵌插，关节间隙狭窄，并且承受着整个躯干的重量，腰椎间盘变性或女性怀孕牵拉关节等，可引起该关节慢性劳损及退化性关节炎。此外，骶髂关节的滑膜绒毛丰富，比较容易感染炎症，是强直性脊柱炎早期发生病变的主要关节之一。骶骨关节与骶神经丛和部分腰神经丛接近，当骶髂关节及周围组织病变时，腰骶神经会受影响，临床可出现腰骶痛和大腿后方痛，不能久坐久站，侧屈、前屈、旋转均可疼痛加重。随着疾病发展，疼痛逐渐沿坐骨神经扩散，可出现股神经痛、步态变小，双侧致密性骶髂关节炎时，患者行走呈鸭步样。本病体格检查直腿抬高试验阳性，在髂关节后隙，骶臀部及环跳穴等部位压痛显著。怀疑青年患者有骶髂关节炎时，应做 HLA-B27 检测，排除强直性脊柱炎。得过骶髂关节炎的中老年人，骶髂部会出现红枣大小的滑动性结节。针对本病，针灸能消除疼痛，防治疾病。

【针灸取穴】

腰阳关、腰眼（患侧）、大肠俞（患侧）、关元俞（患侧）、环跳（患侧）。

【针灸措施】

腰阳关、腰眼、大肠俞、关元俞、环跳针刺后各小艾炷灸 1 壮，腰骶部拔罐。

4. 风湿性关节炎

风湿性关节炎是链球菌感染引发的一种自身免疫反应性疾病，好发于儿童和青少年，常因咽喉部被链球菌感染引起肿痛，一定时间后出现游走性大关节红肿疼痛。关节炎肿痛一旦消退，没有关节变形等后遗症，但要警惕其对心脏的危害，风湿性关节炎可伴发心肌炎、心内膜炎、心包炎等心脏炎症疾病，最后可发展为风湿性心脏病。如果患者皮下出现环形红斑及皮下小结节，提示心脏炎症较严重。临床应及时化验抗链球菌溶血素"O"、血沉，以正确诊断疾病，及早控制病情发展。

【针灸取穴】

大椎、膏肓、肩髃、曲池、内关、合谷、血海、膝眼、足三里、太溪、太冲。

【针灸措施】

大椎、曲池、血海、足三里针刺后各小艾炷灸 1 壮。膏肓小艾炷灸 1~3 壮。其余诸穴针刺，留针 20 分钟。背部督脉、膀胱经拔罐。

【按语】

风湿性关节炎的关节肿痛症状反复发作，并以急性发作为主，需联合各种疗法综合治疗，减少其对心脏的影响。风湿性关节炎急性发作应与类风湿关节炎发作期相鉴别。常规用药为青霉素、阿司匹林、维生素 C、维生素 B_2 等。

5. 慢性化脓性骨髓炎

败血症、急性化脓性感染、开放性骨折等，可导致化脓性细菌经血行入侵骨髓，急性感染阶段治疗不当或感染后没有及时发现，可形成慢性化脓性骨髓炎。本病发病部位取决于原病灶位置和细菌播散情况，任何年龄、任何骨骼均可发病，血供丰富的长骨（如股骨、胫骨、桡骨等）发病率较高。

慢性化脓性骨髓炎临床病程主要分为三期：①急性发作期表现为局部出现红肿热痛，血常规中白细胞计数或相关指标异常升高。②亚急性期可有骨组织增生、硬化、坏死，患处变得粗大，病变骨隆起不规则，皮下组织变硬。③慢性期可有窦道流脓，经久缠绵难愈。慢性化脓性骨髓炎如果累及邻近关节，关节的软骨遭到破坏，导致关节强直，易造成残疾。本病易形成死骨及窦道，清理难度大，使疾病反复发作。化脓灸可促进巨噬细胞持续吞噬病菌，可以有效增强机体的自我清除能力，在修复病灶方面有独特效果，因此本病多选择化脓灸治疗。

【针灸取穴】

主穴：大杼、膏肓、曲池、血海、足三里、悬钟、发病区域相关腧穴。

配穴：盗汗加阴郄，发热加大椎，疾病反复发作加肝俞、丰隆、合谷、太冲。

【针灸措施】

大杼、膏肓、曲池、血海、足三里、悬钟、发病区域相关腧穴（选择1~2个腧穴）用化脓灸。配穴针刺。

【按语】

慢性化脓性骨髓炎急性发作期应加服广谱抗生素。

其他阶段可服中药验方：香茶菜 60g，石吊兰 30g，筋骨草 30g。煎服。

6. 痛风性关节炎

痛风性关节炎是单钠尿酸盐晶体在关节及关节周围组织中沉积引发的急性关节炎症。本病起病急骤，常在半夜发生关节红肿，疼痛剧烈。初次发病多为单个关节红肿疼痛，多发于踇趾、踝、膝、指、腕、肘等部位。部分痛风性关节炎患者会反复发作，受累关节增多，伴关节骨质侵蚀性缺损、周围组织纤维化、软骨退行性变化，滑囊周围及腱鞘表面痛风石堆积，形成大小不等的结节和结晶，同时肾间质、肾小管、肾小球亦可受到不同程度损伤。本病归纳病因为嘌呤代谢紊乱，检查报告尿酸显著增高。尿酸是人类嘌呤代谢的最终产物，主要通过肾脏排出体外。当摄入高嘌呤食物时，在氨基酸、磷酸、核糖核酸的酶分泌不足的情况下，会分解产生过多尿酸，或肾脏代谢能力减退，导致尿酸排出减少，体内有过多的尿酸残留，可引发痛风。患者可伴高脂血症、糖尿病、肾结石或结晶、冠心病等。虽然痛风性关节炎的临床症状在关节，但消化系统、泌尿系统均有一定的功能性改变。本病治疗不单要消除关节肿痛，更要注重相关代谢功能的恢复，要以控制反复发作为最终目标。

【针灸取穴】

肝俞、肾俞、京门、上脘、肓俞、关元、曲池、合谷、足三里、太溪、太冲、太白、阿是穴。

【针灸措施】

阿是穴（红肿疼痛部位）放血（量要多一点）。痛风石沉积部位火针针刺，挤去白色痛风石。肾俞、京门针刺后各小艾炷灸 1 壮，其他腧穴针刺并留针 20 分钟，背部膀胱经拔罐。

【按语】

患者若有"三高症"要给予控制。痛风性关节炎尿酸高时，可服苯溴马隆 25mg，每天 1 次；丙磺舒 25mg，每天 2 次；可同时服用碳酸氢钠；秋水仙碱 0.5~1mg，每天服 1 次，最多服用 1 周。

防治痛风中药验方：土茯苓 200g，车前子 200g。上药共磨粉，每次吞 8g，每天服 2 次。

7. 肩关节周围炎

肩关节是诸多肌肉、肌腱、韧带和骨与关节腔等组织形成的悬吊式关节，是上肢最大、最灵活，并且能够多方向活动的关节。该部位长期组织损伤和退行性变化易引起无菌性炎症，出现日轻夜重的弥漫性疼痛，可牵涉到背、肩胛、三角肌等部位，多数会发展为关节粘连，关节活动度受限，严重影响工作和生活。

肩关节活动较多的肌肉，有肩胛提肌、斜方肌、喙肱肌、胸小肌等；主要肌腱有肩胛下肌腱、冈上肌腱、冈下肌腱、小圆肌腱，共同组成肩袖并横跨肩关节沟上方固定肱二头肌、长头肌腱的肱骨横韧带。支配肩关节的神经为臂丛神经下支。在关节中易损伤的是肌腱和韧带的起点和终点。如果这些起点和终点受到病损，会影响肌腱和韧带的全部抗力和弹性。在肩关节中，主要肌肉和肌腱起于肩胛下窝，分布于冈上窝，冈下窝与肩峰喙突相连。按照解剖结构，肩胛下窝的腧穴天宗对肩关节的功能有重要作用，因此肩关节疾病针灸需取天宗治疗，结合对肩关节周围的按压和关节活动度的观察，再选取解剖结构中病损肌肉、肌腱处腧穴，可达到取穴少、效果好的目标。

【针灸取穴】

主穴：大椎、天宗（患侧）、肩外俞（患侧）、肩髃（患侧）、肩内陵（患侧）。

配穴：肩井（患侧）、肩髎（患侧）、曲垣（患侧）、膏肓（患侧）、肺俞（患侧）、臂臑（患侧）。

【针灸措施】

大椎、天宗、肩髃、肩内陵可温针灸或小艾炷灸 1 壮,其他腧穴根据肩关节周围炎程度和按压情况选择针刺。肩背部腧穴可拔罐,其中天宗针刺、艾灸一定要按压到反应最强烈的位置,急性关节炎发作时,可在天宗处注射维生素 B_{12} 或贴止痛膏。

8. 肘关节炎

肘关节损伤、软骨退化、肘关节脱位后对位欠佳、骨折后畸形等,可导致肘关节肿痛,关节液渗出,关节活动受限、硬化,甚至关节面大部分消失、关节间隙狭窄、屈曲,不能做伸直或弯曲动作,形成半屈曲畸形。在关节炎疾病中,肘关节炎的发病概率相对较高。

【针灸取穴】

曲池、天井、小海。

【针灸措施】

2 寸针曲池透刺小海,天井针刺后温针灸,曲池小艾炷灸 1~3 壮。

9. 腕关节炎

腕关节是人体关节中较复杂的关节。腕部骨和韧带结构遭受损伤,会导致腕关节失稳,或引发腕关节炎症,出现腕部红肿疼痛,直接影响腕功能,症状超过 3 个月为慢性腕关节炎。腕关节炎按肿痛部位分为部分软组织腕关节炎和全腕关节炎,均有压痛、关节活动受限表现。

【针灸取穴】

曲池、外关、阳溪、中泉、养老、阳池、阳谷。

【针灸措施】

按肿痛位置,在以上腧穴中选穴针灸,其中阳溪、中泉、养老、阳谷可小艾炷灸 1 壮。

10. 指关节炎

指关节炎,表现为指节明显红肿疼痛,可单发或多发,关节弯曲,活动受到严重影响。

【针灸取穴】

合谷、八邪、阿是穴。

【针灸措施】

针刺合谷、八邪、阿是穴，阿是穴可小艾炷灸 1 壮。

11. 髋关节疾病

髋关节疾病包括髋关节滑囊炎、髋关节退行性改变及髋关节结核三大类。髋关节滑囊炎多与小儿剧烈运动或外伤有关。当髋关节软组织滑膜受到损伤后，出现无菌性炎症及股骨头缺血。反复损伤和炎症反应可导致髋关节退行性改变，表现为关节间隙狭窄、股骨头缺血性坏死等。若结核分枝杆菌侵袭髋关节，则引发髋关节结核，其特征为髋臼边缘及股骨头软骨下骨进行性破坏（X线可见"穿凿样"缺损），晚期形成冷脓肿及窦道，严重者可致股骨头吸收，引发病理性脱位，屈髋屈膝及外旋畸形（"4"字试验阳性）。临床症状伴有全身无力、低热、盗汗、髋关节痛、腹股沟部位压痛明显、行走跛行、屈髋外旋受阻、结核性消瘦。值得注意的是，由于髋关节是全身最大的关节，加上臀部肌肉肥厚，因此疾病早期不易被觉察。如果出现病理性特征，如腹股沟疼痛或压痛、髋部活动受限、僵硬跛行，应给予髋关节摄片检查，明确诊断。

【针灸取穴】

主穴：环跳、居髎、髀关、承扶、急脉、血海、承山、中极。

配穴：秩边、五枢、冲门、维道。

【针灸措施】

以上腧穴均取患侧，可用 2~3 寸针温针灸，其中环跳、血海、居髎、承山用小艾炷灸 3~5 壮。臀部周围拔罐。

12. 膝关节炎

膝关节因长期承受机械应力易发生慢性损伤，导致关节稳定性下降、滑液分泌减少、软骨代谢失衡，甚至出现退行性改变，也可因感染、免疫性疾病等，引起膝关节炎急性发作，导致滑膜充血、水肿，浆液渗出，形成急性滑囊积液，发生囊壁增厚、关节粘连僵硬、关节软骨及其他组织病理性改变，出现关节屈伸障碍、活动不利等临床表现。膝关节炎迁延不愈可发展为关节畸形。在膝关节周围有许多滑囊，有的与关节腔相通，有的孤立存在。膝关节中易患滑囊炎的部位是髌前滑囊、髌下滑囊、腓肠肌内侧头深面滑囊和半膜肌腱深面滑囊。急性滑囊炎时，膝关节呈弥漫性肿胀，触诊可及波动感，导致膝关节伸展活动受限。

【针灸取穴】

血海、鹤顶、髋骨穴、内膝眼、犊鼻、足三里、阳陵泉、委中。

【针灸措施】

以上腧穴取患侧。有积液者，用火针刺髋骨穴、内膝眼、犊鼻，然后拔罐。内膝眼、犊鼻温针灸，血海、阳陵泉、髋骨穴针刺并小艾炷灸 1 壮。其余腧穴针刺。

13. 膝关节半月板损伤

膝关节半月板在外力作用下受损，可引起膝关节交锁、弹响、控制乏力、肌力减弱或股四头肌萎缩。临床表现为膝关节一侧或后方痛，疼痛位置固定，膝关节过伸、过屈疼痛加剧，回旋挤压试验阳性。

【针灸取穴】

内膝眼、犊鼻、血海、阳陵泉、阿是穴。

【针灸措施】

以上腧穴取患侧。内膝眼、犊鼻、阳陵泉温针灸，血海、阿是穴针刺后各小艾炷灸 1 壮。

14. 结核性膝关节炎

结核性膝关节炎属于关节结核疾病中的高发病，本病多数为单侧关节发病，以单纯滑膜结核为主，表现为膝关节弥漫性肿胀，浮髌试验阳性，大腿和小腿肌肉常萎缩、痉挛，使关节呈梭形肿胀，故本病又称为"鹤膝"。本病关节功能轻度受限，可有跛行，疼痛较明显，活动后加重，穿刺有黄色混浊液。

【针灸取穴】

风市、内膝眼、犊鼻、血海、曲泉、鹤顶、阳陵泉、足三里。

【针灸措施】

以上腧穴取患侧，温针灸。其中血海、鹤顶、足三里、阳陵泉可行反复化脓灸。

【按语】

抗结核药对结核性膝关节炎的治疗效果不理想，临床采用化脓灸效果较好。

本病可配服阳和汤加减：熟地 60g，麻黄 1.5g，鹿角胶 9g，白芥子 6g，肉桂 3g，炮姜 1.5g。《外科证治全生集》认为阳和汤主治骨槽风、流注、脱骨疽、鹤膝风、乳癌、结核、贴骨疽及漫肿无头，平塌白陷，一切阴凝等症。

15. 踝关节炎

踝关节是全身受力最大、活动量最大、最容易扭伤的关节。平时此处微小创伤频繁，很易损伤滑囊、软骨、骨骺，引起骨质增生或骨质疏松。也可因风湿、痛风、结核、骨髓炎等引起踝关节红肿热痛，运动受限，甚至关节畸形。踝关节远离心脏，血液循环较慢，休息保养困难，因此踝关节炎不易痊愈。

【针灸取穴】

足三里、悬钟、承山、太溪、丘墟、昆仑。

【针灸措施】

以上腧穴取患侧。足三里、悬钟、承山、太溪、丘墟、昆仑针刺。丘墟、太溪针刺后各小艾炷灸 1 壮。

16. 跖趾关节炎

跖趾关节炎是指跖趾部由于慢性劳损、外力挤压、长时间站立、受凉，或自身免疫、感染等因素引起关节韧带、关节囊、滑膜、腱鞘炎症，关节破坏退行性变的疾病，表现为跖趾关节红肿热痛，行动不力，通常关节背侧或足底面肿胀、有压痛。

【针灸取穴】

八风。

【针灸措施】

八风针刺并给予隔蒜灸 5~7 壮。

17. 颞颌关节功能紊乱

颞颌关节由颞骨关节凹、下颌骨髁突、关节凹、髁突间的关节盘、包绕在关节周围的关节囊及关节韧带构成。关节腔内含双凹形纤维软骨盘，并通过关节囊及翼外肌（附着于关节盘前缘）维持稳定。该关节富含神经血管（耳颞神经及颞浅动脉分支），敏感度极高。当周围肌肉、韧带疲劳或损伤，或因关节滑囊、邻近组织炎症等，导致关节韧带失去弹性，关节盘变形，关节髁突滑动障碍，颞颌关节的自动复位功能会减退，引起颞颌关节功能紊乱，表现为张口困难或张口、闭口疼痛。这种关节滑动不利的现象称作"绞锁"。如果关节韧带肌肉松弛无力，就可引起下颌关节习惯性脱位，每次脱位后需人工复位，既痛苦又麻烦，患者还可伴头晕、耳鸣、听力障碍。X 线摄片显示髁突位置异常。

【针灸取穴】

百会、下关（患侧）、耳门（患侧）、听宫（患侧）、颊车（患侧）、合谷（患侧）、阿是穴。

【针灸取穴】

百会、下关、耳门、听宫、颊车、合谷针刺，留针后耳前温和灸 10 分钟。出针后在髁突部找出压痛点（阿是穴），用粟粒大小艾炷灸 1 壮。

结　语

1. 骨关节疾病诊治前先从望、问、循按中确定病情

望诊：①望发病骨关节的病理变化，通过两侧骨关节对照比较发现不对称性改变，观察骨关节及周围肌肉变化，得知病变状况。②望姿势。骨关节疾病患者的直立、行走姿势有很大区别，特征性姿势如"X"形腿、"O"形腿、挺胸行走、弓背行走、斜身行、鸭步行走、长短腿跛行等，从姿势中可初步判断是何处的骨关节病变。③望病变关节活动功能。注意患者的活动幅度、方向，判断疾病严重程度和具体病位。④望脊柱生理曲度。有些慢性腰背痛，单纯关注腰骶问题较难治愈，需要改善患者整条脊柱的生理曲度，才能解决腰背痛问题。⑤望影像显示情况和所有检测报告，综合分析病情。

问诊：①青少年出现关节肿痛，不管是单个关节还是多个关节，均要问清持续时间、有无伴随症状，并给予必要的相关检查。②中老年人关节肿痛，要问清整个发病过程及与之相关的生理、病理因素。

循按：因关节疾病大多在滑膜、骨膜发生炎症，要经过循按才能找到较为准确的发病部位，还可通过循按选取治疗腧穴。另外，可在循按中感觉患者关节温度、皮下组织波动等。

2. 骨关节疾病的针灸措施

骨关节疾病往往病程较长，疾病顽固，所以需要针刺与小艾炷灸结合运用。顽固性关节炎最好采用化脓灸，免疫性关节炎要在督脉上进行铺灸。炎症部位不便用小艾炷灸的位置，可以用隔蒜灸。

3. 骨关节疾病的防治

寒冷刺激容易诱发关节炎，特别是类风湿关节炎，要尽量避免冷水浸泡。

关节炎发作时要忌酒，忌食鸡、羊、虾等发物。

四、肌肉、肌腱、韧带疾病

1. 肩背及手臂肌肉萎缩

肩背及手臂肌肉萎缩是指中老年人群背阔肌、肩胛带肌、菱形肌、肱二头肌、指骨间肌等肌肉发生的不同程度变薄、萎缩现象；临床症状为背部肩胛肌肉厚度、弹性不对称，手臂皮肤松弛，虎口凹陷，甚至肌肉消失，手臂无力，上举困难，但关节活动无碍，神经功能不受影响，肩臂酸痛症状较轻，大多数患者没有全身性疾病和其他病理现象，常以一侧上肢较严重，亦有双侧同发。此类病症至今病因不清，归为肌肉营养不良症。

【针灸取穴】

大椎、肩外俞、膏肓、肺俞、肩髃（患侧）、肩贞（患侧）、曲池（患侧）、外关（患侧）、合谷（患侧）、八邪（患侧）。

【针灸措施】

膏肓小艾炷灸。大椎、肩外俞、肺俞针刺后小艾炷灸 1 壮，手臂腧穴根据肌肉萎缩部位针灸。肩背部腧穴拔罐。

【按语】

小艾炷灸治疗这类病症见效很快，治愈率高。治疗期间可配服舒筋活血片、维生素 E 胶囊。

2. 慢性腰肌劳损

慢性腰肌劳损是指腰骶部肌肉、韧带、筋膜等软组织因长期反复损伤导致的慢性炎症，临床以腰骶部反复酸痛为特征。本病天气变化、劳累时症状加重，酸痛范围较广，但不影响腰部活动，亦无神经根刺激现象，休息后酸痛可以减轻；影像检查无明显脊椎骨质增生或椎间盘突出。中医学认为，长期的虚损性腰痛属于"肾虚腰痛"，治疗需强肾壮腰。

【针灸取穴】

命门、腰阳关、三焦俞、肾俞、肓门、志室、腰眼、复溜。

【针灸措施】

命门、腰阳关、三焦俞、肾俞、肓门、志室、腰眼温针灸。复溜针刺并留针 15 分钟，出针后腰骶部拔罐。肾俞、腰阳关、腰眼可小艾炷灸 1 壮。

3. 背胀

背胀是一个临床症状名，很多患者有整个背部酸胀不适的状况，寒冷、劳累、伏案工作会导致酸胀加重，很难说明酸胀的准确位置，多由背部肌肉（如斜方肌、菱形肌等）、筋膜等软组织慢性劳损引发，需排除内脏疾病反射痛，在背俞穴触按中，可在膏肓处有强烈反应，因此灸膏肓可治疗背胀。

【针灸取穴】

膏肓。

【针灸措施】

膏肓小艾炷灸 3~5 壮。

4. 菱形肌损伤

菱形肌损伤多由颈部突然后伸或双上肢突然上举（如端水盆泼水、打篮球投篮等）及长期伏案工作等引发。急性损伤时，患者常表现为单侧颈部酸痛并向背部放射，颈部旋转或后伸时疼痛加剧，患侧肩胛骨内侧缘及下角处可触及明显压痛点，重症患者咳嗽、打喷嚏时疼痛显著加重。查体可见颈项强直，患者常以躯干旋转代偿颈部活动。

【针灸取穴】

外关（患侧）、风池（患侧）、扶突（患侧）、膏肓（患侧）、肩中俞（患侧）、天宗（患侧）、膈关（患侧）、大椎。

【针灸措施】

①针刺外关，提插捻转让针感向上臂扩散，同时患者活动颈部，让颈部肌肉放松。②针刺风池、肩中俞、扶突、大椎不必留针，出针后在大椎、肩中俞、膏肓、膈关、天宗处拔罐。③风池、大椎、膏肓各小艾炷灸 1 壮。

5. 外伤性瘀肿

身体某部遭受外力撞击或挤压时，可导致皮下脂肪、毛细淋巴管及微小动静脉断裂，严重时可伴随肌肉撕裂或神经损伤，皮肤完整情况下表现为局部瘀血肿胀及疼痛。根据出血范围、损伤深浅，以及出血的不同部位、有无伴随骨折或其他组织的损伤等不同情况，瘀肿消退时间不尽相同。

临床中，大部分瘀肿可任其自行消退，但许多深部较大血肿，或伴骨折、其他组织损伤者，瘀肿长期不退，而且影响局部功能。采用针灸治疗，瘀肿可快速消退。为此倡议，不管何种因素导致的瘀血肿块，尽量及早采用针灸治疗，避免因此造成的功能障碍。

【针灸取穴】

瘀肿部位及其周围腧穴。

【针灸措施】

选瘀肿部位及其周围腧穴进行温针灸，病程久者，选瘀肿最严重部位的腧穴小艾炷灸 1 壮，亦可用火罐拔出瘀血。

【按语】

针灸治疗瘀肿效果显著，即使瘀血凝结成硬块亦能使其消散。瘀肿初期，针刺后可将复方丹参片研细，用 75% 酒精调敷患处。

我曾收治一位外阴部血肿的女性患者，骑自行车摔倒后外阴部形成瘀肿（鸭蛋大小），不退 1 个多月，辗转多处就医，均让其自行消退。家人用手拉车送患者来针灸，患者瘀肿紫黑坚硬。我在其瘀肿中心部刺 5 针后拔罐，吸出少量血液、渗出液。二诊时，患者瘀肿缩小一半，再行针刺拔罐治疗。三诊时，患者可以自行就诊，针后瘀肿完全消退。

6. 腓肠肌痉挛

腓肠肌痉挛多发生于夜间静卧伸腿或睡醒时，表现为小腿后侧肌群突发不自主收缩，引发肌肉僵硬及剧烈疼痛。患者常需下床站立并通过足部背屈牵拉肌肉方能缓解，民间俗称"脚筋吊"。许多患者会在短期内反复发作，导致睡眠障碍及生活质量下降。

从病理生理学分析，腓肠肌作为人体最有力的跖屈肌，其高强度代谢易致乳酸蓄积。夜间静息状态下，血液循环减慢，加之血清游离钙离子浓度下降，使小腿肌肉的随意性功能紊乱而发生应激性痉挛。针灸可以疏通腿部经脉，恢复气血运行，缓解痉挛症状。

【针灸取穴】

环跳、承山、阳陵泉。

【针灸措施】

针刺患肢部位的环跳、承山、阳陵泉。

【按语】

治疗同时需要补钙（可服用钙片）。饮食可吃糖拌豆腐、冰糖木瓜等。

7. 筋伤症

筋伤症是各种暴力或慢性劳损等原因造成的筋的损伤，如突然遭受外力作用，四肢关节附近筋、腱发生轻微挫伤或者撕裂伤，但没有皮肤破损、骨折或其他组织损伤，由于局部组织出血、肿胀、疼痛，肢体活动受到限制，影响运动功能。用针灸治疗，可以促使瘀肿消退，有利于损伤组织的修复。

【针灸取穴】

选损伤肢体的合穴、原穴、阿是穴。

【针灸措施】

对所选腧穴进行温针灸加局部温和灸。

8. 锁骨头肿痛

锁骨头指锁骨胸骨端。锁骨头肿痛指胸锁部遭受风寒、慢性劳损等不良刺激及肌肉损伤，或关节错位诱发筋膜、软组织无菌性炎症，导致锁骨头肿胀疼痛和周围肌肉、韧带胀痛。本病多为单侧发病，病侧锁骨头明显大于健侧，局部有压痛点，严重者疼痛可扩散到颈部及肩井部。

【针灸取穴】

大椎、肩外俞（患侧）、肩井（患侧）、肩中俞（患侧）、阿是穴。

【针灸措施】

大椎、肩外俞、肩井、肩中俞、阿是穴针刺后拔罐，之后阿是穴隔蒜灸。

9. 胸壁挫伤

胸壁挫伤多由于外来暴力直接撞击胸壁或运动中胸部碰撞于硬物上，胸壁软组织、骨膜等受损导致，表现为局部肿胀，有青紫瘀斑，疼痛明显，肋骨或肋间隙压痛。本病若不及时治疗或瘀肿结而不化，会使病情长时间缠绵不愈，甚至咳嗽、深呼吸均产生疼痛，人体旋转运动或天气变化时不适症状加重。

【针灸取穴】

膻中、太冲（患侧）、间使（患侧）、阿是穴。

【针灸措施】

膻中平刺留针，太冲、间使直刺留针20分钟，阿是穴散刺、拔罐，之后温和灸15分钟。

10. 肋间神经痛

肋间神经发源于胸段脊髓，沿肋骨下缘走行，交汇于胸腹壁前。病毒感染、创伤、受寒及免疫力下降等因素可诱发肋间神经炎，导致肋间神经痛；

脊椎病变如胸椎退行性改变、胸椎硬脊膜炎、脊柱结核、强直性脊柱炎及肿瘤（如椎体转移瘤）等，可使脊神经根受压，引发疼痛。

肋间神经痛临床表现为支配区域呈现针刺样、烧灼样或闪电样痛，疼痛范围沿肋间神经分布区呈束带状，肋骨边缘压痛。由带状疱疹所致的肋间神经痛多为单侧疼痛；脊椎疾病引起的肋间神经痛常为双侧胁肋部疼痛，或一侧胁肋部疼痛较甚。

【针灸取穴】

至阳、中枢、胸段华佗夹脊穴（患侧）、支沟（患侧）、丘墟（患侧）、太冲（患侧）、阿是穴。

【针灸措施】

至阳、中枢、华佗夹脊穴针刺时针感尽量向患处放射，支沟、丘墟、太冲针刺并留针 20 分钟，阿是穴散刺出针后在夹脊、阿是穴位置拔罐。还可在夹脊或阿是穴位置注射维生素 B_{12} 注射液。

11. 落枕

落枕大多由于睡眠姿势不当，枕颈肌肉长时间牵拉或感受风寒，或突然扭伤等原因而发生急性单纯性颈项肌肉强直疼痛，颈部活动受限。落枕时颈部有明显压痛点，但痛点的位置每个患者不一定相同。

【针灸取穴】

外关（患侧）、悬钟（患侧）、扶突（患侧）、风池（患侧）、大椎、肩井（患侧）。

【针灸措施】

先针刺外关，让针感向上臂传导，一边针刺一边让患者活动脖子，待疼痛缓解时，再针刺悬钟并让患者继续活动脖子，疼痛明显缓解，颈部活动灵活后，针刺风池、大椎、扶突、肩井并拔罐。疼痛明显时在压痛点温和灸 10 分钟。

12. 急性腰扭伤

急性腰扭伤多因用力姿势不当或用力过猛，导致腰部肌肉、筋膜、腱膜、韧带、椎间小关节、腰骶关节或骶髂关节等组织发生不同程度损伤（如组织撕裂、关节嵌顿、肌肉异常收缩等），表现为持续性腰痛、腰部活动受限、典型"板腰"体征。急性腰扭伤根据损伤部位及临床表现分为两型。

单侧型：多因腰侧肌群损伤或腰椎小关节紊乱所致，表现为人体向患侧倾斜，无法直立行走。压痛点多位于横突附着处（阳性率＞70%）或髂嵴后部。

中间型：常由棘上韧带撕裂或棘间韧带损伤引发，表现为腰部僵硬呈板状，前屈后伸活动受限，坐立转换困难。

【针灸取穴】

单侧型：支沟（患侧）、阳陵泉（患侧）、阿是穴、肾俞（患侧）。

中间型：水沟、委中、腰阳关、阿是穴、肾俞。

【针灸措施】

单侧型：先针刺支沟，同时让患者摇动腰部，腰痛缓解后，俯伏于床上，针刺阳陵泉，然后按压腰部，找到阿是穴，对其温针灸，出针后拔罐。肾俞温针灸。

中间型：先针刺水沟，同时患者反复起立坐下直至起坐自如，俯伏于床上，针刺委中，然后按压腰部脊椎找到阿是穴，对阿是穴、腰阳关温针灸，出针后拔罐。腰阳关及阿是穴可小艾炷灸1壮。

【按语】

急性腰扭伤者，针灸后可贴止痛膏或使用护腰。针灸治疗需3~5次，腰痛完全缓解、腰部肌肉韧带复原才算治愈，否则会转变为慢性腰肌劳损或腰椎间盘突出。

13. 骨折后肿胀

外伤性骨折过程中，骨折周围的血管、毛细淋巴管、肌肉、肌腱、腱膜及韧带等组织常伴随损伤。骨折固定或手术虽使骨组织复位，但周围软组织损伤需自行修复。由于瘀血积聚、炎性渗出及静脉回流障碍，常导致组织间水肿或引发炎症，严重者可继发感染甚至肢体坏死，尤其是粉碎性骨折，其损伤组织广泛，瘀肿严重，恢复缓慢。

临床观察显示，拆除固定装置时很多患者存在局部弥漫性肿胀，影响局部微循环及营养供给，不利于创伤修复。早期介入针灸治疗可通过刺激局部腧穴促进循环，使水肿消退。因此建议骨折康复可以骨科联合针灸科协同治疗。

【针灸取穴】

骨折肿胀周围腧穴。

【针灸措施】

对骨折肿胀周围腧穴进行针刺或温针灸，如果病程已久，可小艾炷灸1壮。

【按语】

我在骨折住院患者石膏固定期间，对其固定装置外暴露部分进行针灸，1个月后患者拆下固定装置，肢体基本上没有肿胀现象。有踝关节粉碎性骨折半年者，踝关节漫肿变形似蒜头，无法站立，针灸后肿胀消退，踝关节形状与功能恢复正常。长期临床证实，针灸治疗骨折肿胀是安全有效的措施。

14. 手术瘢痕（瘢痕增生）

部分患者术后切口处会出现异常增生的肉芽组织，瘢痕局部增厚、色泽暗红、质地硬，伴瘙痒，天气变化时有刺痛感，部分患者可见瘢痕边缘呈蟹足状向外扩展，严重影响外观及皮肤功能。病理机制包括：①上皮修复障碍：上皮细胞增殖能力下降，基底层细胞萎缩，导致皮肤屏障功能受损。②胶原代谢失衡：成纤维细胞合成胶原蛋白过度，沉积速率超过分解代谢，形成病理性肉芽组织。③基底粘连：瘢痕与其基底深层组织粘连，导致微循环障碍。

针灸治疗增生性瘢痕，可以促进血液循环，改善局部组织修复过程中的微环境。

【针灸取穴】

瘢痕周围。

【针灸措施】

瘢痕周围围刺2~4针，留针20分钟。在瘢痕中央及瘢痕四边用小艾炷灸1壮。每周针灸1次，直至瘢痕变软，红色变淡。

15. 肱骨外上髁炎

肱骨外上髁炎又称网球肘，主要由反复伸腕及前臂旋转动作导致肱骨外上髁伸腕肌腱附着处发生撕裂、出血和角化，并形成纤维组织。临床表现为肘外侧疼痛，前臂旋前（旋后）、握拳及提物平举时症状显著，伴局部肌力减退。大部分患者局部肿胀不明显，但触诊可发现肱骨外上髁存在高敏压痛点，压痛区域沿桡侧腕短伸肌腱放射。

【针灸取穴】

阿是穴。

【针灸措施】

①患臂曲肘 90°，在肱骨外上髁最高点上用拇指指甲按压，找到最痛点（阿是穴），做上记号，不再移动手臂。②取艾绒，在阿是穴处进行小艾炷灸，3~5 壮。③1 周后复诊，如未痊愈，说明阿是穴不够准确，用同样方法寻找，再灸 3~5 壮，大多 2~3 次可愈。

16. 肱骨内上髁炎

肱骨内上髁炎又称高尔夫球肘，是指前臂屈肌总腱起点受到反复牵拉，导致肘关节内上髁部局限性疼痛，并影响屈腕和前臂旋转功能为特征的慢性劳损性疾病。本病多因慢性劳损致肱骨内上髁处形成急、慢性炎症引起。多见于从事前臂及腕部活动强度较大的劳动者，如矿工、砖瓦工、纺织工和高尔夫球运动员等。本病初起时在劳累后偶感肘内侧疼痛，日久加重，并向前臂掌侧放射。可有轻肿，较重时局部可有微热，肱骨内上髁部有压痛，有些患者甚至出现尺神经受刺激症状，尺神经受刺激时，可出现无名指、小指间歇性麻感。

【针灸取穴】

小海（患侧）、少海（患侧）、天井（患侧）、阿是穴。

【针灸措施】

少海、小海、天井针刺并留针 15 分钟。阿是穴隔蒜灸。

17. 腕管综合征

腕管综合征是由于正中神经在腕管内受压而引起的，以手指麻痛、乏力为主的症候群。腕管是由腕骨和腕横韧带共同构成的缺乏伸展性的骨性纤维管道，管内通过的组织排列十分紧密，任何增加腕管内压的因素（如囊肿、脂肪瘤、关节炎、黏液性水肿、腕横韧带增厚、腕骨骨折等），都可使正中神经受到压迫而产生一系列症状。患者桡侧 3 个半手指麻木、刺痛或烧灼样痛，或有肿胀感。患手握力减弱，拇指外展、对掌无力，握物、端物时偶有突然失手的情况。夜间、晨起或劳累后症状加重，活动或甩手后症状可减轻。按压腕掌中部或做屈腕动作，可出现明显症状。

【针灸取穴】

曲泽、内关、大陵、阴郄、经渠、合谷、八邪。

【针灸措施】

以上诸穴针刺，针刺时针感最好能向手指扩散。腕部温和灸 15 分钟。

18. 桡骨茎突狭窄性腱鞘炎

桡骨茎突狭窄性腱鞘炎好发于中年人，以女性多见，尤其是女性产后，气血俱虚，加之整天抱小孩，使位于桡骨茎突的腱鞘遭受过度摩擦、反复损伤，引发桡骨茎突的腱鞘滑膜水肿等炎性变化，导致腱鞘管壁增厚、粘连或狭窄。临床表现为腕部桡侧茎突部轻微肿胀，局部压痛明显，严重者疼痛向全手扩散，甚至夜不能寐，提物无力，拇指执笔、握拳疼痛加重。

【针灸取穴】

曲池、列缺、经渠、阳溪、合谷、阿是穴。

【针灸措施】

以上腧穴针刺患肢。曲池、列缺（斜刺）、经渠、阳溪、合谷、阿是穴针刺并留针 20 分钟，出针后列缺、阳溪各小艾炷灸 1 壮。

19. 屈指肌腱腱鞘炎

屈指肌腱腱鞘炎是由于屈指肌腱与掌指关节处的屈指肌腱纤维鞘管反复摩擦，产生慢性无菌性炎症反应，局部出现渗出、水肿和纤维化等，阻碍了肌腱在该处的滑动而引起的疾病。本病因多数患者患指屈伸时有弹响出现，又称弹响指。临床发病率较高，好发于拇指、中指和无名指。其临床表现主要为手掌部疼痛、压痛和患指伸屈活动受限。本病多与职业有关，从事手工操作者（如木工）多发。

【针灸取穴】

阿是穴、阳溪、合谷、八邪。

【针灸措施】

以上腧穴针刺患肢。在拇指腕掌关节横纹，或中指、无名指阿是穴处针刺 0.5 寸，不同方向行针并留针 15 分钟，出针后予隔蒜灸 5~7 壮，拇指可给予小艾炷灸 1 壮，阳溪、合谷、八邪针刺并留针 15 分钟，嘱患者自行横向按摩患处。

20. 指（趾）甲内淤血

指（趾）甲部外伤引起的甲板下淤血，除肿痛难忍以外，因甲板下血液循环受阻（血流量），淤血难以消散，并且淤血将甲板与甲下组织隔开后，指甲甲板失去营养供应，会逐渐失去活性，需要重新长甲或拔甲。采用抽取甲内淤血结合针灸的疗法，可使指甲甲板重新紧贴甲床，并且帮助周围组织消肿，起到保甲止痛的作用。

【针灸取穴】

指甲内淤血：淤血指甲中央位置、合谷、八邪。

趾甲内淤血：淤血趾甲中央位置、太冲、八风。

【针灸措施】

甲部常规消毒后，用 2mL 一次性注射器慢慢刺入甲中央，有回血后抽出淤血，基本上抽完后出针。合谷、八邪、太冲、八风针刺并留针 15 分钟。

21. 膝关节内侧副韧带损伤

膝内侧副韧带呈扁宽三角形，位于股骨髁与胫骨髁之间，分深浅两层，其内面部分与内侧半月板相连，具有保持关节稳定和调节关节活动的功能，其紧张度随关节位置的不同而改变。膝内侧副韧带损伤是临床常见的一种创伤性炎症，也被称为膝内髁炎。其症状包括膝关节呈半屈曲位，主动或被动活动受到限制；局部肿胀压痛，行走或上下楼梯时疼痛加剧，关节不能受力。本病需与膝关节炎鉴别。由于股骨内髁与胫骨内髁是内侧副韧带的起部和体部，在这一区域因损伤部位、损伤范围和损伤程度不同，所以压痛范围、压痛位置有一定差异。另外，内侧副韧带与半月板相连，有半月板损伤者，也会出现膝韧带部位压痛。影像检查可见局部肿胀影，关节间隙增宽或骨端异常等。

【针灸取穴】

阿是穴、血海（患侧）、曲泉（患侧）、阴陵泉（患侧）、内膝眼（患侧）。

【针灸措施】

阿是穴隔蒜灸或小艾炷灸 1 壮，血海、曲泉、阴陵泉、内膝眼温针灸，血海可小艾炷灸 1 壮。

22. 膝关节外侧副韧带损伤

膝关节外侧副韧带呈圆条状，长约 5cm，其近端附着于股骨外上髁，向下后方止于腓骨小头。因膝外侧副韧带位于膝关节中轴线的后方，因此在屈膝时此韧带松弛，小腿可做少许内收、外旋活动，伸膝时此韧带紧张。如果膝关节过度内翻，可发生膝外侧副韧带损伤或撕裂，形成创伤性炎症，可伴关节囊、腘绳肌撕裂和腓总神经损伤，使关节稳定性和活动功能受到一定影响。治疗需防止股四头肌萎缩和膝部软组织粘连，可在腓骨小头或股骨外上髁找到明显压痛点。

【针灸取穴】

阿是穴、膝阳关（患侧）、阳陵泉（患侧）、犊鼻（患侧）。

【针灸措施】

膝阳关、阳陵泉、犊鼻温针灸，阿是穴、阳陵泉小艾炷各灸1壮。

23. 踝关节扭伤

踝关节扭伤是全身关节扭伤中最为常见的一种病症。踝关节的结构与行走姿势使关节以内翻扭伤为主，单独性外翻扭伤极少。突然的踝关节翻转会造成关节周围的筋膜、肌肉、肌腱、韧带、脂肪垫、软骨和血管等软组织过度扭曲牵拉，引起损伤或撕裂，其中，踝关节外侧副韧带、胫腓韧带及周围血管软组织损伤较严重。临床表现为外踝下肿胀疼痛，行走障碍，皮下淤青，甚至踝以下、足背、内踝部均青紫肿胀，经久不退。踝扭伤后不及时治愈或不加以保护，会遗留踝部疼痛后遗症及肌腱松弛，容易反复扭伤。

【针灸取穴】

主穴：足三里、悬钟、丘墟、太溪、昆仑。

配穴：太冲、足临泣、八风。

【针灸措施】

主穴均选择患侧腧穴，用温针灸，如果扭伤严重，丘墟加小艾炷灸1壮，针刺太冲、足临泣、八风退肿。

【按语】

可用新鲜金钱草加食盐少许捣烂后敷在丘墟处。没有新鲜金钱草的情况下，也可用复方丹参片研粉，75%酒精调敷，将药膏敷在丘墟处。

24. 跗管综合征

跗管综合征是指胫后神经及其分支经过跗管时受压而引起的一系列症候群，临床表现为足跟内侧或足底疼痛、麻木，劳累后加重，休息后缓解。病程较长者，可出现足底灼痛，夜间或行走后尤甚。

【针灸取穴】

太溪、照海、昆仑、复溜。

【针灸措施】

太溪、照海、昆仑、复溜针刺并留针 20 分钟，出针后太溪、昆仑各小艾炷灸 1 壮。

25. 胫骨粗隆肿痛

胫骨粗隆肿胀疼痛多为胫骨粗隆软组织损伤，导致骨骺炎或粗隆部骨膜炎。青少年双侧胫骨粗隆肿痛，可由生长发育快，髌骨韧带张力增大所致。本病需要排除膝关节及其周围组织的其他疾病。

【针灸取穴】

阿是穴、内膝眼（患侧）、犊鼻（患侧）、足三里（患侧）。

【针灸措施】

内膝眼、犊鼻、足三里温针灸，阿是穴针刺后隔蒜灸。

26. 梨状肌综合征

梨状肌综合征是由于梨状肌充血、水肿、痉挛、肥厚，刺激或压迫坐骨神经以及解剖变异，引起以一侧臀部酸胀、疼痛，伴大腿后侧或小腿后外侧放射性疼痛为主的临床综合征。

梨状肌起于第 2~ 第 5 骶椎前侧面，其肌纤维穿出坐骨大孔后，止于股骨大转子。当髋扭闪，髋关节急剧外展或突然内收、内旋时，可使梨状肌猛烈收缩而受到牵拉性损伤。

梨状肌综合征临床症状为臀部疼痛，并沿坐骨神经分布区放射，以臀部及大腿后侧为甚。一般活动不受限，严重者行走困难伴跛行。本病疼痛症状与单纯性坐骨神经痛相似，但梨状肌部有明显压痛。检查腰部无明显病理现象，直腿抬高试验多为阳性。

【针灸取穴】

腰眼、次髎、下髎、胞肓、秩边、环跳、承扶、殷门、承山、阳陵泉。

【针灸措施】

以上腧穴选患侧治疗，对所选腧穴温针灸，腰眼、环跳、胞肓可小艾炷灸 1 壮，臀部拔罐。

27. 不宁腿综合征

不宁腿综合征是指在静息或夜间睡眠时出现的双下肢难以名状的感觉异常和不适感，以及强烈的活动双下肢的愿望，睡眠中下肢频繁活动或躯干辗转反侧，症状于活动后缓解，停止后又再次出现的疾病。本病多因过度行走或站立，过度劳累引起下肢血运不足，夜间血液循环减慢而致。一些内脏疾病亦可引起不宁腿综合征，如肝病引起肌酸激酶代谢功能下降，肾病导致双腿肿胀，组织缺乏蛋白质和血红蛋白，糖尿病导致远端脉管闭塞出现疼痛麻木等，均可引发不宁腿综合征。中老年人退行性病变也容易引发不宁腿综合征。总之，不宁腿综合征是下肢的营养供应不足和代谢、循环功能下降导致的疾病。

【针灸取穴】

环跳、承山、足三里、阳陵泉、太溪、太冲、三阴交。

【针灸措施】

环跳、承山、足三里、阳陵泉、太溪、太冲、三阴交针刺。

【按语】

可用牡丹皮 10g，威灵仙 10g，艾叶 10g，煎水，泡脚。

28. 腱鞘囊肿

腱鞘囊肿是发生于关节腱鞘内的囊性肿物，一种关节囊周围结缔组织退变所致的病症。腱鞘囊肿多发于腕背和足背部，也可发于手掌、指关节等背部。其病因为关节囊、韧带、腱鞘等结缔组织局部损伤，营养不良，组织黏液变性形成囊肿。临床表现为局部囊性圆形隆起，表面光滑和皮肤无粘连，触之坚硬有弹性，基底固定，压之有酸胀或痛感；囊内充满白色透明胶冻状黏液，一般为弹珠大小。膝部肌肉丰满部位的囊肿可有乒乓球大（甚至大小超过乒乓球）。

【针灸取穴】

阿是穴。

【针灸措施】

火针治疗法：常规消毒后，将烧红的火针迅速刺入囊肿中心随即出针，双手挤净囊内胶状液体，然后温和灸 15 分钟。

一次性注射器抽取法：常规消毒后用 7 号针头一次性注射器刺入囊肿中心，摇大针孔后抽取或挤出胶状液体，然后隔蒜灸 5 壮。

碘酊注射法：在上述治疗后，在同一针孔处注入 25% 碘酊 0.5mL，按摩该部 5~10 分钟。此法适宜囊肿较大或反复发作者。

【按语】

囊肿治疗时，为了挤出胶状液体，针孔较大，火针的针孔需要 2~3 天才能愈合，因此治疗后最好用创可贴封住针孔，防止碰水感染。嘱患者多按摩囊肿部位，防止复发。

29. 腘窝囊肿

腘窝囊肿是指由于多种原因导致腘窝内的滑囊出现，以滑液增多、滑囊肿大并引起局部发胀不适为主要表现的一种疾病，又称膝关节囊后疝。本病多因慢性损伤或膝关节压力增高，使关节囊在薄弱的地方突出，形成关节疝导致。其初期仅有腘窝不适或肿胀感，有时感到下肢乏力；当囊肿增大出现肿块时，可影响屈膝功能。临床见圆形或椭圆形囊肿高出皮肤，触之有弹性和轻微胀痛，患者可伴有关节退行性改变、慢性膝关节炎、半月板损伤、关节积液等膝关节疾病。此类囊肿内有较大量的淡黄色胶质黏液，囊肿大而位置深，手术彻底切除难度较大。如果存在关节疾病未治，滑膜还可渗液生长囊肿。针灸治疗腘窝囊肿相对安全可靠，无禁忌证，收效快，根治率高，无后遗症。

【针灸取穴】

阿是穴、委中（患侧）、内膝眼（患侧）、犊鼻（患侧）、血海（患侧）、阳陵泉（患侧）。

【针灸措施】

阿是穴常规消毒后，用 5mL 一次性注射器刺入囊肿中心，反复抽尽囊内积液后出针。委中针刺并拔罐，然后抽取 25% 碘酊 1mL 注入囊肿内，并轻揉 3~5 分钟。内膝眼、犊鼻、血海、阳陵泉温针灸。如有慢性膝关节炎，血海、阳陵泉各小艾炷灸 1~3 壮。

30. 髌骨脱位

膝关节囊松动或受到外力撞击，可使髌骨出现半脱位或全脱位，引起剧烈疼痛，关节活动功能障碍，需要将髌骨复位后才能行动。髌骨脱位的病因分为两类，一类为外伤性脱位，可因关节囊松弛，或在损伤时大腿肌肉松弛，股骨被强力外旋、外展，或髌骨内侧突然遭受暴力打击导致脱位，用力踢东西时，突然猛力伸膝，股四头肌的内侧扩张部撕裂也可引起髌骨向外侧脱位。另一类为习惯性脱位，每当屈膝时，髌骨即在股骨外髁上变位向外侧脱出。脱出时伴响声，膝关节畸形，正常髌骨部位塌陷或低平，股骨外髁前外侧有明显异常骨性隆起。局部压痛，轻度肿胀，当患者忍痛自动或被动伸膝时，髌骨可自行复位，且伴有响声。

【针灸取穴】

内膝眼、犊鼻、血海、鹤顶、髌骨穴、阳陵泉。

【针灸措施】

上述腧穴选患侧，先温针灸，之后血海、鹤顶、髌骨穴、阳陵泉各小艾炷灸1壮。

结 语

局部性肌肉、韧带、滑囊等疾病，病损范围小，位置固定，治疗方法简单。针灸治疗此类疾病，能够收到理想效果，治疗关键在于找准位置，也就是找到最明显的反应点。掌握好以下方面就可以有效地进行治疗：一是根据不同部位采取相应的姿势，如曲肘、屈膝，大拇指向后翘等，让病损部位得到充分暴露。二是对突出的位置及其四周进行仔细地按压比较，找准阿是穴。三是保持不变动的姿势进行针刺。这是非常重要的一点，如果稍加移动，阿是穴就可能跑偏而不起效。四是对阿是穴进行针刺与艾炷灸结合治疗，效果更好。

第六节 杂病

杂病包括单纯以临床症状命名的疾病和各系统复杂的综合性疾病，其既不属于某个脏器、某个系统的疾病，又有某些脏器的病理因素存在，所归纳的病症覆盖机体各个部位。其中，许多疾病临床症状突出，而且有急、危、重表现，需要依据"急则治其标，缓则治其本"的原则，优先解决急性症状。许多迁延不愈且症状反应明显的疾病，按照优先解除临床症状的原则治疗，也有可能使原发疾病得到缓解。很多时候病与症是相辅相成的，要针对病因治疗，但是所有的临床症状均不可忽视。

一、发热

发热主要分高热和低热。急性感染引起的体温上升至39℃以上的发热为高热，中医学认为其属于"实热"。由于创伤、感染转为慢性、甲状腺功能亢进、皮肤散热减少性疾病、结缔组织病、免疫性疾病、体温调节中枢功能失常等病理因素导致的长时间体温处于 37.3~37.8℃ 之间的发热为低热，中医学认为其属于"虚热"。实热（高热）不仅对机体消耗大，严重者可出现昏厥、痉挛等危重病情，临床治疗要以各种措施使患者迅速退热，针灸可以起到退热作用。虚热（低热）对机体是一种慢性消耗，患者多消瘦、虚弱无力，治疗中只有让体温降到正常，疾病才能痊愈，针灸治疗某些虚热疾病较为有效。

【针灸取穴】

高热：大椎、曲池、足三里、十宣、合谷、太冲。

低热：风池、百会、陶道、太阳、尺泽、复溜。

【针灸措施】

高热：十宣点刺放血，每穴 5~8 滴，大椎、曲池、足三里、合谷、太冲针刺并快速提插捻转即可出针，并在大椎处拔罐。

低热：百会、太阳、尺泽、复溜针刺并留针 20 分钟，风池、陶道针刺后可拔罐。

【按语】

高热者，针灸属于参与治疗，选择以上腧穴治疗即可。对长期低热的慢性疾病患者，大多为治疗原发病在针灸科就诊，发热只是其中一个临床症状，因此除了选择上述腧穴针灸治疗以外，需根据原发病选穴治疗。临床中有很多病会有低热现象，不必纠结于发热。需要强调的是，长期低热的慢性疾病，往往属于疑难病，需要长期应用激素、免疫抑制剂、干扰素等依赖性药物控制症状，针灸治疗此类疾病，使患者的症状缓解后，可根据临床情况对这些药物进行适当减量，如果病情稳定可逐步停用。

二、抽搐

抽搐是指四肢、躯干、颜面等部位的骨骼肌不由自主地抽动、强直、痉挛、挛缩，肌张力增高或有各种舞蹈样动作等。发病原因大致有高热导致体内电解质紊乱引起抽搐，脑部各种疾病导致全身抽搐和角弓反张，精神神经功能性抽搐，血液成分异常如低血糖、缺钙、贫血、缺氧、中毒等引起抽搐。针灸治疗抽搐效果显著。

【针灸取穴】

主穴：百会、风池、大椎、曲池、阳陵泉、合谷、太冲。

配穴：下关、颊车、内关、神门、委中、承山。

【针灸措施】

以上诸穴逐一针刺，行提插捻转手法后随即出针，不留针，百会给予温和灸。

【按语】

属于精神类抽搐者，可给予安定控制或静脉推注葡萄糖酸钙注射液。

三、感冒

感冒全年均可发病，普通感冒多因着凉、过度疲劳，在免疫力下降的情况下，病毒会感染上呼吸道。感冒一般 1 周左右可痊愈。换季时，由流感病毒引起的流行性感冒症状较重，不但有上呼吸道症状，还可有发热、全身酸痛，甚则并发气管炎、肺炎、哮喘等全身性其他疾病；病程长，有的患者迁延不愈，遗留咳嗽、鼻炎等症，中医称其为"时行疠气"。

感冒配合针灸治疗，可以有效缓解症状。

【针灸取穴】

主穴：大椎、风门、合谷、足三里。

配穴：①头痛：上星、太阳。②鼻塞：迎香。③咽喉痛：少商、天容。④咳嗽：天突、尺泽。⑤发热：曲池。⑥肺炎：膏肓。

【针灸措施】

根据具体情况选以上腧穴针刺或留针，其中，少商点刺放血 5~8 滴。背部拔罐或走罐。

四、咳嗽

咳嗽是因咽喉部受到各种刺激引起的防御性反应。咳嗽迁延不愈，疾病可分为两大类：一类属于呼吸系统疾病，如急慢性支气管炎、支气管扩张、肺炎、肺结核、肺癌等，通过影像诊断可以确诊。另一类疾病无明显肺部异常，归纳有以下方面原因。①鼻炎、鼻窦炎、鼻息肉等鼻腔内部病症导致鼻涕流入鼻咽部造成呼吸不畅而咳嗽，称作"鼻后滴流"，或有慢性咽喉炎，咽喉壁黏液附着引起咳嗽，以上病症现称作"上气道咳嗽综合征"。临床症状为晨起咳吐痰多，白天咳嗽，入睡减轻，多由普通感冒发展而来。②食管反流物刺激。可有胃灼热、反酸、胸痛、恶心等反流症状。但部分患者没有反流症状，平时会频繁嗳气。③变异性哮喘。冷空气或运动可诱发气管痉挛导致咳嗽，临床可见过敏性鼻炎、荨麻疹等疾病，检查可有过敏原阳性。④负面情绪影响，或药物（如卡托普利）等因素导致咳嗽。

初步分辨以上种种病因后，还要进一步问清有痰无痰，痰量多少，痰浓稀、色白或黄等，以推断炎症轻重，区别急性或慢性，确立治疗措施。

【针灸取穴】

主穴：天突、尺泽、大椎、肺俞。

配穴：①气虚：太渊、太白、气海。②痰多且浓：孔最、丰隆。③食管反流：上脘、手三里。④鼻窦炎：迎香、鼻通。⑤咽喉炎：人迎、通里、照海。⑥肺炎、肺结核：膏肓。

【针灸措施】

主穴：大椎、肺俞针刺后拔罐。病程日久或肺部疾病引起的咳嗽，大椎、肺俞、膏肓可用小艾炷灸 1 壮。天突、尺泽及相应配穴予针刺并留针 20 分钟。

五、咯血

咯血是指在咳呛状态下，喉下咳出血，并经咳嗽动作使血从口腔排出的过程，血中大多混有痰液，多因肺部病理性改变，使肺黏膜或毛细血管通透性增加和黏膜下血管破裂导致出血。临床多见于肺炎、肺水肿、支气管扩张、肺栓塞、肺源性心脏病、肺结核、肺癌等疾病。若存在肺部疾病，咯血有可能随时发生。如果咯血量多，可出现危重病情。咯血是一种临床症状，必须查清原发病灶，并且要与消化系统疾病引发的吐血加以鉴别，否则治疗不当或不及时可能造成严重后果。

【针灸取穴】

崇骨、身柱、膏肓、膈俞、天突、孔最、血海、足三里。

【针灸措施】

崇骨、身柱、膈俞针刺后背部拔罐或小艾炷灸 1 壮。膏肓小艾炷灸 1~3

壮。天突、孔最、血海、足三里针刺并留针 20 分钟。

【按语】

白及粉具有较强的促使细胞生长和修复功能，肺结核患者可配合应用。出血量较多时，可在足三里注射维生素 K$_3$ 注射液。

六、失眠

失眠可以是一个单独疾病，也可以是其他疾病的症状之一。引起失眠的因素有很多，有心理因素、生理因素、环境因素等，某些事件的刺激，某些药物的不良反应，机体中某些病症的影响等，都可影响睡眠。虽有专科治疗失眠，但日常临床诊治其他疾病时，发现很大一部分人存在入睡困难、易醒早醒、注意力不集中、记忆力下降、情绪烦躁、对睡眠的质和量不满意等情况。长期睡眠质量欠佳，影响生活质量。对失眠者要分析病因，在治疗病因的基础上调整睡眠。针灸能起到很好的安神作用。治疗中嘱患者养成良好的生活作息和饮食习惯，并对患者情绪进行疏导。

【针灸取穴】

百会、印堂、太阳、安眠穴、神门、三阴交。

【针灸措施】

以上诸穴针刺并留针 20 分钟。百会温和灸 15 分钟。

【按语】

可配服养血安神糖浆或安神补脑液加强安神作用。

七、头痛

头痛是指头颅上半部区域出现的疼痛。其发病机制涉及颅内痛觉感受器受刺激或颅外结构病变，临床需首先鉴别颅内头痛与颅外头痛。

颅内头痛：突发剧烈头痛且进行性加重，伴喷射性呕吐、肢体功能障碍、复视或意识障碍，需警惕脑血管意外。若头痛伴发热及脑膜刺激征，需排除颅内感染。慢性全头胀痛应排查占位性病变（脑肿瘤）及脑缺血性疾病。腰椎穿刺后头痛多呈体位相关性，通常 72 小时内缓解。

颅外头痛：如感染性头痛、血管性头痛、神经性头痛，以及头颈部结构异常（如颈椎病）、肌肉紧张、眼部疾病、鼻窦炎、高血压等导致的头痛。治疗前应排查五官疾病、心血管疾病、精神疾病，并对患者的睡眠质量、生活环境等进行分析。单侧头面部烧灼痛伴簇集水疱，需警惕带状疱疹。问诊时应问清患者的起病方式、疼痛性质与程度、前驱症状、家族史、女性月经情况等。

针灸治疗头痛，除病因治疗以外，选穴多以疼痛部位和与其相关的经脉腧穴为主。

【针灸取穴】

主穴：

①全头痛：百会、太阳、风池、合谷、太冲。②后头痛：后顶、风池、后溪、申脉。③偏头痛：患侧太阳、头维、率谷、风池、外关、悬钟。④前额痛：上星、太阳、攒竹、合谷、内庭。

配穴：

①高血压：曲池、足三里、石门。②颈椎病：天柱、大椎、完骨。③颈动脉狭窄：天牖、天鼎、风池、曲池。④带状疱疹：阿是穴、翳风（患侧）、耳尖穴（患侧）、外关（患侧）、阳陵泉（患侧）。⑤贫血：膏肓、膈俞、建里、气海。⑥神经衰弱：神门、三阴交。⑦月经期头痛：关元、蠡沟。⑧鼻窦炎：迎香、鼻通、尺泽。⑨眼病：睛明、承泣、光明。⑩牙痛：下关（患侧）、颊车（患侧）、颧髎（患侧）。

【针灸措施】

上述腧穴，针刺并留针 20~30 分钟，直至疼痛缓解。有慢性病者可在百会、风池、大椎、上星、曲池、足三里、膏肓、膈俞实施小艾炷灸或背部腧穴拔罐。建里、气海温针灸。伴面部急性炎症者，耳尖穴放血 10 滴以上。

【按语】

针灸同时可配服正天丸。前额痛或偏头痛者，太阳穴注射维生素 B_{12} 注射液 1mg。

八、头晕

导致头晕的病因有骨关节病、椎基底动脉供血不足、心源性脑缺血、脑动脉硬化、贫血、情绪紧张、疲劳、低血糖等，或由于前庭功能失调导致运动神经平衡功能下降出现头晕。临床表现为在意识清楚的情况下，较长时间内感到头重脚轻，昏昏沉沉，可伴轻微恶心、头痛、健忘、乏力、食欲减退等症。

针灸能促进脑部循环和调节神经功能，缓解头晕。

【针灸取穴】

百会、风池、翳风、大椎、太阳、攒竹、后溪、申脉。

【针灸措施】

风池、大椎针刺后小艾炷灸 1 壮。百会、翳风、太阳、攒竹、后溪、申脉针刺并留针 20 分钟。

【按语】

头晕是整个头感觉不舒服，需要针对病因配合相应措施治疗，针灸治疗可结合脑络通胶囊或中药验方。

中药验方：代赭石 30g，夏枯草 20g，法半夏 10g，车前草 10g。

九、脑萎缩

生理性衰老相关改变导致的脑萎缩通常无症状且无需治疗，常在影像学检查中被发现。病理性脑萎缩可由遗传、脑外伤、脑血管意外、慢性中毒、颅内感染等因素引发，其中高血压、血脂异常及脑动脉硬化是脑萎缩的主要危险因素。脑萎缩核心病理机制为脑血管长期缺血导致神经元凋亡速率增加，引发神经细胞减少及突触连接异常。临床表现因萎缩部位而异。

弥漫性脑萎缩：以认知衰退、性格改变及癫痫发作为特征。

局限性脑萎缩：主要为小脑萎缩，表现为构音障碍（言语清晰度下降）、共济失调、眼球震颤等。

治疗原则包括：控制原发病，延缓功能障碍进展，维持残存脑功能。

针灸可疏通经络，调节椎基底动脉血流及激活脑代谢，提高脑细胞活力，促进残存神经元突触重塑。

【针灸取穴】

百会、前顶、后顶、太阳、上星、头维、风池、率谷、翳风、天柱、大椎、少海、足三里、合谷、太冲。

【针灸措施】

以上诸穴针刺并留针 20 分钟，其中百会、风池、大椎、翳风、足三里各小艾炷灸 1 壮。

【按语】

延缓脑萎缩是一个漫长的过程，在治疗的同时可坚持每天进行适当的食疗。

食疗方一：天麻10g，红枣10g。煮食。

食疗方二：黑芝麻500g，核桃仁500g，桑葚300g。黑芝麻、核桃仁炒熟，加入桑葚，研细装罐，每次吃30g，每天2次。

还可服用补脑汤。制黄精30g，制玉竹30g，决明子10g，川芎5g。煎水当茶饮。

十、脑鸣

脑鸣是指患者自觉脑子里有声音，如知了叫、汽笛声、火车开动声，但没有内耳前庭功能失调症状，听力正常。引起脑鸣的主要原因是延髓的耳蜗神经至大脑皮质听觉中枢通道中，任一或多个部位有病理现象，导致脑内鸣响。脑鸣普遍存在脑供血不足的情况。

本病年轻人多由精神因素或肩背不适（如颈部肌肉痉挛）所致；中老年人多由高血压、糖尿病、椎基底动脉狭窄等引起，并且顽固不愈。本病可伴头晕、失眠、心烦、记忆力下降等症状。

【针灸取穴】

百会、风池、大椎、头窍阴、率谷、太阳、听会、外关、阳陵泉。

【针灸措施】

以上诸穴针刺并留针20分钟，风池、大椎各小艾炷灸1壮。

【按语】

中老年脑鸣患者，针灸同时可配中药验方煎服。

中药验方：天麻10g，川芎6g，蝉蜕10g，全蝎3g，石菖蒲6g，荷叶6g。

十一、阿尔茨海默病

阿尔茨海默病是一种中枢神经系统的退行性病变，是老年期最常见的一种痴呆类型，随着年龄的增长，患病的风险也在增加。其病理特征是以大脑皮层萎缩为主的脑回变平、脑沟增宽、脑室增大。但仅累及额叶、颞叶（其皮层呈弥漫性萎缩），而枕叶、顶叶的脑组织很少受累或有病理性改变。60岁左右开始出现的记忆力减退、反应迟钝、自言自语、整天来回走动、生活自理能力下降、幻视、偏执等异常表现，可能是阿尔茨海默病的早期症状，需要及早干预，积极防治。进一步发展，可出现不知饥饱、不识家门、不懂羞耻或精神失常表现，后期则卧床不起、大小便失禁、饮食困难、言语模糊，最后危及生命。虽然阿尔茨海默病的发病可能与感染、中毒、脑损伤等因素有关，但临床中许多患者与精神刺激、长期抑郁相关。所以对患者要做好精神安抚，患者家属需要帮助并督促患者培养生活自理能力，保障患者饮食均衡，摄入足够的营养，控制"三高症"，防治脑动脉硬化，戒烟戒酒，采用各种措施控制或延缓病情发展。

【针灸取穴】

第一组：攒竹、太阳、风池。

第二组：头针线取顶中线、额中线、额旁 1 线、额旁 2 线、额旁 3 线、顶颞前斜线、顶颞后斜线。

【针灸措施】

所取腧穴针刺并留针 20~30 分钟。

十二、高血压

血压持续 ≥ 140/90mmHg（非同日 3 次测量）可诊断为高血压。多数高血压为原发性高血压，不能发现导致血压升高的确切病因。继发性高血压多由肾实质病变、肾上腺疾病、睡眠呼吸暂停等明确病因导致。长期未控制的高血压可加速动脉粥样硬化，诱发冠心病、脑卒中及肾功能损害。急进型高血压可能引发高血压脑病或急性左心衰竭，甚至危及生命。

高血压的发病机制尚未完全清楚，主要涉及中枢神经调节异常。外界不良刺激，长期焦虑、烦躁、情绪波动，可使心脏收缩力加大，全身小动脉痉挛，大脑抑制和兴奋过程紊乱，皮质功能失调等，导致血压升高。椎基底动脉供血不足者，除有头痛、头晕、耳鸣、健忘等症状外，往往血压偏高；颈动脉斑块、痛风、肾结石、肾囊肿、"三高症"等患者，血压亦偏高。这些原发性高血压的治疗原则是安定神志，保持脑部血流通畅，兼顾心肾功能。平时生活要保持良好的生活习惯，控制烟酒，低钠饮食，规律运动。

【针灸取穴】

百会、风池、大椎、膏肓、肾俞、京门、人迎、石门、曲池、足三里。

【针灸措施】

大椎、肾俞、京门针刺后拔罐。百会、风池、人迎、石门、曲池针刺并留针 20 分钟。膏肓、足三里各小艾炷灸 1~3 壮。

【按语】

继发性高血压者，以治疗基础病为主，原发性高血压要注重血压的稳定性，并且服用降压片。

十三、神经症

神经症是一类主要表现为焦虑、抑郁、恐惧、强迫、疑病或神经衰弱症状的精神障碍的总称，旧称神经官能症。神经症是一组神经机能性疾病的概括，是通过各种理化检查，已排除器质性病变之后的一种功能性疾病。其临床特征涉及多系统症状，常见表现为失眠、头痛、情绪波动。患者对疾病有一定认识，也有迫切治疗要求，可以保持对社会生活的适应能力，也有适当劳动力，则不属于精神病。患者神经症的发病原因、病程特点有很大的差异性，根据症状轻重和表现形式可分为强迫型神经症、焦虑型神经症、抑郁型神经症、心脏神经症，胃肠神经症。各种疾病都有其突出的临床症状。如心脏神经症以呼吸困难（呈叹息样呼吸）、心悸、疲倦、心前区隐痛、多汗、四肢发绀、手颤、恶心等为主要症状；胃肠神经症有反酸、嗳气、厌食、恶心、呕吐、腹痛、腹胀、肠鸣腹泻或便秘等症。究其病因，患者可能有神经创伤，心理状态欠佳，或遗传等因素。治疗以调整大脑皮质功能为主。

【针灸取穴】

百会、风池、太阳、印堂、内关、神门、足三里、三阴交、心俞、肝俞、脾俞、耳穴（心、神门、交感、内分泌、皮质下、脑干、脾、肝）。

【针灸措施】

百会针刺加温和灸 10~15 分钟。风池、太阳、印堂、内关、神门、足三里、三阴交针刺并留针 20 分钟。心俞、肝俞、脾俞拔罐。耳穴磁珠贴压，两耳交换，2 天换 1 次。

十四、神经衰弱

神经衰弱大多因突发事件、重大变故或工作学习过度紧张，休息和睡眠长时间无规律等原因，使大脑和躯体长期消耗，大脑的兴奋和抑制平衡失调，从而产生一系列神经功能衰弱症状，属于整体性的虚弱疾病，症状繁多复杂，归纳有以下方面表现。

易疲劳：患者整天疲惫无力，甚至无法正常工作和学习，经过休息也不能恢复体力。

睡眠障碍：入睡困难，多梦易醒，白天思睡，夜间兴奋难眠。

精神紧张：精神难以松弛，对声光敏感，严重者整天背光面壁独坐，沉默寡言。

头部症状：头昏脑胀、耳鸣、健忘、头痛、项紧等症状明显。

胃肠功能减退：腹胀、厌食。有的患者只能喝粥，因此大多身体羸弱、消瘦无力、血压偏低。

生殖功能下降：男子遗精、阳痿、早泄，女子月经不调或闭经。

其他症状：胸闷气短、心悸多汗或无汗、长期做噩梦等。

对进行性衰弱者，要排除器质性疾病，如肿瘤、甲状腺功能亢进症、脑内疾病、免疫疾病等，还要深入了解患者病因及心理状况（是否存在悲观自责等心理），警惕隐匿性抑郁症与其他精神性疾病的存在。单纯神经衰弱者一般不会有心理疾病。

【针灸取穴】

膏肓、百会、安眠、印堂、太阳、建里、气海、内关、神门、足三里、三阴交。

【针灸措施】

膏肓小艾炷灸 1~3 壮。建里、气海温针灸，百会、安眠、印堂、太阳、内关、神门、足三里、三阴交针刺并留针 20 分钟。百会温和灸 10 分钟。

【按语】

临床中的神经衰弱患者，有的丧失工作能力，经过针灸调理，适当补充所需营养，大多可以恢复正常。同时也可配服甘麦大枣汤加减。浮小麦 30g，炙甘草 10g，大枣 10 枚，秫米 30g，竹茹 20g，茯神 10g，石斛 10g，姜半夏

6g，百合 10g，白芍 6g，陈皮 3g。

十五、癔症

癔症又称歇斯底里，是一类由心理因素如重大生活事件、内心冲突、强烈的情绪体验、暗示或自我暗示等作用于易感个体引起的精神障碍。癔症往往起病突然，症状多种多样，患者动作带有夸张性，同一动作可以持续进行，但没有可证实的器质性病变基础，具有反复发作的特点。

癔症的临床表现可归纳为癔症性精神障碍和癔症性躯体障碍两大类。癔症性精神障碍表现为意识障碍（周围环境意识障碍、自我意识障碍）、选择性遗忘、癔症性木僵、受到精神刺激后情感爆发（如号啕痛哭、满地打滚、捶胸顿足、撕衣毁物）等。癔症性躯体障碍表现为运动障碍（痉挛发作，肢体瘫痪）、感觉障碍（躯体感觉麻木、丧失、过敏或异常）。

癔症发作时往往不能自控，如不及时处理，可延续数月至数年，对患者身心伤害较大。通过针灸治疗，许多症状可以得到缓解。

【针灸取穴】

主穴：百会、涌泉、耳穴（心、神门、脑干、皮质下、内分泌）。

配穴：

①昏睡：人中（水沟）、太阳。②全身痉挛：曲池、合谷、阳陵泉、太冲。③牙关紧闭：下关、颊车。④失语：哑门、天突、通里、照海。⑤耳聋：翳风、外关。⑥厌食呕吐：内关、中脘。⑦心悸哭笑：神门、三阴交。⑧吐舌：廉泉、行间。⑨脖子僵硬：外关、悬钟、扶突。

【针灸措施】

先针刺百会、涌泉，耳穴磁珠贴压，两耳交换；再按临床症状选穴针刺，要根据患者情况变化更换选穴。对动作不能自控者强刺激后不留针。

【按语】

癔症病势急重者要积极治疗。我曾以针灸治愈很多癔症患者，如每天跺脚无法自控，致脚跟磨损仍不停止者，全身抽搐两个月，严重时痉挛性瘫痪、昏厥、失语 10 个小时者，舌伸出口外不能回收者，通过针灸都可以迅速控制症状。治疗时，最好一边针灸一边诱导安抚患者，消除其紧张情绪。对痉挛严重者，可静脉推注适量葡萄糖酸钙注射液，狂躁亢奋者加用安定。

十六、精神分裂症

精神分裂症又称癫狂，是一种严重的精神障碍疾病，多发于青壮年，可突然或逐渐发病。病因除部分遗传因素外，多与外界刺激相关。患者发作时常常身体感觉、思维逻辑、情感体验和行为表现等产生障碍，最后导致人格缺损。本病根据临床症状，分为癫、狂两大类。

癫证：精神抑郁，哭笑无常，不知秽浊，不思饮食，沉默痴呆或喃喃自语，语无伦次或精神恍惚，多疑易惊。

狂证：性情急躁，失眠少食，面红目赤，坐卧不安，吵闹不休或伤人毁物，力气超常，弃衣裸体，大便秘结，舌红绛，苔黄腻，脉洪大或弦滑。

【针灸取穴】

癫证：百会、风池、太阳、内关、神门、足三里、三阴交、安眠、印堂。

狂证：百会、风府、素髎、间使、丰隆、行间、鬼哭穴（拇指背侧桡侧缘）。

【针灸措施】

癫证：以上腧穴针刺并留针 20 分钟。背部膀胱经拔罐。可配服甘麦大枣汤加味。淮小麦 30g，炙甘草 10g，大枣 10 枚，远志 10g，茯神 10g，合欢皮 20g，百合 15g，姜半夏 10g，磁石 12g，珍珠母 30g。

狂证：鬼哭穴小艾炷灸 5~7 壮。百会、风府、素髎、间使、丰隆、行间逐一针刺不留针，针毕，百会小艾炷灸 3~5 壮。可配服琥珀粉，30g，每天 2 次。

【按语】

精神分裂症是国家管控性疾病，一旦确诊为精神分裂症，需要告知当地社区并建档管理。

精神分裂症需要终身服用镇静剂，虽然症状可以得到有效控制，但药物不良反应可使全身无力，许多人整天处于意识朦胧状态，没有工作能力，生活质量差，配合针灸治疗可减轻症状，提高生活质量。

十七、癫痫

癫痫是脑内各种疾病使脑神经元突然异常放电引起的脑功能短暂失常的

临床综合征，常继发于先天性脑发育异常或脑损伤、脑炎、脑血管疾病等，使脑组织存在永久性病灶。本病具有突发性、短暂性、反复发作性和刻板性的特点，表现为运动、感觉、意识、精神、行为和自主神经等不同障碍。癫痫临床表现为突然活动停止，瞪视或眼上吊，手颤抖，每天十余次至上百次，或躯体某部位仅有数十秒的异常动作；也有表现为精神错乱，伴错觉、幻视、遗忘等神经运动性发作。儿童和少年多为癫痫小发作，无明显病理，脑电图特征性表现为每秒 3 次的"棘波"放电。

【针灸取穴】

百会、风池、大椎、膏肓、腰奇（经外奇穴，尾骨端直上 2 寸，骶角之间凹陷中）、间使、神门、丰隆、三阴交、鸠尾。

【针灸措施】

百会、风池、间使、神门、丰隆、三阴交、鸠尾针刺并留针 20 分钟。大椎、腰奇针刺并小艾炷各灸 1 壮。膏肓小艾炷灸 7 壮。百会温和灸 10 分钟。

【按语】

有癫痫病灶存在者，只能缓解症状或祛除一些不适症状，治愈较为困难。儿童、少年癫痫小发作者，一般预后较好。如果癫痫患者在服药控制，不管介入何种方法，均不能随意停药，否则一旦癫痫发作，对机体伤害较大，甚至危及生命。癫痫小发作者可服紫金锭片，每天服 1 片，每天 2 次，连服 1 年。

十八、癔球症

癔球症是一种以咽部异物感为主要表现的功能性食管疾病，多表现为咽部非疼痛性异物感，吐之不出，咽之不下，也有患者描述为咽部紧缩感，属中医"梅核气"范畴，多发于中老年女性。本病可间歇性发作也可持续存在，尤其在空咽、喝水时明显，患者往往咳嗽或频做吞咽动作以缓解不适，检查食管及咽喉无明显器质性改变，可伴精神不振、失眠，甚则心胸憋闷、呼吸急促，纳食无阻碍，情志舒畅时，上述症状可缓解。

【针灸取穴】

百会、上星、天突、膻中、气海、内关、太冲、耳穴（咽喉、心、肝、皮质下、神门、交感）。

【针灸措施】

以上穴针刺并留针 20 分钟。耳穴磁珠贴压，两耳交替。

【按语】

癔球症针灸同时配服半夏厚朴汤，可明显提高疗效。半夏厚朴汤：法半夏 12g，厚朴 9g，茯苓 12g，紫苏叶 9g，生姜 6g。

十九、三叉神经痛

三叉神经痛以三叉神经区域剧烈疼痛为特征，患者常在 40~50 岁之间发病，女性多于男性，疼痛区域大多为单侧，少数为双侧。三叉神经痛原发性病因尚不清楚，病情发展呈持续性，但不影响神经功能。其临床特点有：①阵发性、短暂性闪电样、刀割样、钻刺样、火灼样、撕裂样剧痛，持续数秒至 1~2 分钟，骤然发生，骤然停止。痛甚者可伴患侧面肌抽搐、流泪、流涎、流鼻涕等。②疼痛范围固定在患侧面部一支或两支三叉神经支配区域。③同样的疼痛反复发作，一天可发数次或数十次。④各种刺激如说话、咀嚼、吞咽、洗脸、刷牙、剃须等均可引起发作。⑤在各神经末端部位有敏感点或压痛点，如眉头、鼻翼外侧、下唇颏部。

三叉神经痛应与眼、鼻、牙等炎症刺激引起的面神经痛，和颅内、外各种器质性疾病引起的继发性疼痛相鉴别。本病属于疑难杂症，但通过积极治疗，大多可控。

【针灸取穴】

主穴：百会，患侧风池、翳风、合谷、内庭。

配穴：

三叉神经第一支痛：太阳、阳白、攒竹。

三叉神经第二支痛：下关、四白、巨髎。

三叉神经第三支痛：颊车、大迎、承浆。

【针灸措施】

根据疼痛涉及区域选取上述腧穴，针刺并留针 30 分钟，出针后在百会、风池、翳风处小艾炷灸 1 壮。

【按语】

三叉神经痛是一种顽固的剧烈疼痛，治疗中可服用卡马西平等药缓解疼痛，还可以服用白芍甘草汤加味，组成：生白芍 30g，生牡蛎 30g，生甘草 15g，丹参 15g，黄芪 15g，葛根 15g。坚持服用 2 个月，有较好效果。

若疼痛发作频繁，可抽取 25% 硫酸镁注射液 1mL，按三叉神经痛涉及区域选取眶上孔、眶下孔或颏孔注射，1 周注射 1 次，3 次为 1 个疗程。

二十、牙痛

牙痛是牙齿或牙齿周围疼痛。按牙齿本身和牙周组织疾病分为三大类：①龋齿痛。由于牙体部分剥落、蛀孔，使食物嵌入，或冷、热、酸、甜等刺激牙神经，出现剧痛。②牙髓炎引起的持续的疼痛，并沿三叉神经分布区放射。③冠周炎发作引起的疼痛。冠周炎急性发作时，齿龈充血红肿，甚至化脓。长期炎症反复发作使齿槽萎缩，牙齿松动并脱落。中医将牙痛分为"胃腑实热证"和"肾虚火旺证"。一般急性发作的牙痛多属胃腑实热证；反复发作，缠绵疼痛，并出现牙齿松动者为肾虚火旺证。

牙痛除专科龋齿修补、根管治疗外，许多时候通过针灸也可以消炎止痛。针灸对改善局部循环有明显作用，但须查清牙痛位置和发病情况，要与下颌关节炎、三叉神经痛、中耳炎等周围其他炎症相鉴别。

【针灸取穴】

主穴：患侧合谷、后溪。

配穴：

上牙痛：下关、太阳、巨髎。下牙痛：颊车、地仓、大迎。胃腑实热证：内庭、阿是穴。肾虚火旺证：太溪，痛不止加阳溪。

【针灸措施】

①不管何种原因引起的牙痛，均先针合谷透后溪，并长时间留针直至疼痛停止。留针期间根据疼痛情况进行间歇提插捻转运针，加强针感。②按实际情况选择相应配穴。配穴针刺并留针。③经上述治疗依旧牙痛不止者，在阳溪处小艾炷灸 3~5 壮。④如果冠周炎红肿化脓，可在阿是穴点刺放血。

【按语】

正确刷牙，保持口腔清洁非常重要。

牙痛可配服验方：桑白皮 15g，夏枯草 15g，制香附 15g，生甘草 15g。若属齿龈炎，可以马鞭草 15g 煎服。

二十一、嗜睡症

嗜睡症是指整天昏昏欲睡或过度睡眠（常有持续 10 小时以上的睡眠且难以唤醒）的疾病，也有患者表现为日间过度睡眠，夜间睡眠障碍。嗜睡症的病因可能为各种脑实质损害或心脑血管疾病，使大脑受到抑制导致嗜睡，或应用镇静剂、安眠药、抗抑郁药、抗痫药等神经系统药物，使人行动迟缓和嗜睡；一些普通疾病，如阻塞性睡眠呼吸暂停、鼻窦炎、脑供血不足、贫血、维生素缺乏症等，也易引起嗜睡。中医学认为，嗜睡多因湿困。针灸的醒脑开窍法可以治疗嗜睡症。

【针灸取穴】

百会、上星、太阳、攒竹、风池、中脘、隐白。

【针灸措施】

以上腧穴针刺并留针 15 分钟，上星小艾炷灸 1 壮。

【按语】

嗜睡症有原发病者，应尽量治疗原发病。针灸可使人头脑清醒，亦应用麻黄附子细辛汤治疗。麻黄附子细辛汤加减：麻黄 3g，附子 3g，细辛 2g，炙甘草 3g，仙鹤草 30g。服用 3～5 剂。

二十二、打鼾

打鼾俗称打呼噜，主要因睡觉时呼吸道狭窄导致气道阻力增加，呼吸气流受阻引发咽部软组织震动而发生声响。打鼾分遗传性、继发性。遗传性打鼾多因先天气道生理性狭窄，悬雍垂过长过粗、舌体肥大、舌根肥厚、软腭肥厚或松弛、上气道扩张肌功能障碍及呼吸中枢调节功能欠佳等导致。继发性打鼾可存在一些导致气道狭窄的疾病，如呼吸暂停通气综合征、肥胖、感冒（鼻腔阻塞）、扁桃体肿大、甲状腺结节，某些药物不良反应也会导致打鼾。对长期打鼾，声音越来越大，尤其是继发性打鼾者，采用针灸治疗可有效缓解症状。

【针灸取穴】

上星、迎香、廉泉、天容、天突、人迎、通里、照海。

【针灸措施】

以上诸穴针刺并留针 20 分钟。

二十三、睡行症

睡行症俗称梦游症，各个年龄阶段都可发生，儿童多见。临床表现为睡眠中突然起床，到室内外活动，如跑步、徘徊或做某些活动，活动后又自动上床入睡，醒后对梦游情况不能记忆。儿童在中枢神经系统发育不成熟阶段，因压力过大，或遭受惊险刺激，或发烧，或因遗传等因素易发生此症。成人可由心理因素、生活规律紊乱、过度劳累等各种不良因素导致潜意识抑制情绪，造成睡行症发作。临床中患者睡行症发作离家出走，很易造成自伤或误伤，值得关注。治疗以安定神志为主，患者应同时进行心理疏导，祛除不良因素。

【针灸取穴】

百会、少冲、大陵、印堂、三阴交、太冲。

【针灸措施】

百会温和灸 10 分钟。少冲点刺（出血 1~3 滴）。印堂、大陵、三阴交、太冲针刺并留针 20 分钟。

【按语】

睡行症儿童患者，父母每晚对其温和灸百会，也有很好效果。成人睡行症症状往往较重。我曾治疗一位成人睡行症患者，其睡行症连续发作，发作期间夜间出走，到荒山坟前哭泣至天明，针灸治疗后痊愈。治疗睡行症还可配服安神补脑液、神安胶囊等，也可服食疗方，仙鹤草 30g，萱草根 10g，鸡 1 只，炖煮吃肉。

二十四、慢性疲劳综合征

慢性疲劳综合征是以长期严重的疲劳感（至少半年）为突出临床表现，并伴有失眠、记忆力下降、骨骼肌疼痛及焦虑、抑郁等多种精神神经症状，但无其他器质性及精神性疾病为特征的一组复杂的功能紊乱证候。本病多因精神压力、不良生活习惯、脑力和体力过度劳累、病毒感染等多种因素引发机体的神经、内分泌、免疫等多系统功能失调导致。体检或常规实验室检查多无实质性疾病。食用滋补品通常不易吸收。许多患者通过针灸调整，症状可逐步得到改善。

【针灸取穴】

百会、风池、大椎、膏肓、肾俞、中脘、气海、内关、合谷、足三里、太冲。

【针灸措施】

膏肓、肾俞拔罐或小艾炷灸 1 壮。百会、风池、中脘、气海、内关、合谷、足三里、太冲针刺并留针 20 分钟。大椎针刺后拔罐。

【按语】

临床观察发现，小艾炷灸膏肓治疗慢性疲劳综合征效果明显。对体弱者，中脘、气海可用维生素 B_{12} 注射液穴位注射 1mg，以提高肠胃功能，促进康复。

二十五、盗汗

盗汗是一种症状表现，属于中医名词术语，指寐中胸口汗出，醒来即止。如果汗出量少，无身体其他不适，为心气不足，阴虚火旺。小儿有盗汗可能是缺钙、锌等微量元素。若入睡即有大量汗出，醒后汗收，一夜有数次盗汗，伴低热、潮热、五心烦热、颧红、头晕、消瘦、疲乏、尿少、便干者，可能有结核病，需明确诊断。每次盗汗对人体都是一种消耗，应及时矫正。

【针灸取穴】

阴郄。

【针灸措施】

针刺并留针 20 分钟。

【按语】

大部分盗汗者，针刺阴郄加服黄芪生脉饮，或持续食疗（小麦 500g 炒熟，红糖 200g 烊化，两者拌匀，每次吃 50g，每天 2 次），能改善盗汗症状。曾收治一位结核性骨髓炎患者，其盗汗可湿透内衣，针灸治疗原发病同时针刺阴郄，盗汗仍不能控制，给予患者每天阿托品 1 片，出汗逐渐减少，所以有时盗汗也不是那么容易解决的问题。

二十六、疰夏

疰夏是中医病名，又叫苦夏，是夏季特有疾病，好发于南方，每到夏季就会出现怠惰嗜卧，眩晕乏力，心烦多汗，饮食不思，且伴有低热，口淡苔腻，脉象细弱、细数、濡细等临床表现。疰夏是因为长期体虚者感受暑热之气所致，因此天气的暑热和体质的虚弱是其病因，元气不足、津液耗伤、暑湿困脾是其病机。

如果选择立夏前针灸 1 次，就有可能预防当年的疰夏。若当年不发疰夏，机体就有了适应能力，今后可能也不会再发。

【针灸取穴】

膏肓、足三里。

【针灸措施】

膏肓可化脓灸 7~9 壮，灸后贴灸疮膏，无菌化脓 1 个月。灸毕针刺足三里，不留针。

【按语】

梁栋认为疰夏要"补膏肓，泻足三里"，灸膏肓后针刺足三里可防内火过旺。

二十七、失音

失音是一种临床常见症状，可由喉部炎症、外伤、手术、颅脑损伤、血管疾病、肿瘤、结核等各种病因，直接或间接影响喉部迷走神经、喉返神经、喉上神经的功能，使声带麻痹或活动受阻、声门缩小、发音功能障碍导致。感冒后失音，多因急性炎症使喉部充血水肿，喉中黏稠浓痰阻塞，声带肿胀等导致。亦有不明病因且无明显全身症状而突然失音者，中医称其为"暴喑"，可能为一侧或两侧声带麻痹、声带运动障碍及喉肌神经功能紊乱所致。不管何种病因引起的失音，针灸治疗效果均显著。

【针灸取穴】

主穴：廉泉、天突、人迎、通里、照海。

配穴：

①中枢性失音：百会、哑门、天冲、地仓。②喉部炎症导致的失音：少

商、尺泽、合谷。③喉部手术后导致的失音：扶突、璇玑、大椎、内关。

【针灸措施】

主穴针刺并留针。大椎针刺后拔罐，少商点刺出血 5~8 滴，哑门针刺不留针，其余腧穴针刺并留针 20 分钟。

二十八、局部怕冷

局部怕冷是指某一部位因受凉或皮肤受损等导致局部特别怕冷，并且无法自愈，受到冷风等冷刺激时症状明显。常见的部位有头、背、脘腹、双肩、双膝、四肢末梢、双下肢等处。天气稍冷就需要戴帽子，用护肩、护膝、暖宝贴等防护措施。有下半身严重怕冷者，夏天需棉毛裤、保暖裤、厚外裤，三种裤子一起穿，但上半身只穿单衣短袖，一直无法改善。局部怕冷的病理机制尚不明确，按中医学理论，属于局部血脉不和，针灸治疗以改善局部经脉气血运行为治则，结合督脉以温经壮阳，可取得较好治疗效果。

【针灸取穴】

督脉：大椎、身柱、至阳、命门、腰阳关。

患部：

①头部：百会、风池、太阳。②背部：肺俞、膏肓、膈俞、肝俞、肾俞。③腹部：中脘、气海。④肩部：肩井、肩髃。⑤四肢末梢：合谷、八邪、太冲、八风。⑥膝盖：内膝眼、犊鼻。⑦双下肢：环跳、阳陵泉、血海、承山、太溪、太冲、丘墟。

【针灸措施】

督脉腧穴可温针灸或小艾炷灸 1 壮。背部腧穴平刺留针后拔罐，亦可小艾炷灸 1 壮。其他部位腧穴以温针灸为主。

二十九、淋巴结核

淋巴结核是结核分枝杆菌感染淋巴结引起的原发性或继发性疾病，可发生在各年龄阶段，儿童多见。淋巴结核全身淋巴结皆可发病，颈项、颌下、腹股沟、腋下等处好发。结核分枝杆菌可在人体组织内长期潜伏，当抵抗力下降时发病。轻者表现为不明原因的肿块、硬结，无疼痛，肿块、硬结可移动，皮色正常。如果病情发展成淋巴结炎症，可致多个淋巴结相互粘连融合成不活动结节，略痛，皮肤转为暗红色，继而淋巴结出现干酪样坏死，轻压其中部有波动感，最后成寒性脓肿，待自行破溃后，伤口经久不愈。这种溃烂中医称"鼠疮"，可伴疲乏、食欲不振、消瘦、低热、盗汗等全身症状。淋巴结核中医称"瘰疬"，又称"疬串"。古代人们归纳了串、痨、膨、胀四大绝症，将串列为首位，这是因为结核分枝杆菌极易播散，古代医学条件差，无法防治，一旦淋巴结核破烂不收，致死率高。近代有很多化脓灸治疗结核病的研究，证实化脓灸可以调动体内白细胞，促进体液免疫，并产生持久作用，可以增加和促进吞噬细胞对结核分枝杆菌的清除能力。在化脓灸治疗淋巴结核的临床实践中，我发现，不论是在淋巴结核急性发作期，还是结核分枝杆菌潜伏感染期，不论淋巴结核有多大（遇到最大的如鸡蛋大），化脓灸治疗期间，淋巴结核均逐步缩小，溃烂伤口也可逐渐愈合。因此，化脓灸治疗淋巴结核，是一种见效快且安全可靠的方法。

【针灸取穴】

主穴：肝俞、丰隆。

配穴：

①颈淋巴结核：翳风、曲池。②颌下淋巴结核：翳风、天容、曲池。③腋窝淋巴结核：肩井、膏肓、肺俞、肘尖。④腹股沟淋巴结核：血海、足三里、环跳。

【针灸措施】

以上腧穴主穴选择双侧，配穴选择患侧。肝俞、丰隆、翳风、曲池、膏肓、肺俞、血海、环跳这些腧穴，用时需反复化脓灸，直至淋巴结核完全消散。淋巴结核位置炎症较明显时，可在淋巴结核处进行隔蒜灸。

【按语】

淋巴结核治疗期间仍需小剂量服用异烟肼等抗结核药，还可服用消瘰丸。消瘰丸加减：川贝母120g，牡蛎120g，玄参120g，共磨粉，蜂蜜炼丸，每服10g，每天2次。

淋巴结核患者在生活方面，需要忌烟酒，忌食鸡、羊、虾、蟹等发物。

三十、下肢淋巴管炎

下肢淋巴管炎中医称为"流火"或"丹毒"，好发于小腿内侧内踝上方，单侧居多，亦有双侧。急性淋巴管炎可由细菌引起，若呈周期性急性与慢性交替发作，多为丝虫感染引起。丝虫成虫在人体可存活 10 年以上，常寄生于淋巴组织、皮下组织、深部结缔组织、浆液腔等处。幼虫的蜕皮液、成虫子宫内的分泌物和死亡成虫的分解产物对人体有化学刺激，会导致淋巴结、淋巴管炎症和全身过敏反应，出现高热、寒战、恶心呕吐，小腿皮肤出现水肿性红斑，并迅速蔓延成鲜红一片，表面光滑发亮、滚烫，触之坚实有压痛，一般 2~3 天自行消退。反复发作后，淋巴管纤维组织增生，内膜肿胀，淋巴管阻塞，淋巴液溢于皮肤下周围组织。因淋巴液蛋白含量较高，刺激纤维增生，皮肤显著增厚，粗硬有褶皱，坚如象皮，故称象皮肿。由于皮肤局部血液循环障碍，皮肤的汗腺、皮脂腺、毛囊等功能受损，易继发细菌感染，使象皮肿加重。

【针灸取穴】

急性淋巴管炎：大椎、曲池、内关、合谷、血海、委中、阴陵泉、太溪、太冲、阿是穴。

慢性淋巴管炎：血海、曲泉、阴陵泉、筑宾、太溪、太冲、足三里。

【针灸措施】

急性淋巴管炎：阿是穴、大椎针刺拔罐，其余腧穴针刺并留针 15 分钟。

慢性淋巴管炎：患肢诸穴针刺并留针 20 分钟，出针后，血海、曲泉、足三里各小艾炷灸 1 壮。

【按语】

由丝虫引起的淋巴管炎可服海群生 200mg，每天 3 次，连服 7 天。每次服海群生前服消旋山莨菪碱（654-2）1 片，阿司匹林 1 片，醋酸泼尼松片 1 片，可减轻丝虫引起的过敏反应。治疗中还可配服中药验方：马鞭草 10g，紫苏叶 15g，青蒿 12g。煎服 7 天。

三十一、老年焦虑症、忧郁症

随着年龄增长，中老年人身体逐渐发生生理性改变，一些慢性疾病会相继发生，如激素水平下降出现的功能紊乱，骨质疏松、骨质增生引起的颈椎病、关节痛，或高血压、冠心病、糖尿病，或内脏结石、囊肿、结节甚至肿瘤，这些疾病常使人担忧。健康状况及工作能力的减退，对外界适应力的下降，加上躯体存在不同程度的不适，会使部分中老年人处于紧张的状态中，当遇到某些强刺激时，可导致焦虑症或忧郁症。老年焦虑症患者往往非常注意自己身体的微小变化，整日惶惶不安，坐立不定，有一些不适一定会马上找医生。常有一些患者由当地医院转到上级医院求医，临床表现为心跳剧烈、呼吸不畅、窒息感、心前区疼痛、腰背胀痛、头痛、头晕、烦躁、情绪持续紧张，可兼有肢体麻木、手足口唇频繁抖动等症，主诉有一种难以名状的紧张感。老年忧郁症患者，表现为情绪低落、有妄想或消极想法、偏执、情绪过激，甚至想自杀。大多数老年患者会焦虑与忧郁共同存在，初诊时思想多顽固，不易接受劝说。这些疾病如果采用镇静剂、抗抑郁类药物控制，许多患者会变得动作越来越迟钝，表情呆滞，生活自理能力下降，而且诸多不适症状难以消除。建议采用针灸针对性地消除患者各种不适症状，焦虑与忧郁的心理状态亦可逐渐缓解，而且不会有不良反应。为此，针灸可以作为老年人保健的最佳选择。诊治中要与相关疾病鉴别，如帕金森综合征、阿尔茨海默病、脑萎缩、神经衰弱、神经症等。

【针灸取穴】

主穴：百会、风池、大椎、膏肓、内关、神门、足三里、三阴交、合谷、太冲。

配穴：根据不同症状选取相关腧穴。

【针灸措施】

针刺后可在百会温和灸。大椎、膏肓各小艾炷灸 1 壮。背部膀胱经拔罐。其余腧穴针刺并留针。

【按语】

老年焦虑症、忧郁症患者症状较多，针灸取穴一定要少而精，可配服天王补心丸等中成药。

三十二、肿瘤康复

患者一旦被诊断为恶性肿瘤或肿瘤有恶变倾向，往往采用手术、化疗、放疗及各种靶向介入疗法或微创姑息切除等方法治疗，但不管选择何种治疗方法，治疗前后部分患者会存在种种不适或精神上的巨大压力。在肿瘤的康复过程中，配合针灸亦可减轻诸多临床症状，在减少痛苦的同时，可消除后遗症，降低肿瘤的复发率。

针灸主要有以下几方面作用：①缓解化疗、放疗引起的强烈不适，如频繁呕吐、心律紊乱、腰酸背痛等各系统症状。②促进手术区域的恢复。由于肿瘤患者免疫力低下，加上手术部位循环差，组织自行修复缓慢，一部分人瘢痕长期肿胀、隆突，很难恢复，针灸可加快瘢痕的修复。③肿瘤是消耗性疾病，加上各种治疗会损伤正常细胞，因此患者多消瘦、免疫力低下、消化吸收功能减退。针灸可调节胃肠功能，增强体质。④改善局部或整体循环。由肿瘤引起的局部肿胀或肢体浮肿、贫血、缺氧等，表现为面色黧黑或苍白，针灸通过疏通经络，促进循环，可以改善上述症状。⑤针对心悸、失眠、头晕、焦虑等精神问题，针灸可以安定神志。⑥针灸可以缓解因肿瘤而出现的疼痛、胸闷、腹胀、呼吸不畅、吞咽不利、呃逆、咳嗽、大小便不利等各种临床症状。

【针灸取穴】

主穴：百会、风池、大椎、膏肓、中脘、天枢、关元、内关、足三里。

配穴：①病灶附近选穴。②根据临床症状选穴。

【针灸措施】

在主穴或配穴上针刺过程中可加温和灸、温针灸或小艾炷灸 1 壮。也可使用拔罐、维生素 B_{12} 穴位注射等。病灶有结块、炎症等情况，可用隔蒜灸。

【按语】

肿瘤患者虽然身体虚弱，但选择适当针灸会使人感到舒适，不会有不良反应。临床观察发现，肿瘤手术后，在手术瘢痕处针刺可以改善局部循环，促进伤口愈合。为此针灸医生要对治疗有信心，不要存在不敢下针的心理。

三十三、戒烟综合征

当吸烟者意识到吸烟有害健康而决定戒烟时，由于烟瘾会使人产生软弱无力、烦躁不安、咽喉不适、视物模糊、感觉迟钝、食欲下降等戒烟综合征，会使戒烟格外艰难。针灸能够在一定程度上控制头痛、恶心、烦躁等不适，让烟味变成苦味、辣味、枯草味，并使人对吸烟产生厌恶感，达到戒烟目的。

【针灸取穴】

主穴：戒烟穴（位于阳溪和列缺之间凹陷处）、廉泉、耳穴（口、肺、神门、内分泌、胃）。

【针灸措施】

戒烟穴透列缺用 1 寸针斜刺；廉泉用 1.5 寸针，针尖朝舌根刺入 1.2 寸，均留针 20 分钟后出针。耳穴磁珠贴压，想抽烟时在各耳穴处压 20 下。隔天针灸 1 次，3 次为 1 个疗程。

结 语

1.杂病类疾病重点在于分辨病症

（1）相似疾病要进行症候分析，如神经症、神经衰弱、癔症、精神分裂症等精神疾病，这些疾病在治疗上有很大差异，要从本质上加以区别。

（2）对有原发病，但某一症状明显者，要先控制症状。

（3）一些终身性疾病，针灸的治疗目标是改善症状。

（4）某些症状（如头痛、头晕、牙痛、打鼾等）的治疗，治疗中最好找出病因，以便进一步针对性治疗。

2.杂病类疾病的针灸措施

（1）属于短期内发作的疾病，如癔症，以针刺为主，温和灸为辅，不必马上实施艾灸。

（2）病理机制明确的顽固性疾病，如淋巴结核，要针与灸结合，而且主穴必须化脓灸。

（3）慢性迁延性疾病可配服调理性药物和食疗。终身性疾病（如癫痫、精神分裂症等）即使针灸后症状缓解，也不应擅自停用常规药。

3.杂病类疾病的防治

杂病类疾病病因病机各不相同，不能一概而论。这些疾病大多数需要疏导患者的精神压力。

第七节　血液、免疫、内分泌系统疾病

血液系统、免疫系统与内分泌系统的疾病多呈现全身症状，病因病机十分复杂，彻底治愈均较困难。此类疾病可单系统发病，但疾病进展中常多系统相互牵连、相互影响、相互转化，并且可以多系统临床症状同时存在。

临床治疗中发现，针灸可以有效调整机体相应功能，提高机体免疫力，对血液、免疫、内分泌系统疾病可以控制疾病发展、减少激素应用，有时可收到意想不到的效果。

一、贫血

血常规检查中，血红蛋白和红细胞计数低于单位容积的正常值时，可称作贫血。贫血是一种临床症状，根据发病原因分为外源性贫血和内源性贫血。外源性贫血的病因包括各种急慢性疾病引起的失血、溶血，或造血必需的铁、钴、铜、维生素、叶酸、烟酸、蛋白质等原料缺乏。内源性贫血多因骨髓造血功能障碍所致，如感染、中毒、变态反应、放射、肿瘤等导致骨髓造血功能发生病理性改变。

各类病因引起的贫血存在共同的临床症状，表现为皮肤、眼睑膜、指甲等苍白，面色㿠白无华，倦怠乏力，头晕耳鸣，心悸健忘，若为再生障碍性贫血，还有发热、出血、感染综合征等。治疗效果取决于贫血类型和原发病的轻重程度。为此，治疗的关键在于控制造成贫血的因素。针灸作为辅助疗法，可以刺激造血组织，提高造血功能，促进机体对营养物质的吸收。

【针灸取穴】

大椎、身柱、至阳、悬枢、腰阳关、膏肓、天宗、居髎、上脘、气海、天枢、尺泽、血海。

【针灸措施】

膏肓小艾炷灸1壮。大椎、身柱、至阳、悬枢、腰阳关、天宗、居髎、上脘、气海、天枢温针灸。尺泽、血海针刺并留针15分钟。

【按语】

根据临床具体情况，所选腧穴可增减，外源性贫血可使用补血剂、铁剂及食疗辅助治疗。

贫血者还可服中药。血宁汤：生地黄 15g，牡丹皮 10g，阿胶 15g，黄芪 30g，党参 15g，三七粉 3g，侧柏叶 20g，槐米 15g。发热者去黄芪，加黄芩 10g，焦山栀 15g。烦躁、失眠者，加黄连 6g，丹参 15g，便血者，加地榆炭 15g，大黄炭 6g。

二、血小板减少性紫癜

血小板减少性紫癜是一种由免疫机制介导的血小板数量减少性出血性疾病，主要表现为皮肤黏膜出血，还可出现鼻衄、口腔齿龈出血，女性月经期延长、经量增多，甚至大量血尿及内脏出血。可分为原发性或继发性两类。

原发性血小板减少性紫癜：与免疫有关，发病人群以青年女性多见。检验可显示 IgG 升高，血小板功能障碍，包括血小板内和血小板表面吸附的纤维蛋白减少，α－辅肌动蛋白减少，钙离子、镁离子减少，血小板呈离散状态，血块退缩异常。出血时间延长，或者骨髓巨核细胞发育低下，成熟障碍，同时血小板的寿命缩短。

继发性（亦称获得性）血小板减少性紫癜：多种疾病可引发血小板减少，如自身免疫性疾病、病毒性肝炎等继发的免疫性血小板减少；药物诱导的血小板减少；输血相关的同种免疫性血小板减少；淋巴系统增殖性疾病、恶性血液病等继发的血小板生成减少；脾功能亢进、感染等继发的血小板消耗性减少。发病机理：①骨髓疾病导致血小板产量不足。②原发病使血小板大量消耗或血小板被破坏过多。③血小板分布紊乱，尤其是脾功能亢进，使血小板储存量增加，周围组织内含量减少。④各种病因的综合作用。

从血小板减少性紫癜的发病机制考虑，针灸从以下方面实施治疗：一是促进骨髓造血功能；二是改善脾、肝、肾功能；三是减少血小板消耗；四是调整消化吸收；五是控制各种原发病。

【针灸取穴】

促进造血功能：身柱、命门、膏肓、膈俞。

改善脾、肝、肾功能：脾俞、肝俞、痞根、章门。

减少血小板消耗：孔最、血海、合谷、太冲。

调整消化吸收：上脘、天枢、气海、血海、足三里。

【针灸措施】

身柱、命门、膏肓、膈俞、脾俞、肝俞、痞根、章门、血海均以小艾炷灸为主。上脘、天枢、气海温针灸。孔最、合谷、太冲、足三里针刺并留针20分钟。可根据临床症状和原发病选择相应腧穴进行针灸治疗。

【按语】

针灸治疗血小板减少性紫癜的同时可使用食疗辅助，持续出血者可服中药验方。

食疗方：紫河车 6g，赤小豆 15g，桂圆 15g，红枣 10 枚，鲜藕 25g，带衣花生仁 50g，血糯米 50g，冰糖 50g，煮食。

中药验方：仙鹤草 60g，生地黄 20g，玄参 10g，白芍 10g，当归 10g，白茅根 10g，茜草炭 10g，丹皮炭 10g。

三、多发性骨髓瘤

多发性骨髓瘤是浆细胞恶性增殖性疾病，骨髓中克隆性浆细胞异常增生，并分泌单克隆免疫球蛋白或其片段（M蛋白），导致相关器官或组织损伤。常见临床表现为骨痛、贫血、肾功能不全和感染等。多发性骨髓瘤多见于中老年患者，以 50~60 岁之间为多，40 岁以下者少见，男女之比约为 3：2。近年来，发病率、病死率均呈增长之势，原因尚不明确，可能与病毒感染、遗传、免疫、电离辐射等因素有关。实验室血液检查：血沉块，淋巴细胞升高，嗜酸性粒细胞增多，血钙升高，球蛋白升高，白蛋白降低，肌酐升高，尿酸升高，蛋白电泳出现 M 蛋白或发现重链。尿液检查：有不明原因蛋白尿、血尿。

【针灸取穴】

督脉所有腧穴。

【针灸措施】

自上而下依次逐一针刺，可不留针。隔一天治疗一次。

【按语】

一位 73 岁女性患者，多发性骨髓瘤晚期，住院治疗，病情危重，收到两次病危通知。出院后患者要求针灸，我见其奄奄一息，贫血浮肿，整个人外表皮肤如白塑料袋装水一样。我为患者隔天 1 次针灸督脉腧穴，患者症状一天天好转，针治 1 个月康复。

四、干燥综合征

干燥综合征是以淋巴细胞浸润外分泌腺引起的口眼干燥为特征的一种慢性、缓慢进展的自身免疫性疾病。由于腺体组织受淋巴细胞和浆细胞浸润而产生进行性破坏，导致腺体和泪液分泌减少，呼吸道、食道、结缔组织、甲状腺、肺、肾小管出现病理性改变。早期为大量淋巴细胞、网状细胞和浆细胞浸润，晚期腺体萎缩。临床以口干、眼干为突出表现，可伴关节痛，舌象显示：舌面干燥无津，舌乳头萎缩（镜面舌）或舌面干裂交错，舌体短缩，难以伸出口外。实验室检查：血沉快，轻度贫血，白细胞减少，嗜酸性粒细胞和淋巴细胞增高，白蛋白降低，球蛋白增高，自身抗体检测 IgG、IgM增高，抗核抗体阳性。本病好发于女性，据统计，女性发病率是男性的 10倍。针灸治疗以控制腺体炎症和提高自身免疫力为主，兼顾其他临床症状的改善。

【针灸取穴】

主穴：膏肓、太阳、攒竹、翳风、天容、廉泉、关元、通里、照海。

配穴：颊车、地仓、天突、建里、合谷、太冲。

【针灸措施】

膏肓、翳风、关元各小艾炷灸 1 壮，其余腧穴针刺并留针 20 分钟。背部督脉、膀胱经可选穴拔罐。血沉高时督脉采用蒜泥铺灸。

【按语】

针灸同时可服雷公藤多苷片、知柏地黄丸。饮食方面，多吃梨、藕，也可以菊花、蒲公英泡水代茶饮。坚持针灸有望控制病情。

五、红斑狼疮

红斑狼疮是自身免疫性结缔组织炎症，多发于 15~40 岁女性。由于结缔组织广泛分布于全身各处，特别是血管壁、心内膜、肾小球基底膜等处，其糖胺聚糖和胶原蛋白的代谢异常可引发多脏器损伤，所以发病时会累及多脏器和相应靶器官。现代研究认为，有遗传病史的红斑狼疮易感人群，在紫外线暴露、药物、感染等诱因下，机体的免疫机制可能会发生紊乱，由于免疫系统调节缺陷，使大量的自身抗体形成和致病，引起结缔组织黏液性水肿、纤维蛋白样变性及坏死性血管炎，组织中有大量淋巴细胞和浆细胞浸润。

红斑狼疮发病缓慢，临床特征为长期不规则发热、类似类风湿关节炎的关节酸痛、面部蝶形红斑等，并有累及内脏表现，如心肌炎、疣状心内膜炎、肾脏损害、脾纤维化，呼吸系统、神经系统、消化系统、淋巴系统、造血系统等也出现相关病理性改变。以上各系统疾病可重叠发病，也可先后发病。实验室检查：多种自身抗体（如抗核抗体、抗双链 DNA 抗体、抗磷脂抗体等）阳性，免疫球蛋白升高，血沉在活动期增快，骨髓中可找到红斑狼疮细胞。本病为疑难病，针灸可帮助机体提高免疫力，控制疾病发展。

【针灸取穴】

督脉、大椎、膏肓、肝俞、章门、曲池、内关、合谷、血海、足三里、太溪、太冲。

【针灸措施】

用 250g 大蒜和 250g 生姜一起捣泥，铺灸督脉 1 次（有烫热感，督脉上皮肤潮红即可）。取下铺灸材料后，在大椎、膏肓、肝俞、章门处小艾炷各灸 1 壮。曲池、内关、合谷、血海、足三里、太溪、太冲针刺并留针 20 分钟。

【按语】

发病期间督脉铺灸可每周 1 次，症状缓解后半个月铺灸 1 次。本病复杂多变，根据不同发病状况及时调整针灸腧穴。

六、肥胖症

肥胖症指体内脂肪增加使体重超过标准体重 20%，或体重指数大于 24。引起肥胖的原因可分为两大方面。一是外源性肥胖，由纳食过多引起的单纯性肥胖，也称营养性肥胖。二是内源性肥胖，由体内代谢或内分泌紊乱造成，常继发于某些脏器的病理性改变（如下丘脑综合征、甲状腺功能减退、肾上腺皮质功能亢进、性功能低下等），导致脂肪代谢功能降低。

由于肥胖程度的不同，肥胖症的具体表现也有所不同。轻度者无任何临床症状。中重度者，可因超重过多，活动时能量、氧量的消耗增加，表现为少动、嗜睡、疲乏无力、呼吸困难、头痛、头晕、心慌、腹胀、便溏或便秘、午后脚肿，还有畏热、多汗、气促等。长期肥胖还会并发多种疾病，如动脉粥样硬化、高血压、脂肪肝、高脂血症、痛风、糖尿病、关节退行性改变或肺心病等。因此需要重视减肥，针灸减肥日前已得到广泛肯定，而且没有不良反应。开展针灸减肥要按个人不同体形选穴，还要配合合理节食、运动，坚持治疗，否则会有反弹或效果不明显的情况。

【针灸取穴】

背部：华佗夹脊穴。

腹部：上脘、下脘、梁门、滑肉门、章门、肓俞、大横、水道。

上肢：臑会、尺泽、消泺。

下肢：髀关、伏兔、风市、阴廉。

臀部：胞肓、居髎、秩边、腰眼。

耳穴：口、脾、胃、肾、内分泌、丘脑、脑点、肾上腺、交感。

【针灸措施】

所有腧穴针刺并接电针，使用连续波刺激 20 分钟，出针后背部膀胱经、腹部带脉拔罐，耳穴磁珠贴压，两耳交换，隔天换磁珠，20 次为 1 个疗程。

【按语】

针刺期间可以参考以下食谱饮食：

早餐：牛奶、酸奶或豆浆 250mL，鸡蛋 1 个，橘子（梨、黄瓜、番茄）1 个。

午餐：清蒸鱼 150g，蔬菜 250g(尽量不选包心菜、卷心菜、花菜、南瓜、土豆）。

晚餐：牛肉 70~80g，黄瓜 2 条。

减肥期间，还可以服用减肥的中药。减肥验方：黄芪 300g，白茯苓 500g，赤小豆 300g，荷叶 300g，海藻 200g，昆布 200g。以上药材磨粉装瓶，空腹服 15g，每天服 3 次。

每天至少运动 20 分钟，可选择慢跑、双手上举跳跃等。

七、周期性麻痹

周期性麻痹是以周期性发作的肌肉弛缓性瘫痪为特点的疾病，因此也称周期性瘫痪。其起病较急，瘫痪常从下肢开始，逐渐扩展至上肢，波及颈部、躯干，严重者呼吸肌、心肌受累。发作初期可出现口渴、多汗、肢体酸痛、感觉异常等症状。瘫痪多两侧对称，可持续数小时至数天，发病前可有饱餐、酗酒、剧烈运动、外伤、感染、精神紧张等诱因，或因静滴葡萄糖和胰岛素而诱发，多数患者血清钾降低，少数患者血清钾增高，因此认为该病与内分泌失调、糖代谢障碍有关。甲状腺功能亢进症、原发性醛固酮增多症常伴发周期性麻痹。实验室检查显示：肌肉电刺激无反应。低钾心电图，T波降低，U波出现，或高钾心电图，T波高尖。针灸可以调整机体对钾的吸收，维持代谢平衡，缓解症状。

【针灸取穴】

膏肓、中脘、气海、曲池、内关、足三里、复溜、合谷、太冲。

【针灸措施】

膏肓小艾炷灸 1 壮。中脘、气海温针灸。曲池、内关、足三里、复溜、太冲、合谷针刺并留针 20 分钟。

【按语】

周期性麻痹急性发作时，需要及时补钾，控制发作。

八、重症肌无力

重症肌无力是神经肌肉接头传递功能障碍的获得性自身免疫性疾病。病理机制为突触后膜乙酰胆碱受体数量显著减少，受体部位存在乙酰胆碱受体抗体（如 IgG1、IgG3 亚型），免疫复合物沉积。大部分患者存在胸腺组织异常（如胸腺增生、胸腺瘤等），胸腺内 B 淋巴细胞比例异常增高，调节性 T 细胞数量减少。

本病临床主要表现为部分或全身骨骼肌无力和极易疲劳，活动后症状加重，经休息后症状减轻。多数患者起病隐匿，初期多为一组肌肉发病。按受累肌肉类型分为眼肌型、延髓肌型、脊髓肌型、全身肌无力型。80%~90%患者以眼肌无力为首发症状，表现为双侧眼睑下垂、复视等症。有的患者疾病范围局限于眼肌，有的 1~2 年后逐渐累及其他肌肉，病程中可合并甲状腺功能异常、多发性肌炎、红斑狼疮、类风湿关节炎、支气管哮喘、多发性硬化等自身免疫疾病。实验室检查显示：乙酰胆碱受体抗体、甲状腺球蛋白抗体、抗核抗体、类风湿因子等阳性。新斯的明 0.5~1mg 肌肉注射，症状明显减轻可明确诊断。

【针灸取穴】

主穴：大椎、膏肓、天突、华盖、屋翳。

配穴：

眼肌型：风池、头维、太阳、阳白、攒竹、上星。

其他肌型：按临床症状选取。

【针灸措施】

大椎、膏肓、风池各小艾炷灸 1 壮，其他腧穴针刺并留针 20 分钟。可在背部膀胱经上拔罐。

【按语】

重症肌无力西药多用抗胆碱酯酶药联合激素药治疗。重症肌无力眼肌型者，若针灸后症状减轻，激素可减量。针灸治疗的同时可每天水煎黄芪 30g，温服。

九、糖尿病

糖尿病是一组以高血糖为特征的内分泌综合征，分为 1 型糖尿病和 2 型糖尿病。典型临床表现为多饮、多食、多尿及消瘦。长期碳水化合物及脂肪、蛋白质代谢紊乱可引起多系统损害，导致眼、肾、神经、心脏、血管等组织器官的慢性进行性病变、功能减退及衰竭。病情严重或应激时可发生急性代谢紊乱，如酮症酸中毒、高血糖高渗综合征，且易并发各种感染。病情进展中包含多种病理因素，如胰源性、内分泌性、药源性等因素导致的胰岛素受体异常。可因遗传、肥胖、多食、少动、精神刺激、妊娠等诱发。胰岛素和降糖药的应用，可以较好地控制血糖、纠正代谢，但在发病过程中，胰岛 β 细胞储备功能逐渐低下，胰岛素长期分泌不足，相关的病理改变也会相继发生。药物结合针灸治疗，可以改善循环，调整神经功能，还可以防治糖尿病足。

【针灸取穴】

胰俞、三焦俞、章门、上脘、承满、关元、足三里、三阴交、金津、玉液、海泉、耳穴（胰、胆、三焦、内分泌、耳迷根、神门、肝、肺、肾、膀胱）。

【针灸措施】

胰俞、三焦俞、章门针刺后拔罐。上脘、承满、关元、足三里、三阴交针刺并留针 20 分钟，出针后足三里、三阴交各小艾炷灸 1 壮。金津、玉液、海泉点刺。耳穴磁珠贴压，两耳交换，2 天换 1 次。

【按语】

糖尿病患者在西药、针灸治疗的基础上，可配服叶天士的玉泉散。玉泉散加减：葛根 9g，天花粉 9g，生地黄 9g，麦冬 9g，五味子 3g，甘草 3g，糯米 9g。每天一剂煎服。

早餐可以服用食疗方：红枣 7 枚，花生仁 7 粒，黄豆 14 粒，黑豆 14 粒，核桃仁 2 个，鸡蛋 1 个，连吃两个月。

十、单纯性甲状腺肿

单纯性甲状腺肿是一种不伴甲状腺功能亢进或甲状腺功能低下的弥漫性甲状腺肿大，以往称地方性甲状腺肿，多见于海拔高的缺碘流行区，也包括非流行区的散发性甲状腺肿。身体在生长发育、怀孕、哺乳、寒冷、感染、创伤、精神刺激等情况下甲状腺激素的碘需求量增加，在缺碘的环境中，有家族遗传性酶缺乏或机体缺少某些元素，可使甲状腺激素合成障碍。甲状腺激素合成不足时，反射至脑垂体，引发脑垂体对促甲状腺激素的释放，使血清促甲状腺激素分泌过多。甲状腺激素与促甲状腺激素的不足和过多，持续强烈地刺激甲状腺，引起甲状腺组织和功能代偿性改变，造成甲状腺弥漫性肿大，逐渐发生不规则增生、再生。后期部分腺泡坏死，发生囊样变、纤维化，形成大小不等、质地不一的结节。单纯性甲状腺肿大多无自觉症状，不伴甲状腺功能改变。如果肿大的腺体挤压到喉部、胸部器官，可产生压迫症候群。小儿有甲状腺肿大可伴呆小病，部分成人会在多结节甲状腺肿的基础上发生甲状腺功能亢进症。女性的生殖生理与甲状腺激素的关系极为密切，因此本病女性多见。属于缺碘性甲状腺肿者，采用针灸加补碘治疗，效果比较理想。

【针灸取穴】

气瘿穴（在颈侧部，胸锁乳突肌前缘中点）、天突、曲池、足三里、中脘、气海、大椎、肝俞、翳风。

【针灸措施】

气瘿穴、天突、曲池、足三里、中脘、气海、翳风针刺并留针 20 分钟。大椎、肝俞针刺后拔罐。

【按语】

过去，由于缺碘导致的单纯性甲状腺肿发病率很高。为了攻克这一地方病，梁桢查阅资料，带领医生去部队学习稀释碘的方法。回到单位后日以继夜制成数万支稀释碘注射液，为县里群众进行注射治疗，治愈了很多人。全国开展单纯性甲状腺肿防治工作后，人们可以直接到防疫站领取碘化油注射液进行臀部肌肉注射。后来，加碘盐的普及食用，使单纯性甲状腺肿的发病率逐步下降。针灸治疗单纯性甲状腺肿，有促进甲状腺结节缩小的作用。

十一、甲状腺囊肿

甲状腺囊肿的发病机制主要与甲状腺结节或腺瘤的退行性改变相关，病理过程包括：①血管破裂：甲状腺结节增大压迫静脉血管，引发滤泡周围血管破裂，血液液化形成囊内陈旧性积血。②组织坏死：腺瘤中心区域因缺血发生凝固性坏死。③囊性扩张：滤泡融合形成囊肿。因此囊肿内液体的颜色，有铁锈色和淡黄色两种。临床触诊表现为一侧甲状腺隆起一个直径大于 3cm 以上的圆形肿块，表面光滑，与周围组织分界清晰，略坚硬，可随吞咽而上下移动，一般无压痛。B 超显示为冷结节。化验检查无甲状腺功能异常。我在临床中采用抽液、注碘、针刺三种方法结合治疗甲状腺囊肿数十例，均痊愈。

【针灸取穴】

阿是穴、人迎、天突、曲池、丰隆。

【针灸措施】

以上腧穴取患侧。①患者去枕头仰卧，充分暴露囊肿。②常规消毒后，在囊肿中心用 2mL 一次性注射器抽取囊内液体，反复抽取。③取 25% 碘酊 0.1mL，从同一针头注入囊内，取下一次性注射器按压片刻。④人迎、天突、曲池、丰隆针刺并留针 20 分钟。每周治疗 1 次，直至囊肿完全消除。

【按语】

由于囊肿内液体不可能一次性抽净，而且疾病未痊愈时囊肿内有可能继续渗液，所以每次要用相同的方法治疗，直至囊肿完全萎缩。经此法治愈者，有几位患者随访几十年未曾复发。

十二、甲状腺腺瘤

甲状腺腺瘤是最常见的甲状腺良性肿瘤，多见于 40 岁以下的女性。本病病程一般较长，多在体检时发现，病因未明，可能与性别、遗传因素、射线照射、促甲状腺素过度刺激、单纯性甲状腺肿有关。本病病理上分为滤泡状甲状腺瘤和乳头状甲状腺瘤两种。良性腺瘤一般有完整包膜，组织高度分化接近正常甲状腺组织，扫描显示温结节。临床表现有单发或多发结节，与甲状腺肿并存，触诊呈圆形或椭圆形肿块，质地较周围组织稍硬，表面光滑无压痛，可随吞咽动作上下移动。除颈部肿块外，并无特殊表现或病理性改变。本病 20% 可引发甲状腺功能亢进症，10% 可发生恶变，因此，做进一步检查对区别腺瘤性质有重要意义。单纯性甲状腺腺瘤针灸治疗效果较为理想。

【针灸取穴】

大椎、天突、曲池、丰隆、气瘿穴（患侧）、翳风。

【针灸措施】

气瘿穴、天突、翳风、曲池、丰隆针刺并留针 20 分钟，出针后翳风可小艾炷灸 1 壮，大椎针刺拔罐或小艾炷灸 1 壮。

【按语】

颈部可每天涂碘酊 1 次，连续涂 1 周，皮肤开始发焦后停用，1 周后皮肤恢复正常，再涂 1 周。中成药可服小金丸 1 周，再服甲状腺片，每天 1 片。

食疗可选择丝瓜络 30g，夏枯草 30g，煎水代茶饮。

十三、桥本甲状腺炎

桥本甲状腺炎即慢性淋巴细胞性甲状腺炎，是一种自身免疫性疾病。病理表现为甲状腺弥漫性肿大，甲状腺腺泡增生，无菌性坏死或钙化，间质处有大量浆细胞或淋巴细胞浸润及淋巴滤泡形成，偶可见异形细胞，或有结缔组织增生。血清可检出甲状腺多种成分的自身抗体。临床表现为甲状腺肿大，表面光滑，与四周无粘连，可随吞咽上下移动，后期甲状腺质地坚硬，表面苍白，腺泡变小、数目减少，有的患者伴随其他免疫性疾病。检查显示：甲状腺球蛋白抗体和甲状腺胞浆微粒体显著升高，血清白蛋白降低，γ-球蛋白升高，絮状试验阳性，血浆蛋白结合碘阳性。可与甲状腺瘤或其他甲状腺疾病相鉴别。本病不主张手术治疗，在针灸诊治中发现，患者大都存在咽喉部的不同程度充血、水肿，以及扁桃体肿大、慢性咽喉炎。

【针灸取穴】

大椎、膏肓、上星、天容、天突、人迎、通里、照海、合谷、太冲、建里、关元、耳穴（心、肝、肺、咽喉、内分泌、皮质下）。

【针灸措施】

膏肓小艾炷灸1壮。大椎针刺后小艾炷灸1壮。上星、人迎、天容、天突、通里、照海、合谷、太冲、建里、关元针刺并留针20分钟，背部膀胱经拔罐。耳穴磁珠贴压，两耳交替。

【按语】

桥本甲状腺炎存在虚火内扰症状者，可服知柏地黄丸。

十四、甲状腺功能亢进症

甲状腺功能亢进症，是指由于甲状腺腺体本身合成或分泌甲状腺激素过多，引起甲状腺毒症的一组临床综合征。本病任何年龄段均可发病，但以青壮年女性多见。甲状腺作为人体最大的内分泌腺，正常呈蝶形，重15~25g，血流极为丰富，受颈交感神经节和迷走神经分支支配。甲状腺的生理功能有以下几大方面：①促进产热，促进氧消耗以增加热量。②诱导蛋白质代谢和合成，包括特殊酶的合成。③促进脂肪合成和降解，促进胆固醇转化为胆酸经肠道排出，动员儿茶酚胺、生长素以促进脂肪溶解。④促进葡萄糖及乳酸的吸收。⑤促进维生素的吸收。⑥参与水和盐的代谢。⑦调节肌酸平衡。甲状腺功能一旦亢进，甲状腺激素过多分泌，会使基础代谢率大幅上升，加速多种营养物质的消耗，维生素C、维生素B_{12}、核黄素、脂溶性维生素均减少。甲状腺激素有利尿作用，可致尿钙磷排泄增加，还可使神经、心血管和胃肠道等脏器的兴奋性和刺激性加强，从而产生一系列临床症状。主要表现为怕热、多汗、纳旺、低热、心动过速、心律紊乱、心悸、大便次数多、体重下降、消瘦、易激动、紧张烦躁、两手震颤，约半数患者有眼突症状，表现为眼裂增宽、少瞬、凝视、眼球联合差。属于非浸润性眼突者，由交感神经兴奋所致；若为浸润性眼突，则因自身免疫复合物和眼球外肌结合后引起的肌肉损伤或炎症，球后组织淋巴细胞浸润及血中存在眼突抗体等因素导致。

由于甲状腺功能亢进症的发病机制不同，了解病因可对治疗起到一定帮助。现将甲状腺功能亢进症归纳为以下类型：①自身免疫或精神刺激（如惊恐、悲哀、盛怒等）引发的毒性弥漫性甲状腺肿。病理为甲状腺滤泡上皮细胞增生，甲状腺组织中弥漫性淋巴细胞浸润，甚至出现淋巴组织生发中心。眼球后结缔组织增加，眼肌增粗、水肿，有较多黏多糖和透明质酸沉积。淋巴细胞和浆细胞浸润骨骼肌及心肌，有类似的病理改变。久病者肝细胞局灶性或弥漫性坏死、萎缩，门静脉周围纤维化，甚至肝硬化。少数患者出现双下肢对称性局部黏液性水肿。②自主性高功能甲状腺结节，结节为多个或单个；甲状腺功能亢进性腺瘤，不受促甲状腺激素调节。③多结节性甲状腺功能亢进症，常在甲状腺结节多年后出现甲状腺功能亢进症，多见于中老年人。④碘源性甲状腺功能亢进症，由长期大量摄入碘或服用胺碘酮所致。⑤由桥本甲状腺炎发展为甲状腺功能亢进症。⑥服用过多甲状腺素或相关药品，导致的药源性甲状腺功能亢进症。⑦癌症及异源性甲状腺功能亢进症。⑧甲状腺危象，甲状腺功能亢进症患者若出现体重明显减轻、发热（39℃以下）、脉率 120~159 次 / 分钟，并有烦躁、嗜睡、纳减、恶心等症状，为甲状腺危象前期；当体温达到 39℃以上，脉率 160 次 / 分钟以上，出现谵妄、昏迷、呕吐、腹泻等症状，为甲状腺危象。

甲状腺化验，血清 T_3、T_4 均增高，促甲状腺激素下降，即可诊断为甲状腺功能亢进症。

针灸对甲状腺功能亢进症具有独特的治疗效果，应该积极采用。

【针灸取穴】

百会、风池、大椎、膏肓、太阳、睛明、天容、气瘿穴、天突、中脘、关元、曲池、内关、足三里、三阴交、耳穴（心、肝、脾、喉、内分泌、神门、皮质下）。

【针灸措施】

膏肓小艾炷灸 1 壮，其余腧穴针刺并留针 20 分钟。背部膀胱经拔罐。耳穴磁珠贴压，两耳交替，两天一换。

【按语】

甲状腺功能亢进症患者需忌服含碘食品，如海鲜、海苔、紫菜、碘盐等。

为控制甲状腺功能亢进症症状，可按症型、症状服用药物。治疗过程中若症状减轻，甲巯咪唑片等针对性药物可减少剂量，但不要立即停用。

白细胞低于正常值应当立即服用利可君、肌苷片、维生素 B_4 等。心率超过 100 次 / 分钟，每天服用普萘洛尔 1 片。有全身性皮肤瘙痒者可服用氯雷他定。

出现甲状腺危象前期症状或症状难以控制时，可短期服用醋酸泼尼松片。

中药验方：党参 15g，麦冬 10g，五味子 6g，牡蛎 30g（先煎），川贝 5g，夏枯草 15g，白芍 15g，桑葚 10g，瓜蒌 10g，甘草 6g。

十五、甲状腺功能减退

甲状腺功能减退简称"甲减"，是由于甲状腺激素合成或分泌不足引起的疾病。

儿童甲减多因胎儿时期供碘不足，导致甲状腺发育不全或激素合成不足，可危害神经系统，特别是大脑发育不良造成不可逆的呆小症，或家族性儿童甲状腺激素合成不足导致甲状腺肿大性克汀病。抚养中需要细心观察婴幼儿面部皮肤、口唇、舌体、鼻梁、体态、身材、流涎、四肢发育和心率、体温等状况，如有异常，早发现，早治疗。

成人甲减分为原发性和继发性两种。原发性中一部分由下丘脑或垂体病变引起，一部分由甲状腺结节、桥本甲状腺炎等转化而成。表现为甲状腺显著萎缩、纤维化，导致多发性自身内分泌功能减退综合征。继发性甲减多因使用甲状腺功能亢进症治疗药物过量，或应用含碘药、同位素扫描、放射性治疗或手术切除甲状腺、癌症晚期腺体广泛病变等导致，病因较为明确。

甲减的临床症状基本相似。最典型的表现为黏液性水肿，由于甲状腺激素分泌及合成减少，全身代谢减低，可出现体温下降、异常怕冷、无汗、精神萎靡、表情淡漠、呆板、智力减退、动作缓慢、疲乏、面颊及眼睑虚肿、面色苍白、眼睑下垂等表现，可伴轻度眼突、鼻梁增厚、头发干燥稀疏、胃口差、便秘、窦性心动过缓、关节痛，甚至轻中度贫血、血沉增快。甲状腺

全套化验 T_3、T_4 降低，促甲状腺激素升高。

甲减属于虚弱性疾病，往往需要终身服药，通过针灸治疗，可以改善循环和神经功能，消除一些临床症状。

【针灸取穴】

百会、风池、大椎、膏肓、膈俞、肾俞、太阳、人迎、下脘、气海、合谷、太冲。

【针灸措施】

膏肓、大椎各小艾炷灸 1 壮，百会、风池、膈俞、肾俞、太阳、人迎、下脘、气海、合谷、太冲针刺并留针 20 分钟，膈俞、肾俞拔罐。

【按语】

甲状腺功能减退体虚纳差者可在下脘、气海处注射维生素 B_{12}（1mg）1 支，还可服用十全大补膏等滋补品。

十六、甲状旁腺疾病

甲状旁腺一般有 4 个，可多至 5 个或仅有 2 个，位于甲状腺后壁两侧，紧贴气管和咽喉，旁有喉返神经经过。腺体由主细胞和嗜酸性细胞构成，血供丰富。其生理功能为合成甲状旁腺激素，促进钙离子进入细胞，激活细胞内腺苷环化酶，调节血清钙和磷的浓度，保持血钙和降钙素的平衡。

甲状旁腺疾病起病缓慢，而且不易被人察觉，因人们对其认识不足，因此很少有人重视，但疾病发展对人体危害较大，症状错综复杂。甲状旁腺疾病有甲旁腺功能减退和甲旁腺功能亢进两大类。

甲状旁腺功能减退：由腺体损伤（甲状腺术后）、自身免疫异常或靶器官抵抗导致甲状旁腺激素分泌不足，引发低钙血症、高磷血症。临床表现有手足抽搐、刺痛，重者全身骨骼肌、平滑肌、喉支气管痉挛，有呼吸暂停、心动过速等危象。若伴肾皮质功能减退，易发生贫血、呃逆、皮肤粗糙、毛发脱落、甲脆、牙齿钙化、慢性发作性抽搐等。实验室检查血清钙低于 8mg/dL，血清无机磷高于 6mg/dL，尿钙浓度低或消失，草酸铵盐溶液阴性可明确诊断。

甲状旁腺功能亢进：分为原发性和继发性。①原发性甲状旁腺功能亢进常表现为一个甲状旁腺腺瘤囊变、出血、坏死、钙化，也可能 4 个腺体均增生肥大，之后发展为腺瘤，极少数发展为恶性肿瘤。②继发性甲状旁腺功能亢进是由于各种原因刺激甲状旁腺激素的分泌而引起亢进，如胃肠及肝胆、胰脏疾病导致吸收不良、维生素 D 缺乏、血钙过低、骨软化或肾功能不全、肾小球滤过率降低、尿路多发结石，或肺、胸膜、胃肠黏膜、血管、皮肤等各处发生钙盐异位沉积及磷酸盐缺乏，假性甲状旁腺功能减退、甲状旁腺激素效应细胞缺乏反应或甲状腺髓样癌等。另外，妊娠、哺乳、皮质醇增多症等导致钙的需求量增加，也可引发甲状旁腺功能亢进。

甲状旁腺功能亢进可出现多系统临床症状：①消化系统：食欲不振、便秘腹胀、恶心呕吐、十二指肠溃疡，伴发胃泌素瘤、胰腺炎。②全身症状：四肢肌肉松弛、张力减退，易疲劳，可有心动过缓或心律不齐。③泌尿系统：多尿、多饮、口渴、尿结石、肾绞痛、血尿、尿路感染，严重者可发展为肾损害、肾衰竭。④骨骼：初期脊椎、髋部、胸肋处和四肢压痛，行走不利，之后发展为骨骼畸形、病理性骨折。⑤其他：如精神症状。实验室检查：甲状旁腺激素升高、血钙升高、血磷降低、血清磷酸酶升高、尿钙增多。

【针灸取穴】

大椎、膏肓、肝俞、京门、人迎、水突、天突、中脘、肓俞、关元、曲池、内关、血海、足三里、合谷、太冲、耳穴（心、脾、肾、咽喉、内分泌、皮质下）。

【针灸措施】

膏肓小艾炷灸 1 壮。大椎针刺后小艾炷灸 1 壮。肝俞、京门针刺后拔罐。其余腧穴针刺并留针 20 分钟。耳穴磁珠贴压，两耳交换。

【按语】

临床中发现，针灸治疗甲状旁腺疾病，在控制相关指标和改善某些临床症状方面有显著作用。治疗中需要根据临床发病情况调整选穴。

结 语

1. 血液、免疫、内分泌系统疾病治疗要点

（1）了解发病原因，比如原发性贫血要找出病因，继发性贫血也要找到原发疾病。针对病因治疗才是纠正贫血的关键，其他病也同样需要多加分析，为此选穴有时需要根据病因进行调整。

（2）掌握疾病对人体的影响，了解该类疾病容易导致哪些脏器受损，如干燥综合征的临床症状为口、眼干燥或关节疼痛，但病变脏器在腺体。周期性麻痹发作时出现短暂性瘫痪和无力现象，呼吸肌和心肌常受累。治疗中必须兼顾这些脏腑或器官。

（3）本节内容中，对甲状腺疾病进行了逐一阐述，可避免混淆不清或不同的甲状腺疾病用统一的针灸疗法的情况，了解各类甲状腺疾病，才能提供较为精准的治疗方案，提高临床疗效。

（4）任何疾病初期治疗时，以控制临床症状为重点，这样可以避免病情加重。待症状缓解后，就要兼顾调整整体功能。

（5）免疫性疾病、血液疾病等，若相关指标异常，应定期复查，不可一味以临床症状为依据。

2.针灸要点

（1）免疫性疾病若相关指标显著异常，可用生姜、大蒜各半进行督脉铺灸。

（2）膏肓在这些疾病中均可用小艾炷灸，一方面对保护心肺功能有良好作用，另一方面能提高机体免疫力。

（3）甲状腺结节肿大明显时，可选用气瘿穴针刺，如果甲状腺结节小于1cm，以纠正甲状腺功能和临床症状为主进行治疗，针刺人迎、水突等穴时，针刺前应反复按摸，避开颈动脉。

3.防治要求

（1）血液、免疫、内分泌系统疾病较难治疗，患者要树立战胜疾病的信心。甲状腺功能亢进症患者脾气急躁，医生要予以理解。

（2）针对不同疾病适当补充身体所需营养，不能一味强调忌口，如糖尿病、肥胖症等，除忌服某些食品外，也需多摄入营养素、优质蛋白等，以免造成营养不良。

（3）血液、免疫、内分泌系统疾病要忌烟酒辛辣。

第八节　皮肤科疾病

皮肤科属于外科，主要治疗各种皮肤病。皮肤病不是仅由体表病变导致，而是存在诸多病因。现代医学研究发现，皮肤病发生时可能有以下方面的病理改变：①血液循环和微循环障碍。②代谢失调。③血栓形成。④免疫功能障碍。⑤体液调节和内分泌紊乱。

中医学认为本病总由内热炽盛，外受风邪所致。初发者多由肺经风热，湿热内蕴，肺胃热邪上熏头面而致，久者痰瘀互结而出现结节、囊肿甚至瘢痕。

许多皮肤病反复发作，终身不愈，让人受尽折磨。在临床针灸治疗中发现，通过针灸疏通经脉、调和阴阳、调畅气血之后，能够达到止痛、止痒、祛瘀生新、消斑、消瘢、促进表皮愈合等多种作用，使许多反复发作的皮肤病得以痊愈，是有效的辅助疗法。

一、带状疱疹

带状疱疹由水痘－带状疱疹病毒引起，是常见的急性疱疹性皮肤病。初起患部皮肤突然阵发性灼痛，继则皮肤潮红，1~3 日出现簇集的透明性水疱。疱壁紧张，基底红晕，并逐步沿管辖区域的周围神经远端皮肤蔓延，形成带状水疱群，一般不超过身体正中线。如无继发感染，3~5 天后水疱表面干燥，结痂后脱落。有无疱疹发出，只有局部疼痛者，也需 10 天左右痊愈，此类患者基本上不留后遗症。若疱疹转为浑浊或脓液，并且继发感染、破溃糜烂等，疼痛更加剧烈，治疗时间延长，而且痂脱落后皮肤仍有较长时间的疼痛，疱疹部位往往遗留色斑或色素沉着，发展为带状疱疹后遗症。本病春秋季多发，身体一侧任何部位均可发病，以胸腰部发病最多。如果发生于头面部，则疼痛难忍，有的引发面神经瘫痪，还有可能并发病毒性角膜炎、病毒性脑膜炎或引发听力损害等。发病前可有轻度发热、倦怠、食欲不振等全身症状。

【针灸取穴】

阿是穴（包括疱疹区域与疱疹两端）、外关（患侧）、阳陵泉（患侧）、委中（患侧）。

【针灸措施】

①在疱疹两端处的水疱上各小艾炷灸 1 壮（带状疱疹俗称蛇缠，两端称为蛇头、蛇尾，灸之能抑制疱疹蔓延）。②在水疱最密集处刺破水疱，用火罐

吸去疱内血水，可加速水疱干瘪，防止化脓。③取一块与疱疹面积等大的单层纱布，蘸95%酒精（稍稍拧干，使酒精不会流淌），覆盖于水疱上，之后点燃，随即取下扑灭。④针刺外关、阳陵泉、委中，如出现面瘫、角膜炎、听力下降等组织器官损害，取病症相关腧穴治疗。

若发展为带状疱疹后遗症，后遗症病损区疼痛，选该区支配的神经根部取穴，针刺并拔罐。

【按语】

带状疱疹初期往往因疼痛就诊，因此遇突发局部阵发性灼痛或刺痛者，需要高度警惕带状疱疹。特别是耳后、头面痛，要对后项毛发部位进行仔细观察，看皮肤有无发红或疱疹。带状疱疹的治疗应在短期内多种方法联合应用，针灸可控制蔓延，让疱疹早日结痂，减轻皮神经损伤。不要等发展为带状疱疹后遗症才开始针灸。已造成神经或组织器官损害的，要坚持针灸。我曾治疗一位带状疱疹性角膜炎导致失明的患者，坚持药物联合针灸治疗，患者复明。

带状疱疹急性期可用雄黄20g，蜈蚣2条，研粉混合，温开水调敷患处。儿童可单用蜈蚣粉调敷。

炎症化脓时，用鲜芫荽捣烂取汁，加等量的75%酒精外敷患处。

大便干结者服牛黄解毒丸。

还可服用中药汤剂治疗。虎杖汤加减：虎杖15g，板蓝根20g，牡丹皮12g，赤芍15g，蝉蜕10g，葛根15g，甘草5g。

带状疱疹后遗症皮肤痛者，取阿是穴或神经根部皮下注射维生素B_{12}注射液。

二、寻常疣

寻常疣是由病毒感染引起的皮肤赘生物，临床表现为高出皮肤表面、触之硬固、表面粗糙的丘疹性增生物。初起为针尖大小的小丘疹，逐步增大后，疣密集处可多粒融合成豌豆大或更大的形状不规则的赘生物，状如花蕊。好发于手背、膝盖等处，亦有发于脸颊、鼻尖、唇周者。一般无自觉症状或略有痒感，常因碰撞、搔抓、摩擦破伤而出血。有自愈性，故古人也称其为"千日疮"。

【针灸取穴】

阿是穴。

【针灸措施】

不管寻常疣发于何处，以最早出现的疣或最大一颗疣作为阿是穴。在其顶部放置与疣面等大的艾炷，点燃施灸，根据疣的软硬程度灸 5~10 壮，灸后 10 天该部位忌浸泡或搔挖。

手足部多粒融合的大疣采用注碘法，抽取 25% 碘酊 0.5mL，在疣底部注入，让整颗疣转为青色即可。该部位第二天可略肿，属于正常现象，10 天内不搔挖，让其自然脱落。

【按语】

临床观察发现，若皮肤某处有数个寻常疣存在时，其会随静脉方向生长，因此对最早生长的一粒治疗即可，其余寻常疣均可脱落，其机理尚不明确。

疣的根呈丝状，不管哪种方法治疗，若未等疣根彻底枯萎坏死就挖去面上疣帽，只要有少量根丝残留，寻常疣就有可能重新生长。

辅助方法：①疣部每天涂清凉油 3~4 次。②用新鲜芝麻花加食盐少许，每天搓擦疣部。

三、丝状疣

丝状疣好发于颈部、眼睑部，为细软的丝状突起，散在分布或密集成片，疣表面皮色为淡褐色。本病中老年女性多见，一般无自觉症状。

【针灸取穴】

阿是穴。

【针灸措施】

选择较大的疣，直接用粟粒大小艾炷灸 1 壮，一次可灸多个。如密集生长者，可分次灸治。

四、毛囊炎

毛囊炎是在毛囊口或整个毛囊位置，因感染金黄色葡萄球菌（也有可能为表皮葡萄球菌、链球菌等）引起的化脓性炎症。好发于颜面部、肩背部、颈项部或臀部。根据不同的发病部位，中医学中有不同的称谓：生于颈项部者称"对口疮"，此部位严重者可继发化脓性脑膜炎；生于下巴者称"羊胡疮"；生在面部鼻以下者称"反唇疔"，此部位属于危险三角区；生于肩部者称"担疖"；生于臀部者称"臀疔"，又称"坐板疮"。

毛囊炎发生在毛囊浅部，可很快形成小脓疱，继而干燥结痂，1周左右可愈。毛囊炎发生在毛囊深部，如肩背部、臀部，红肿可有鸡蛋大小。若在毛囊密集的头项部多个毛囊炎齐发，症状严重。

毛囊炎不论脓肿大小，化脓均在毛囊的中心部。由于毛囊内病菌难以清除，尤其是治疗不当或自行挤压脓液，导致细菌循血液到另一毛囊内繁殖生长，故复发率高。发生于头皮的毛囊炎，愈后可留下点状瘢痕或永久性脱发，发生于颈项部的毛囊炎可形成瘢痕增生。

【针灸取穴】

阿是穴、风池、大椎、曲池、合谷、委中。

【针灸措施】

毛囊炎部位隔蒜灸。有毛发处先剪去毛发，再放置蒜片，用大艾炷施灸，以感觉灼热为度。

肩背部、臀部红肿面大的毛囊炎，常规消毒后，先在肿块中心部刺一下，然后拔罐吸出脓血，再放置蒜片施灸。

针刺风池、大椎、曲池、合谷、委中，可不留针。

【按语】

针灸治疗毛囊炎疗效显著。临床观察发现，隔蒜灸过程中大蒜能够将毛囊内的脓液带出，可减少复发率。我曾治疗一位颈部毛囊炎患者，其脓肿如蛋黄般大，由颈部发展至头后部，抗生素输液7天脓肿不退，头痛不欲食。给予针灸治疗后食欲恢复。第二天复诊时，大部分脓肿已消退，再针灸一次即愈。还有一位臀部毛囊炎患者，毛囊炎化脓，手术治疗后，旁边又长出一个大红肿块，为其针灸1次痊愈，没有复发。采用针灸治疗毛囊炎时，不必将出脓口扩大排脓，经过针灸治疗后，多数毛囊炎可消退。

五、皮肤瘙痒症

单纯性皮肤瘙痒一般没有明显病理因素，只有皮肤原发性痒感或因抓挠引起的继发性损害。临床表现为皮肤泛发性瘙痒，常阵发且反复发作。可局限于一处发作或由一处转移到另一处发作，昼轻夜重，持续时间不等，常因剧烈搔抓引起皮肤抓痕、潮红、血痂、皮肤肥厚或苔藓样变、色素沉着等皮损现象。病程可迁延数月或数年，可引发失眠、烦躁、神疲乏力等。中老年人由于气血不足、皮脂腺退行性萎缩，易出现皮肤瘙痒症。

【针灸取穴】

风池、大椎、膈俞、曲池、合谷、血海、足三里、太冲、建里、关元、肓俞。

【针灸措施】

风池、大椎、膈俞针刺后小艾炷灸 1 壮，其余腧穴针刺并留针 20 分钟，背部膀胱经拔罐。

【按语】

治疗前需要了解患者血糖，以及肝胆、甲状腺等情况，排除内因。针灸能疏通经脉、调和气血、改善循环，可以起到很好的止痒作用。中老年可给予维生素 AD、维生素 E、维生素 B_1 等服用。也可服用食疗方：鸡膍（一包针）60g，红枣 20 粒，煮后分两次服汤和食红枣。

老年性瘙痒验方：生黄芪 30g，当归 15g，制首乌 15g，防风 6g，白芍 12g，苦参 12g，乌梢蛇 12g，珍珠母 30g。

六、荨麻疹

荨麻疹为常见的过敏性皮肤病，可由多种病因引起皮肤黏膜的小血管扩张及渗透性增强，产生一种局限性水肿反应。有急性和慢性之分。急性者可在一日内数次发疹；慢性者此起彼伏，反复发作，迁延数月至数年。临床表现为突然发生大小不等的风团性水肿，部位不定，颜色鲜红或苍白，瘙痒剧烈，数分钟或数小时后自行消退，不留痕迹。本病多发生在组织疏松部位，如眼睑、口唇等处，伴麻木感；若侵犯消化道可引起恶心、呕吐、腹痛、腹泻；若侵犯呼吸道则引起喉头水肿、哮喘、呼吸困难，甚至窒息。本病发病人群以青少年居多，精神刺激、物理性创伤、药物不良反应、冷热刺激、食发物（鱼、虾、蟹）等可为诱因。

【针灸取穴】

风池、大椎、肺俞、膈俞、三焦俞、天突、尺泽、合谷、血海、足三里、太冲、中脘、气海、天枢、神阙。

【针灸措施】

除神阙外，其余诸穴针刺并留针 15 分钟，出针后背部腧穴及神阙处拔罐。

【按语】

治疗荨麻疹要了解过敏原。临床观察发现，有的年轻患者荨麻疹发作与情志有关，也有因胃肠过敏引发的。荨麻疹急性发作时来势较猛，应采用中西医结合治疗，如静脉推注 10% 葡萄糖酸钙 10mL，或肌注复方倍他米松注射液。慢性反复发作者，可抽取自身静脉血 1mL，于足三里处注射，隔天 1 次，10 天为 1 个疗程（自血疗法）。

中药验方：大血藤 120g，赤小豆 120g，水煎温服。

七、湿疹

湿疹是多种内外因素引起的具有明显炎性渗出倾向的变态反应性皮肤病，一般认为是内外因素相互作用引起的变态反应，其特点是多形性损害、对称性分布、反复发作。其临床症状有瘙痒、糜烂、渗出、结痂、肥厚及苔藓样变，属中医学"湿疹"范畴，可发于身体任何部位，以头面部、手部、腰部、身体侧面及外阴处多见。

湿疹按病程有急性、亚急性、慢性三类。

急性湿疹起病急，发病快，初起皮肤潮红、肿胀，继之出现群集成片、大小不一、边界不清的丘疹、丘疱疹、水疱，因搔抓或摩擦出现糜烂、渗液。

亚急性湿疹多由急性湿疹迁延而来，局部红肿、渗出减少，糜烂逐渐愈合，皮损以丘疹、丘疱疹、结痂为主。自觉瘙痒，轻重不一。

慢性湿疹多由急性、亚急性湿疹反复发作而来，也可起病即为慢性湿疹，皮损暗红或紫褐色，粗糙厚硬，呈苔藓样变，常伴抓痕、血痂、鳞屑、皲裂或色沉。

发于头部发际以内的湿疹，容易糜烂，渗出的黄水黏稠、气腥，结黄痂，常年难愈。发于阴部内侧者，有针点形红色片状疹，男性多见，又名"绣球风"。全身性泛发者，范围大小、疹型均不固定。湿重型湿疹，有糜烂且反复发作。血虚风燥型湿疹则皮损处色泽褐暗，干燥且粗糙肥厚，可有苔藓样变，抓破有水渗出，但病灶相对固定。西医学认为，湿疹外源性因素为鱼、虾、蟹、牛、羊肉等食物，吸入花粉、尘螨等，接触化学物品等；内源性因素包括体质遗传、内分泌功能紊乱、代谢异常、慢性感染、慢性消化系统疾病等。针灸治疗湿疹有较好效果。

【针灸取穴】

头部湿疹：风池、曲池。

外阴部湿疹：血海、足三里。

全身泛发性湿疹：百会、风池、曲池、合谷、血海、足三里、委中、太冲、中脘、气海、肓俞。

【针灸措施】

风池、曲池、血海、足三里针刺后小艾炷灸 1 壮。百会、合谷、太冲、委中、中脘、气海、肓俞针刺并留针 20 分钟。

【按语】

曾接诊一位 10 余岁女性患者，头部患湿疹 1 年以上，日夜流黄色腥臭液体，剃掉头发，给予风池、曲池艾炷灸各 7 壮，治疗两次，疾病痊愈。针灸对泛发性、糜烂性湿疹效果均佳。曾治一例因双腿静脉曲张引起全身湿疹急性发作者，多次皮肤科住院治疗不能控制，切除其曲张的静脉再治疗，疾病痊愈，故存在明确病因者，祛除病因再治疗，效果显著。

辅助方法：①湿重者，土茯苓 60g，薏苡仁 60g，煎饮。②表里俱实、大便秘结者，用防风通圣散。③阴囊湿疹者，玄明粉（无水硫酸钠）30g，食盐 6g，泡洗患部。以上均可配服维生素 C 片、维生素 B_6 片。

八、神经性皮炎

神经性皮炎是一种常见的慢性肥厚性皮肤病，好发于成人，初起仅有程度不等的局部瘙痒，经剧烈搔抓后出现红色丘疹，高出皮肤表面，密集成片，局部皮肤粗糙、肥厚、纹理加深，呈苔藓样变，并有少量鳞屑及色素沉着。好发于颈部、尾骶及肘膝等处，呈对称性分布，散在而孤立，阵发性剧痒。本病属于神经功能障碍性皮肤病。

【针灸取穴】

阿是穴。

【针灸措施】

阿是穴常规消毒，用三五枚 1 寸针组成梅花针，自阿是穴中心部渐向周边轻微散刺，使皮肤轻微出血，其上放置蒜片，再放艾炷施灸，以皮肤感觉微热为度。

【按语】

以上方法是针对单纯性神经性皮炎的治疗。一些腰椎间盘突出者，尾骶部会出现一大块神经性皮炎；颈椎病者，有时颈部会出现神经性皮炎，在治疗这些疾病的过程中可同时治疗神经性皮炎。

辅助方法：①花椒 10g，白酒 50mL，浸泡 1 周后蘸敷患部，早晚各 1 次。②服用维生素 B_1、维生素 C、维生素 A。

九、银屑病

银屑病是一种慢性复发性炎症性皮肤病。目前认为，银屑病可能是遗传因素、环境因素、免疫因素、感染因素等多种因素相互作用，通过免疫介导通路引起表皮细胞过度增殖、角化过度伴角化不全及炎症反应而发病。另外，精神因素在本病的发病中占有重要地位，精神刺激可诱发或加重本病。

根据银屑病的临床特征可分为四型，包括寻常型、脓疱型、关节病型、红皮病型。

寻常型银屑病：表面白色，堆积较厚的银白色闪光鳞屑，搔抓易脱屑，基底为红色斑丘疹，可看到半透明薄膜和膜上点状出血。

脓疱型银屑病：在红斑的基础上出现粟粒状大小的密集脓疱。

关节病型银屑病：除红斑、鳞屑、皮损表现外，伴有远端指关节、腕关节、踝关节的红肿疼痛。

红皮病型银屑病：皮损扩大迅速，融合成片，全身皮肤弥漫性潮红、肿胀并伴有大量糠状银白色鳞屑，症状严重。化验检查：组织相容性抗原明显高于正常值，T 淋巴细胞、单核细胞浸润明显。

【针灸取穴】

督脉、风池、大椎、膏肓、肺俞、肝俞、脾俞、曲池、合谷、血海、足三里、太冲。

【针灸措施】

在督脉上实施生姜、大蒜各半的铺灸。其余诸穴针刺并留针 20 分钟，出针后背部腧穴可选穴拔罐（有红疹处不拔）。风池、大椎、膏肓、曲池、血海、足三里各小艾炷灸 1 壮。

【按语】

一位 39 岁男性患者，以强直性脊柱炎就诊，其 15 岁患银屑病，多处治疗未愈，20 岁患强直性脊柱炎，就诊时人佝偻，身上有散在性银屑斑疹。给予上述方法针灸治疗 12 次，两病基本得到控制。8 年后电话联系告知健康，两病无复发。因此，当本病兼并其他疾病时，如果将银屑病与其他病分别治疗，恐用药重复，给机体带来不良反应，应该同治。这类患者要忌口，鸡肉、羊肉不能吃，要多补充各种维生素。

针灸治疗银屑病时可配服中药汤剂。中药验方：蒲公英 15g，金银花 15g，大蓟 12g，小蓟 12g，紫花地丁 10g，地肤子 10g，滑石 10g，苍术 9g，黄芩 9g，黄柏 9g，苦参 10g，蝉蜕 9g。

十、痤疮

痤疮是青春期常见的一种毛囊皮脂腺慢性炎症性皮肤病，好发于颜面、胸背等皮脂腺分泌较多部位，以粉刺、丘疹、脓疱、结节、囊肿、瘢痕为主要表现，反复发作可多种症型混合存在，消退后遗留瘢痕，常呈对称性分布。大部分人成年或中年后，痤疮逐渐减少或自愈。

痤疮发病机制主要与内分泌因素（雄性激素水平过高）、毛囊皮脂腺导管角化异常及皮肤微生态破坏等有关，免疫学因素、遗传因素、药物、化妆品使用不当、饮食不慎等也可诱发或加重痤疮的发生。另外，表皮脂类中含有较多游离脂肪酸，或皮质毛囊中存在痤疮丙酸杆菌、白色葡萄球菌、卵圆形糠秕孢子菌，可使毛囊及毛囊周围发生非特殊性炎性反应。

面部、胸背部，甚至扩散至四肢上部的大面积混合性痤疮，而且数年不愈者，检验结果显示：胆红素、生化酶、尿酸、IgE 均升高，或伴有大便不规律及强直性脊柱炎等。说明顽固性、泛发性痤疮不能单一认为是青春期皮肤病，可能存在代谢、免疫方面异常，值得引起重视。

【针灸取穴】

太阳、攒竹、下关、颧髎、地仓、承浆、大椎、肺俞、脾俞、曲池、合谷、血海、足三里、上脘、肓俞、章门、阿是穴（选脓疱、红疹、瘢痕处）、耳穴（耳尖、耳垂、面、内分泌、肺、肝、脾、交感、皮质下）。

【针灸措施】

大椎、肺俞、脾俞针刺后拔罐，其他腧穴针刺并留针 20 分钟（面部腧穴采用平刺、斜刺、浅刺法）。阿是穴采用隔蒜灸，以皮肤感觉微烫为度。瘢痕底部围刺 2~5 针，采用隔蒜灸。耳穴中耳尖、耳垂分别放血 5~10 滴，其他用磁珠贴压，两耳交换。

【按语】

若痤疮大面积发作且长期反复发作，不仅影响外观，还会降低皮肤对机体的保护功能，影响身心健康。不论何种原因导致的痤疮，针灸治疗均有疗效，即使形成结节或瘢痕，也能得到修复。对全身性发作者，必须针灸腹部，调节代谢。根据临床实际情况，选穴可适当进行调整。

十一、酒渣鼻

酒渣鼻是指局限于鼻尖及两侧鼻翼的皮肤病，多见于 30~50 岁中年人。其特点为鼻尖部位皮肤表面弥漫性充血，毛细血管呈纵横网状扩张，皮肤紫红光亮，可见到扩大的皮脂腺外口，会有针尖至绿豆大小的痤疮，使鼻部皮肤肥厚，鼻尖增粗增大，表面高低不平如赘瘤，病程持续数年或更久。另有肉芽肿性酒渣鼻，病位不仅在鼻部，面部两侧及口周也会发病。

中医学认为本病与嗜酒有关，故名"酒渣鼻"；西医学认为螨虫、毛囊虫感染为其主要病因，其发病原因尚未完全明了。体内病灶感染、胃肠功能紊乱、维生素缺乏、内分泌障碍、饮食辛辣、嗜酒、鼻炎、牙周炎等因素，可使鼻周舒缩功能失调，毛细血管长期处于扩张状态，与酒渣鼻的发病有一定关系。

【针灸取穴】

素髎、迎香、鼻通、巨髎、曲池、合谷、耳穴（耳尖）。

【针灸措施】

素髎、迎香、鼻通、巨髎、曲池、合谷针刺并留针 20 分钟。耳尖放血

10 滴。素髎隔蒜灸 3~5 壮。

十二、面部色斑

面部色斑包括雀斑和黄褐斑。雀斑以染色体显性遗传性色斑为主，也与内分泌、日晒、化学刺激、饮食、睡眠、情绪等存在一定关系。雀斑好发于两颊及鼻梁，为针尖至米粒大的棕色小斑点，数量多少不定，各个之间互不融合。一般幼年时就有，女性多于男性。

黄褐斑是一种发生于面部的色素代谢异常沉着性皮肤病，分布于额部、眉部、颧部、鼻部及口周，呈小片状，边界清晰，边缘不规则，浅褐色至深褐色，形如地图或蝴蝶，所以又称为"蝴蝶斑"或"肝斑"。黄褐斑无自觉症状，雌孕激素在体内增多，刺激黑色素细胞分泌黑色素和促进黑色素的沉着堆积是其主要病因，并与长期口服避孕药、月经紊乱、化妆品刺激、紫外线照射及精神因素等有关。

中医学认为情志不遂、肝气郁结、劳倦伤脾、肾精受损、气血亏虚、气血逆乱等可导致面部色斑。一旦面部色斑形成，很难自行消退，甚至会越来越多，应尽量找出病因，对症处理、积极治疗。

【针灸取穴】

阿是穴、太阳、攒竹、四白、颧髎、地仓、大椎、膏肓、上脘、肓俞、气海、合谷、太冲、手三里、足三里。

【针灸措施】

色深较大的雀斑用粟粒大小艾炷灸 1 壮，面积较大的黄褐斑用微针围刺。其余腧穴针刺并留针 20 分钟，背部膀胱经拔罐。

【按语】

雀斑治疗，面部腧穴针刺结合阿是穴小艾炷灸即可。黄褐斑治疗，上述措施均应实施，临床观察效果甚佳。

十三、圆形脱发

圆形脱发是指在无其他自觉症状的情况下，突然发生头发圆形或椭圆形斑片状脱落，边界清晰，脱发范围逐渐扩大，区域增多。严重者脱发不断发展，融合成为一大片，短期内头发及眉毛、胡须全部脱光。脱去头发部位的皮肤摸之光滑，毫无发根之感觉，皮肤苍白，俗称"鬼剃头"。此病来势急，如果脱落部位不及时治疗，会在短期内发生毛囊萎缩，无法恢复。本病无年龄限制，其发病原因目前不完全清楚。一般认为，可能与高级神经活动障碍、内分泌失调及局部某些营养物质缺乏存在一定关系。

【针灸取穴】

阿是穴、百会、风池、大椎、膈俞、肾俞、中脘、气海、手三里、足三里。

【针灸措施】

脱发部位（阿是穴）常规消毒后，抽取 1mg 维生素 B_{12} 注射液 1mL，沿脱发区由边缘向中心部帽状腱膜推注 0.5~1mL，3 天注射 1 次。如果脱发区太多，则隔两天轮流注射，直至新发生长。百会、风池、大椎、膈俞、肾俞针刺后小艾炷灸 1 壮，中脘、气海、手三里、足三里针刺并留针 20 分钟。背部膀胱经拔罐。

【按语】

治疗圆形脱发应尽早进行局部注射维生素 B_{12}，口服胱氨酸、谷维素，外用鲜何首乌（若无可用生姜代替）擦患部，每次 10 分钟，每天两次。还可用花椒 30g，黄酒 250mL，白糖 2 匙，浸泡两天，外涂患部。我用以上方法治愈多例圆形脱发，患者最小年龄仅 6 岁，治愈后均无复发，疗效满意。

十四、臁疮

臁疮是指发生于小腿臁骨部位的慢性皮肤溃疡，俗称"老烂脚"。本病多发于老年人，主要发于双小腿内、外侧的下 1/3 处（内侧足靴区），主要由于下肢静脉回流不畅，导致血栓性静脉炎，引起小腿以下皮肤水肿，脂肪变硬，患处皮肤痒、潮红，皮肤出现裂缝后自行破溃，或抓破后糜烂，形成溃疡，溃疡难以收口，日久不愈，或经常复发，最终皮肤全层坏死，疮面边缘形成不规则、大小不一的创面，下肢皮肤色素沉着变黑、质硬，有干燥脱屑，溃烂终年存在，几年甚至几十年不愈。

【针灸取穴】

血海、足三里、阴陵泉、三阴交、太溪、阳陵泉、悬钟、太冲、承山。

【针灸措施】

取患侧腧穴。第1天，血海、足三里针刺后麦粒灸7~9壮，第2天贴上灸疮膏，每大一换，无菌化脓1个月（贴灸疮膏1周未见化脓者，需重灸7壮）。阴陵泉、三阴交、太溪、阳陵泉、悬钟、承山、太冲、承山针刺并留针20分钟。

【按语】

血海、足三里一定要用化脓灸。在无菌化脓期间，疮面会逐渐缩小并愈合。治疗时若患肢红肿疼痛明显，可服用罗红霉素或阿奇霉素1周，疮口用鲜芦荟涂敷。20世纪80年代前，农村老年人臁疮多发，针灸治疗效果很好。

十五、臭汗症

臭汗症又称腋臭、狐臭，是指分泌的汗液有特殊的臭味或汗液经分解后产生臭味。本病大多属于遗传性，患者多有油耳（外耳道有淡黄色黏稠的分泌物）。青春期，腋下的汗腺分泌功能旺盛，臭汗症患者出汗比普通人多，汗内含有大量有机物、脂肪酸，达到一定程度，经过葡萄球菌分解，产生不饱和脂肪酸，就散发出比普通人的汗液气味更浓烈的气味。特别是夏天大量出汗，衣服单薄，散发的汗味会给周围的人带来一定影响。为此，大部分患者使用除臭剂、止汗剂、香水等来掩盖或减轻气味。也有患者采用手术或其他方法破坏腋下大汗腺，通过减少汗液分泌来减轻症状。

【针灸取穴】

腋窝。

【针灸措施】

①剃去腋窝部腋毛，用碘伏常规消毒。②抽取利多卡因10mL，在腋窝长毛部位进行浸润麻醉。③抽取95%酒精15~20mL，从腋窝中央开始逐一向麻醉部位的脂肪层注入，注射完毕后覆盖无菌纱布并按摩5~10分钟，让药液均匀扩散。

【按语】

用95%酒精对大汗腺进行封闭性破坏后，腋窝会有半个月左右的隐痛。因此一般先治疗一侧腋窝，间隔3个月再进行另一侧的治疗。临床观察发现，本方法治疗臭汗症效果显著。

十六、足部皲裂

足部皲裂常见于成年人，尤其是体力劳动者，是由于足部皮肤缺乏油脂分泌，加上秋冬气候干燥，汗液分泌减少，导致皮肤角质层增厚、粗糙、失去弹性而发生干裂，继而出现裂口的一种疾病。本病好发于足跟部，有的整只足底至脚趾均有皲裂，临床常见患部皮肤非常干燥，有大小不等的裂隙，最深可达真皮层以下组织，严重者有出血、疼痛，而且每年同一季节同一部位开始发病，直至夏季才可缓解。真菌感染也会使角质层增厚，在一定条件下同样可发生皲裂。中医学认为，风寒燥冻、血脉阻滞、肌肤失养导致燥裂。针灸通过舒畅经脉气血治疗足部皲裂。

【针灸取穴】

足三里、三阴交、太溪、照海、昆仑、太冲、八风。

【针灸措施】

以上腧穴均以温针灸。

【按语】

温针灸后，增厚粗糙的肌肤能够逐步改善，皲裂亦随之消除。如果治愈，来年就可不再复发，裂口深者用肤疾宁外贴，并且每天睡前在足上套上一只新的白色塑料袋，晨起取下，连套5天，一般皲裂均能消退。经常真菌感染者，应用咪康唑软膏外敷。

十七、瘢痕疙瘩

瘢痕疙瘩为高出皮肤、表面光滑、边界清楚、坚韧而有弹性的红色斑块，是皮肤伤口愈合或不明原因所致皮肤损伤愈合后所形成的过度生长的异常瘢痕组织。其好发于胸骨前区、背部，全身任何皮损部位均可发，可单发也可多发，面积大者似手掌，有的呈蟹足状扩散性生长，大多是由于外伤、烧伤、烫伤、注射感染或手术瘢痕导致。瘢痕体质者容易形成本病。自觉症状有局部瘙痒、刺痛、知觉减退，气候变化时感觉加重。本病病理机制尚不明确，我认为是由于真皮细胞不够活跃，不能及时修复损伤区域或发病部位所致。

【针灸取穴】

阿是穴、大椎、肺俞、尺泽、阴陵泉。

【针灸措施】

在瘢痕疙瘩基底部围刺3~5针，根据瘢痕疙瘩大小，在中心选1~3个点小艾炷灸1壮（剖宫产瘢痕、面部因痤疮形成的瘢痕，可用隔蒜灸）。

大椎、肺俞针刺后拔罐。尺泽、阴陵泉针刺并留针20分钟。

【按语】

临床遇到各种瘢痕疙瘩，采用针灸后均能使疙瘩变软、颜色变淡，逐渐缩小而消退。平时可用三七粉加米醋调敷患部。

十八、毒蛇咬伤

毒蛇咬伤是需要分秒必争抢救的疾病，今日作介绍并非偶然，为此，先简述自己如何开展蛇伤治疗。梁桢曾主动要求到偏远山区开展医疗工作。偏远山区有两大地方性疾病亟待解决，一是地方性甲状腺肿（单纯性甲状腺肿），二是毒蛇咬伤。相比之下，毒蛇咬伤病情发展迅猛，危及生命，解决毒蛇咬伤是重中之重。当地每年都有因毒蛇咬伤死亡的患者。一次，一位被竹叶青蛇咬伤的患者请梁桢抢救。梁桢急忙按照相关书籍记载治疗：用普鲁卡因封闭，予季德胜蛇药内服，不断清洗创口。患肢水疱累累，不断肿大，患者因火烧火燎的痛苦躺在地上号叫。第2天，梁桢赶去看望患者，惊讶地发现，患者已经消肿一半了。也恢复了食欲。经了解，他们请了当地蛇医治疗，非常有效。梁桢问清了蛇医的住址后，前去拜访。他翻山越岭（没有公路）到蛇医家三次，精诚所至金石为开，蛇医终于将经验传授给梁桢。梁桢认为，这种治疗经验是救命稻草，为了能使更多人掌握这门技术，他回单位的第2天就召集当地许多赤脚医生学习。后来又为当地乡镇医院的中医骨干、县中医院多名医生开展培训。自从梁桢开展毒蛇咬伤治疗后，当地再也没有因毒蛇咬伤而发生的伤亡事故。新昌县中医院成立时，父亲（梁桢）已经退休，救治蛇伤的重任就由我承担，因此我在医院挂了针灸科和蛇伤专科两块牌子（分别在针灸科、蛇伤专科坐诊），开始了每年救治几十例蛇伤患者的工作，直至自己退休，所治蛇伤患者无一例残疾，无一例死亡。

毒蛇咬伤分为血循毒、神经毒、混合毒3类。

血循毒：快速出现溶血反应，肢体明显，红肿疼痛、发热，重者甚至吐血、心肾衰竭而死亡。

神经毒：肢体肿痛不明显，但让人逐渐意识模糊，产生复视、睁不开眼、吞咽困难、嗜睡、幻听，甚至因脑神经麻痹而死亡。

混合毒：上述症状均存在。

经过几十年的应用证明，当地的毒蛇咬伤治法有以下优点：可以就地取材，起效快，没有不良反应，不留后遗症，对任何毒型的蛇伤都有效，适宜基层抢救和治疗毒蛇咬伤。为了遏制蛇伤危害，我结合自己的体会阐述毒蛇咬伤的治法。如果能够多几位致力于蛇伤治疗的医务工作者，或基层医院容易接触到蛇伤的医生掌握这套治法，就有可能解决某一地区毒蛇咬伤无可救药的情况。

【药物选取】

鱼腥草、辣蓼、鸭跖草、蓬蘽、毛茛，均选新鲜嫩枝叶。

血循毒：鱼腥草2份，旱地辣蓼1份，鸭跖草2份，蓬蘽1份，毛茛大叶2片。

神经毒：鱼腥草1份，旱地辣蓼2份，鸭跖草1份，蓬蘽1份，毛茛大叶3片。

混合毒：鱼腥草2份，旱地辣蓼2份，鸭跖草1份，蓬蘽1份，毛茛大叶2片。

上药中，毛茛需先撕成小碎片再放入，否则容易引发皮肤疱疹，其他药物按比例配好后放在一起捣烂，并捏成鹅蛋大药团备用。（平时可先采回来捣烂，捏团放冰箱冰冻，要用时拿出来捣几下让冰块烊化，再捏团即可应用，蛇伤是不怕凉药外敷的。）

【针灸取穴】

阿是穴、囟会、八风（八邪）、合谷（太冲）。

【操作步骤】

蛇伤往往在四肢远端，然后蛇毒迅速向心性扩散，不管何种毒型，均应按照以下步骤处理：

1. 立即在伤口以上（近心端）5~10cm处用绷扎带绑扎。

2. 用流动的水冲洗伤口，可用手术刀扩大伤口，尽量让毒液排出，并且让肢体保持下垂状态，切莫抬高。这样可减缓毒液扩散速度。

3. 没用药之前，绑扎部位要间隔20分钟松1次，且往上移10~15cm，以防组织坏死。

4.伤口直对的绷扎带上方，碘伏常规消毒拳头大小区域，然后在该区域用梅花针（可用针灸针并拢代替）叩刺，刺破真皮（微出血）。

5.将备制的整个药团放置于皮肤上，上盖一小片塑料薄膜（防止药液流失），用绷带捆扎固定，不能松动。解去原来绑带后，抬高伤肢，药液能迅速解毒。

6.头部囟会处剪去头发，面积与药团等大。碘伏常规消毒，用梅花针叩刺后，敷上相同的药团，然后用绷带或头罩固定，不能移动。

7.伤口要一直保持开放，不能敷任何药物，若附近或伤肢红肿，可用火针刺八邪或八风、合谷或太冲，并拔罐尽量吸出毒液和组织液，促进肿胀消退，降低毒性。

8.原则上一天换药1次，如发现药团有移位或松动，可重新捆绑。若头两天红肿症状严重，一天可换药两次。换药时要按照肿胀情况敷药，敷到肿胀尽处，敷药位置始终与伤口保持直线。因主干的血管神经是直行的，头顶敷药位置始终不变，每次敷药步骤均按照第1次敷药方法实行。敷药位置见图1。

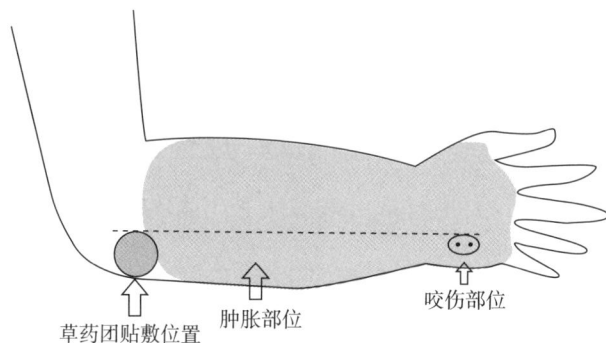

图1 蛇咬伤敷药示意图

注：图中蛇咬伤部位在手背处，此处往往引起整条前臂肿胀。在贴近咬伤位置上方作一条水平线（图中虚线）直至超过肿胀边界，将草药团敷于图中所示位置。

十九、蛇伤溃烂

蛇伤处理不当，可引起溃烂，甚至面临截肢，溃烂分干性坏死和腐烂两类。干性坏死则组织干枯、萎缩、变黑、变硬、循环中断，最后变成干树枝状。腐烂则组织不断出现脓液，发出恶臭，范围越来越大，新的组织不生长，形成空洞。

临床治疗中发现，神经毒型蛇伤容易干性坏死，血循毒型蛇伤容易腐烂，这也是蛇伤治疗中的一大难题。蛇医也曾讲，溃烂没有办法医治。然而医院有蛇伤专科这块牌子，蛇伤溃烂者同样会送来医治。既然命名为蛇伤专科，就应该攻克难题，探索永远在路上，我进行了各种尝试，终于找到了应对的方法。曾用这套方法治愈 3 例蛇伤导致的足部溃烂，两例蛇伤导致的手部溃烂。现将治疗措施介绍如下。

【药物选取】

采集新鲜半边莲全草备用。

生肤纱布制作：①白及 20g，虎杖 20g。浸泡于 200mL 的 75% 酒精瓶中密封 1 周。②将酒精药液倒入有盖的搪瓷罐中，加入 50g 蜂蜜搅拌均匀。③用一卷纱布反复折叠浸入药液中，直至吸干药液为止。④将药纱布盖住，高压消毒。

【操作步骤】

1.先用双氧水反复清洗溃烂部分，消除脓液，剪去腐烂组织，再用消毒棉球擦干。

2.将新鲜半边莲全草捣烂敷于溃烂位置，要用血管钳将半边莲塞进所有溃烂的间隙中。

3.每天一到两次及时更换半边莲，一直换到新肉长成（与周围皮肤平齐）。

4.新肉长平后，开始用生肤纱条。剪取大于疮面的生肤纱条两层，贴敷于新生肉芽上，每天换纱条 1 次，直至疮口愈合。

【按语】

以上蛇伤溃烂治疗是我自己摸索出来的治法，现分享一例溃烂患者的治疗过程。

1995 年 5 月 24 日，两位男子来蛇伤专科询问，蛇伤半个月了可不可以医治，人在外地可不可以转至本院，我答应可以后他们就走了。5 月 25 日下午 5 点，患者来到我院，我见一消瘦女人软弱无力地倚靠着男人，斜坐在花坛石头上，右腿自膝至踝部裹着纱布。

患者杨某，女，44岁，1995年5月10日上午8点在外乡采茶时被蕲蛇咬住右小腿下段胫骨外侧，患者拖着蕲蛇跑出茶园后倒地，被人送往当地蛇医处治疗，用鹅不食草治疗5天，小腿发黑且有溃烂，无法继续治疗，患者转当地中医院蛇伤专科治疗10天，溃烂面积越来越大，当地中医院提议截肢，因患者坚决不同意转来我院就诊。

我见状马上跑回科室，开具住院单让患者家属办理住院手续。约10分钟过去，不见回复，我赶紧跑到住院楼问情况。一跑上楼梯，就听到多个病房门口有人说："为什么这么臭啊！"在楼梯口的第一间病房，我看见患者靠在床上有气无力地说："锯腿我就不活了。"我跑到医生值班室问情况，值班医生回复我一定要锯腿。我跑到另一幢行政楼5楼，一进院长办公室就气喘吁吁地坐到椅子上（因三幢楼均没有电梯，我跑得又紧张又快），院长刚开完会，见状急问什么事，我说外地转来一位蛇伤患者，住院要锯腿，是否能让我治疗3天看看。院长认为，锯腿要经医疗组讨论决定，不能说锯就锯。住院部得到院长指示后，先予患者营养支持，我嘱患者家属赶紧到山上采半边莲。第2天上班前，我先去处理患者的溃烂。患者体温37.8℃，身体虚弱，不思饮食，右腿疮面约12cm×5cm×3cm，胫腓骨暴露，内部全是脓液，周围皮肤黧黑。胫前肌腱已经腐烂成破布条状，小腿后侧、大腿至臀部皮下全是散在性大小青紫黑斑。我将整瓶双氧水倒入溃烂的窟窿内，血管钳几乎能够全部伸进去（里面空了）。清洗后，我将大量半边莲塞到患者溃烂处并包扎好，就去科室上班了。患者丈夫和兄弟到我跟前再三询问：你有没有把握。我说："只要有一线希望，我会以百倍的努力来挽救患者。"他们不信任地走了。查房结束后，外科医生与我谈话，他认为患者属于气性坏疽，创口需要充足氧气。创口填满药，阻碍氧气进入，患者病情会恶化。我解释说，敷药是拔毒消炎，不应该有危险。虽然我这么回答，但面对患者的危急病情，家属和其他医生带来的压力，我心里七上八下，难以平静。仔细思考依然认为，患者的身体和腿部蛇毒未净，锯腿是更危险的治疗方式，即使不危及生命也有可能再发生溃烂。就这样开始每天早晚各1次换药敷半边莲。3天后，患者溃烂处脓液开始减少，之后内部有红色肉芽出现，逐渐开始生长新肉。换药55天，患者新肉长得与皮肤几乎平齐，开始敷生肤纱布。一共制作生肤纱布6次，前后共治疗72天，患者皮肤生长完整，疮口痊愈。

结 语

1. 皮肤病治疗要点

皮肤病虽然发生在体表，是显而易见的疾病，但有些顽固性皮肤病难以根治，复杂的病因应具体分析、具体治疗。

对于广泛性、反复发作性的皮肤病，需透过现象看本质，找出病根，如湿疹性皮肤病多与代谢有关；荨麻疹致病因素较多，要逐一查找。

过敏体质者除寻找过敏原外，还要增强自身体质。有些人身体强壮时，过敏发生率降低。

对于急性发作的皮肤病，尤其是皮肤过敏时出现其他器官症状者，要尽早诊断，尽早进行综合性治疗。

对固定性皮肤病，如牛皮癣、皮肤瘀斑等，改善局部循环至关重要。

有几种皮肤病，如斑秃（圆形脱发）、瘢痕疙瘩等，患者大都不会考虑针灸治疗，但针灸疗效较好，应尽量结合针灸治疗。

2. 皮肤病针灸措施

简单而固定的皮肤赘生物，大多只需要艾炷灸治疗即可，不需配合其他方法。

局部性皮肤病，如毛囊炎、带状疱疹等，为急性感染性疾病，需要积极处理病变部位，酌情兼顾整体情况。

长期反复发作的皮肤病，如皮肤瘙痒，不管是年轻人还是老年人，均要从不同角度进行全身性调整，不能单靠局部治疗。

3. 皮肤病的防治

皮肤病可导致不同程度的皮损，要及时加强保护，防止其他病菌入侵。

对过敏性皮肤病患者，要做好防晒、防虫、防冷热刺激，以及防药物、食物过敏等措施，补充各种维生素能增强皮肤抵抗力。

第九节　眼科疾病

眼科疾病相对独立（通常不引发全身症状），但眼球结构复杂、症状显著，很多眼病治疗较困难，严重者影响视力，后果严重，有些眼病还与全身性疾病相关。临床中许多眼病通过针灸治疗，收到良好效果。

一、眼睑水肿

眼睑水肿是一种临床症状。由于眼睑部皮肤松弛，若头面部静脉回流不畅，眼睑就可出现水肿现象。

急性眼睑水肿要排除虫咬、中毒、过敏、睑腺炎、泪腺炎、丹毒、急性结膜炎、急性鼻窦炎及周围各种感染等。眼睑水肿反复发作，并伴头昏、头痛、头晕、视力改变者，要查清有无海绵窦栓塞、眼内肿瘤、眼睑高度痉挛等疾病。常在晨起时眼睑水肿，自觉刚醒时眼皮沉重，眼睑睁不开者，要了解心脏、肾脏、内分泌、甲状腺等脏器功能，或贫血、营养不良、血管性水肿及女性月经期等情况。眼睑水肿病因包括功能性和器质性，并有单侧水肿、双侧水肿、急性水肿、慢性水肿等区别，临床均需仔细分辨，找到致病原因。

【针灸取穴】

攒竹、太阳、合谷、太冲。

【针灸措施】

以上诸穴针刺并留针 20 分钟。

【按语】

通过以上腧穴针刺，能改善眼部循环，促进水肿消退。临床治疗中还需要根据发病原因选配相关腧穴针灸。如眼部有急性炎症或过敏，要在耳尖穴处放血。由身体内部疾病引起的眼睑水肿就需要进行整体调理。

二、眼睑跳动

单纯性眼轮匝肌抽搐瞤动，真正原因多不明了，一般无明显诱因，多为一侧上睑肌或下睑肌跳动，呈阵发性，有时为持续性，但不影响生活，亦无其他不适症状。眼睑跳动大多可自行停止，常与疲劳、熬夜、精神压力大、紧张、焦虑、长时间用眼过度、冷风刺激等因素相关。一般认为乙酰胆碱堆积过量，神经递质受影响或局部神经营养不良均可导致眼睑跳动。

【针灸取穴】

百会、足三里、患侧太阳、患侧鱼腰（或承泣）。

【针灸措施】

以上腧穴针刺并留针 30 分钟。上睑跳动取鱼腰，下睑跳动取承泣，上下眼睑跳两穴均取。营养不良者，取太阳注射维生素 B_{12} 1mL。

三、眼肌痉挛

眼肌痉挛表现为眼肌高频率抽动，呈阵发性，反复发作。痉挛时眼裂变小，不能睁开，严重影响美观和生活，一般不能自愈。

导致眼肌痉挛的病因大致有以下方面：一是面瘫后遗症发生面肌痉挛，带动眼轮匝肌痉挛。二是没有明显诱因发生的痉挛，可能为面部神经炎导致神经突触异常放电。三是中老年人发生眼肌痉挛，要考虑脑干中枢神经、面神经出行段与周围神经髓鞘交汇处有微灶性脑梗，神经受压使脑神经传达给肌肉的信息指挥失去联系，无法控制肌肉收缩，引起肌肉非自主性无节制跳动，造成顽固性眼肌痉挛。临床治疗中须加以分辨。

【针灸取穴】

风池、上星、翳风（患侧）、太阳（患侧）、睛明（患侧）、承泣（患侧）、合谷（患侧）、足三里（患侧）。

【针灸措施】

风池、上星、翳风针刺后各小艾炷灸 1 壮。睛明针刺不留针。太阳、承泣、合谷、足三里针刺并留针 30 分钟。

四、眉棱骨痛

眉棱骨痛大多由于炎症刺激或眼部疲劳引起眶上神经痛，但眉棱部也是眼部疾病或鼻内疾病的反应区。一般来说，眶上神经痛通常表现为攒竹（眶上切迹）部位疼痛最为明显；鼻内疾病则表现为鼻梁区、眼眶区同时胀痛；眼内疾病或眼压高引起的疼痛则表现为眼眶内外都有胀痛感。治疗时需加以区分，针灸有缓解疼痛的作用。

【针灸取穴】

患侧攒竹、头维、合谷。

【针灸措施】

攒竹、头维、合谷针刺并留针 30 分钟。

【按语】

《玉龙歌》曰："眉间疼痛苦难当，攒竹沿皮刺不妨，若是眼昏皆可治，更针头维即安康。"

五、上眼睑下垂

上眼睑下垂是由于眼外肌不完全性或完全性麻痹引起的病症。内分泌疾病、重症肌无力，或外伤、颅内伤等各种原因可导致眼肌神经功能障碍而发生眼肌麻痹。外伤或颅内伤所致上眼睑下垂多为单侧；先天性上眼睑下垂有单侧也有双侧；内分泌疾病、重症肌无力等全身性疾病所致的上眼睑下垂为双侧。轻者表现为眼睑遮盖部分瞳孔，患者多皱额抬高上睑。严重者瞳孔全部被上睑遮盖，患者必须仰头，甚至用手指扶起上睑才能视物。如果由动眼神经引起的神经麻痹，则伴有眼球运动障碍，可同时出现复视。临床中重症肌无力的最早表现为眼睑下垂，应及时予以检查鉴别。不管何种原因引起的上眼睑下垂，针灸都能起到一定作用。

【针灸取穴】

大椎、风池、膏肓、上星、头维、攒竹、睛明、阳白、丝竹空、足三里。

【针灸措施】

膏肓小艾炷灸 1~3 壮。大椎、风池针刺后各小艾炷灸 1 壮。其余腧穴针刺并留针 20 分钟。

【按语】

对单侧上眼睑下垂者，要辨别是颅内中枢神经性的还是颅外周围神经性的，治疗中需要区别对待。双侧上眼睑下垂确诊为重症肌无力者，针灸时可继续应用新斯的明等针对性药物，并要注重全身症状，可每天用黄芪 30g 煎水代茶饮。

六、下眼睑外翻

下眼睑外翻常见于中老年人，单侧发病者居多。其病因是由于眼睑部皮肤、韧带和眼轮匝肌出现松弛和变性，难以支撑下眼睑重量，引起眼缘和泪点外翻，使眼睑结膜暴露在空气中造成严重充血、肥厚、溢泪，导致眼睑不能闭合。患者下眼睑结膜鲜红流泪，会使人产生恐惧心理，不仅影响外观，而且使眼睑保护眼睛的功能下降。下眼睑外翻属于单纯性眼睑肌疾病，针灸治疗效果非常明显。

【针灸取穴】

患侧承泣、太阳。

【针灸措施】

承泣、太阳针刺并留针 20 分钟。

七、睑缘炎

睑缘炎在中医学中被称为"风眩目烂"，是睑缘皮肤、睫毛囊及其腺体的亚急性、慢性炎症。由于睑缘部位有丰富的腺体组织和脂肪性分泌物，容易沾尘垢和细菌而发生炎症。根据发病因素，睑缘炎大概有三种类型：一是湿疹性睑缘炎，其表面为鳞屑状。二是葡萄球菌感染，睑缘为溃疡性或糜烂性。三是莫拉菌感染，病变局限于眦部睑缘。睑缘炎的发生还与核黄素缺乏、全身慢性疾病有关。临床症状有眼睑充血、睑缘肿胀、睫毛易于脱落、眼痒、糜烂、有烧灼感，还可并发结膜炎，有病程长、见效慢、易复发等特征。除了消炎、补充维生素等治疗方法外，可配合针灸治疗，效果显著。

【针灸取穴】

大椎、风池、肝俞、太阳、耳尖穴、攒竹、丝竹空、承泣、曲池、大骨空、小骨空。

【针灸措施】

大椎、风池、肝俞针刺后各小艾炷灸 1 壮。太阳、耳尖穴放血 8~10 滴，攒竹、丝竹空、承泣、曲池针刺并留针 15 分钟。大骨空、小骨空各小艾炷灸 1 壮。

八、睑腺炎

睑腺炎又名"麦粒肿"，俗称"偷针"，是一种葡萄球菌感染眼睑腺的急性化脓性炎症，任何年龄可发，儿童青少年尤多。由于眼睑皮脂腺分泌旺盛，睑腺炎常进展迅速。临床根据感染的腺体不同，分为外睑腺炎和内睑腺炎。

外睑腺炎发生在睫毛囊睑缘处，临床症状初期红肿疼痛，范围弥散，病灶部有硬结，有时在耳前皮下可触及绿豆大小压痛的淋巴结。如果感染部位靠近外眦，可引起反应性球结膜水肿和上眼睑柔软性浸肿，不能睁眼，伴有患侧睑眶疼痛。

内睑腺炎多向内结膜发展，患处局限性充血、肿胀、硬结、压痛，结膜面形成黄色脓点，并向结膜囊内破溃。严重者可引起蜂窝织炎。

外睑腺炎可因睑板腺开口阻塞进展为内睑腺炎。睑腺炎上下睑腺均可发病，以单眼上睑腺发病居多，脓排出后多可自愈，但易反复发作，采用针灸治疗复发较少。如果初起即实施针灸，后期基本不化脓。

【针灸取穴】

患侧太阳、耳尖穴、睛明、曲池、合谷。

【针灸措施】

单纯性上睑腺炎者，需用采血针在太阳、耳尖穴各放血 10 滴以上，最好每天放两次，一般连续 3 天可愈。

内睑腺或下睑腺炎者，先针刺睛明、太阳、曲池、合谷，留针 20 分钟，出针后在太阳、耳尖穴放血 10 滴以上，每天治疗 1 次，直至痊愈。

【按语】

针刺治疗睑腺炎效果神速，而且痛苦小，无不良反应，就算是幼童患病，对治疗也不拒绝。临床上眼睑肿胀和脓肿形成，均可以此法治疗。曾治疗一年轻女性患者，左眼上睑腺炎引起眼睑及面部潮红漫肿，针刺后回家路上边走边消退，到家就能睁眼。患者隔天来复诊已痊愈。

九、溢泪症

溢泪症需与流泪鉴别。正常情况下，流泪是因情绪激动，或风、灰尘、冷热及外物刺激，使泪液分泌过旺，泪液大量增加，来不及送到鼻腔排泄，从眼部直接外流，属于正常生理现象。溢泪是在非情志状态下，患眼不红不痛，而泪液会不由自主地时时溢出眶外，属于病理现象，通常由于泪道狭窄、阻塞、残缺、功能不全，或泪道炎症等，使泪液得不到正常排泄导致，眼科常以冲洗泪道方法检查。

【针灸取穴】

睛明、承泣、攒竹、太阳、合谷。

【针灸措施】

以上腧穴选择患侧。睛明、承泣、攒竹、太阳、合谷针刺并留针 20

分钟。

十、结膜炎

结膜炎分为流行性结膜炎和病理性结膜炎。流行性结膜炎多为感染病毒所致，多在春秋两季流行，传染性极强，发病迅速。初起为双眼部不适，1~2 小时即可出现眼睑沉重、眼部灼热、眼部异物感、畏光、疼痛、分泌物增多、结膜高度充血、球结膜红肿、睁眼困难、视物模糊或虹视等一系列症状。病程 1~2 周，俗称"红眼病"，中医学称其为"天行赤眼"。病理性结膜炎一般不具有传染性，临床症状为结膜充血、水肿、涩痒不适或血管新生、滤泡形成、结膜乳头增生。其致病因素较多，可由病毒、细菌等外界感染，或眼睑、鼻腔等邻近组织炎症蔓延引发，各种物理性刺激如紫外线、化学物品等也可导致，免疫性疾病也可伴发结膜炎。此类结膜炎呈持续性或反复性发作，由于病因不同，可单眼发病或双眼均发病。病理性结膜炎应积极治疗以防影响角膜。

【针灸取穴】

流行性结膜炎：商阳、耳尖穴、大椎、攒竹、太阳、曲池。

病理性结膜炎：风池、大椎、肝俞、攒竹、睛明、太阳、耳尖穴、合谷、足三里。

【针灸措施】

流行性结膜炎：商阳、耳尖穴各放血 10 滴以上。大椎针刺后拔罐。攒竹、太阳、曲池针刺并留针 20 分钟。

病理性结膜炎：大椎、肝俞针刺后拔罐。风池、攒竹、睛明、太阳、合谷、足三里针刺并留针 20 分钟，耳尖穴放血 10 滴以上。

【按语】

流行性结膜炎针刺治疗能使症状快速缓解。病理性结膜炎属于全身性或免疫性疾病伴发者，要重点治疗原发病，同时配合眼部治疗。

结膜炎急性发作时，可用蒲公英 60g 煎水两碗，一碗服用，一碗洗眼，每天 1 次。

十一、角膜炎

角膜炎是眼科常见病，由于角膜没有血管分布，药物难以起效，一旦炎症发生就会迁延难愈。世界卫生组织统计，由角膜炎引起的失明占 20%。

根据角膜炎发病原因，角膜炎可分为感染性和非感染性两大类。感染性角膜炎是外界的微生物侵入眼部引起的，包括细菌、病毒、真菌、棘阿米巴原虫等。非感染性角膜炎的致病因素包括：①三叉神经麻痹，以及手术、睑腺炎、肿瘤等使眼睑感觉功能下降。②眼睑缺损闭合不全、眼球突出暴露于空气中等状况，导致角膜干燥，上皮脱落，继发炎症。③免疫性疾病伴发角膜炎。④过敏、周边组织炎症蔓延、抗生素及激素滥用、隐形眼镜使用不当、外伤等导致角膜炎。角膜炎临床表现为黑珠上出现炎症病灶，俗称"眼睛上星"，同时出现眼痛、怕光、流泪，伴巩膜混合性充血。根据角膜炎的进展，有化脓性、匐行性、泡性、疱疹性、蚕蚀性等多种形式。病机为上皮细胞肿胀、蛋白样液体聚集，继则纤维组织肿胀，浸润蔓延，化脓，形成溃疡，各组织破坏脱落。病程反复发作，可使角膜穿孔或新生血管长入角膜。血管束穿破角膜，后期血管闭塞硬化。角膜病变后结瘢，薄的瘢名"角膜云翳"，较厚的瘢名"斑翳"，厚而密的瘢名"白斑"。白斑中无虹膜嵌入者名"单纯白斑"，有虹膜嵌入者名"粘连性白斑"。角膜瘢痕可使视力下降，假若瘢痕形成不全，眼压可使后弹力层膨出并破裂。临床观察中发现，针灸治疗角膜疾病，可以起到控制炎症反应、促进疮疡愈合、减少瘢痕形成和修复溃损疮面等方面的作用，是一种良好的治疗方法，值得推广应用。

【针灸取穴】

肝俞、上星、风池、合谷、足三里、光明、耳尖穴（患侧）、睛明（患侧）、太阳（患侧）。

【针灸措施】

耳尖穴灯心灸 1 次。风池针刺后小艾炷灸 1 壮。肝俞针刺后化脓灸。上星、睛明、太阳、合谷、足三里、光明针刺并留针 20 分钟，出针后太阳可放血。

【按语】

耳尖穴灯心灸是专门针对角膜炎、虹膜睫状体炎等内眼炎症性疾病的经验治疗方法，可适当采用。肝俞最好采用化脓灸，以发挥持久的治疗作用。针灸期间患者需要持续使用眼药，起到保护眼睛的作用，也可以用龙胆草20g 煎服。

临床中对角膜炎引起的前房积脓、角膜溃疡穿孔、角膜云翳、整个黑眼珠变成脓白色、眼底窥不进、虹膜后粘连、眼内混合型充血、几乎失明等各种症状，都可使用针灸治疗，针灸治愈后斑翳能完全消除且不留后遗症。要注意眼内有炎症时，必须忌烟酒、辛辣。

十二、虹膜睫状体炎

葡萄膜（又称色素膜）由虹膜、睫状体、脉络膜 3 部分组成。虹膜睫状体炎是指虹膜炎波及睫状体或虹膜、睫状体同时炎症，其中前层虹膜炎是眼科中最常见疾病。虹膜睫状体炎发病原因繁多，发病机制复杂，多继发于角膜炎、巩膜炎等眼科疾病，自身免疫性疾病如强直性脊柱炎，类风湿关节炎或其他全身性疾病（如结核病、溃疡性结肠炎）常伴发虹膜睫状体炎。其临床症状以结膜混合性充血、眼痛、畏光、流泪、视力减退为主。如不及时治疗可波及周围脉络膜、视网膜，出现瞳孔改变、玻璃体混浊、眼前黑影、视物模糊，还会引起青光眼、白内障、视网膜脱落等严重情况，发生永久性视力丧失。在眼科常规治疗中结合针灸治疗本病有望收到预期效果。

【针灸取穴】

风池、大椎、膏肓、肝俞、上星、睛明、承泣、太阳、攒竹、曲池、合谷、足三里、太冲、耳尖穴。

【针灸措施】

膏肓小艾炷灸 1~3 壮。风池、大椎、肝俞、上星针刺后小艾炷灸 1 壮。睛明、承泣、攒竹、太阳、曲池、合谷、足三里、太冲针刺并留针 20 分钟。耳尖穴灯心灸 1 次。背部膀胱经拔罐。

【按语】

由免疫性或全身性疾病伴发的虹膜睫状体炎要针对全身疾病取穴治疗，同时加眼科选穴治疗。辅助服用维生素 B_2、维生素 A 等。有类风湿关节炎伴发者一例，经针灸 1 个疗程后，视力从 0.2 提高到 0.6，说明针灸疗效较为显著。

十三、视神经炎

视神经炎是眼科急重病症，按视神经的位置，其可分为视神经乳头炎和球后视神经炎。临床特征为视力急剧下降，眼底乳头出现充血，伴不同程度的眼眶深部痛和眼球压痛。视神经炎的病因主要为周边组织炎症侵袭，或因免疫性疾病、全身性疾病导致，如结核、梅毒、维生素 B_1 缺乏症、多发性硬化等。各种中毒、视神经损伤性炎症可造成不可挽救的失明。另需注意，由于筛窦和蝶窦与视神经之间的骨壁薄如纸，与眼眶神经管贴近，口腔、中耳位置也较近，如果这些部位炎症严重，极易累及视神经。针灸能减轻眼部不适、疼痛，利于康复。

【针灸取穴】

头针线（枕上正中线、枕上旁线）、风池、大椎、肝俞、睛明、攒竹、球后穴、丝竹空、瞳子髎、足三里、光明。

【针灸措施】

风池、大椎、肝俞针刺后小艾炷灸 1 壮。枕上正中线、枕上旁线、睛明、攒竹、球后穴、丝竹空、瞳子髎、足三里针刺并留针 20 分钟。膀胱经拔罐。

【按语】

五官疾病容易互相影响，治疗中需要兼顾邻近器官。

十四、视神经萎缩

视神经萎缩是视神经遭受各种病因而发生变性或传导功能障碍的视神经慢性退行性改变，初起自觉视物昏渺、模糊，或眼前阴影，视觉呈现青黄色或青绿色，日久失治则视力显著减退，甚至失明。视神经萎缩属中医"青盲"范畴。其眼底检查为视神经乳头颜色苍白并出现浅凹陷。病因亦较复杂，一般情况下除肿瘤压迫、遗传或急性中毒外，多因眼底供血不足、视神经营养缺乏，或视神经炎及其他眼组织各种炎症反复发作导致。视神经萎缩属于难治性眼病之一，结合针灸治疗可疏通眼部经脉，改善眼部血液循环，帮助加强眼部相关功能，减轻疾病发展。

【针灸取穴】

头针线（枕上旁线）、风池、翳明、肝俞、膈俞、睛明、攒竹、球后穴、太阳、合谷、光明。

【针灸措施】

风池、肝俞、膈俞针刺后小艾炷灸 1 壮。枕上旁线、翳明、睛明、攒竹、球后穴、太阳、合谷、光明针刺并留针 20 分钟。膀胱经拔罐。

【按语】

针灸治疗中可配服尼莫地平、芦丁等扩张脑部血管，还可用维生素 B_1、维生素 B_{12}、维生素 A、明目地黄丸等营养视神经。曾对一位视神经萎缩，几乎双目失明的患者进行针灸治疗，治疗后患者能看见地上的障碍物了。

十五、青光眼

眼睛角膜和晶状体的营养与组织代谢全靠房水完成。因各种原因引起的前房角变浅或闭塞，房水排出通道障碍的眼病称为青光眼。根据青光眼的发病机制，分为原发性青光眼，继发性青光眼和先天性青光眼。

在原发性青光眼中又分为闭角型青光眼和开角型青光眼。闭角型青光眼的发病机理为眼球前房角关闭，眼内的房水排出受阻。临床症状为眼压升高、眼部明显充血、视力减退、虹视、同侧鼻根和眼眶酸痛、恶心、瞳孔略大等。若急性发作，则眼压突然升高，头痛剧烈，视力极度下降，结膜虹膜水肿，睫状体前囊有白色混浊，出现三联征：①虹膜扇形萎缩。②角膜后壁和晶状体前囊色素沉着。③晶状体青光眼斑。虹膜与小梁永久性粘连，即使经治疗或自然缓解进入慢性期，房水排出仍然受阻，还会复发。发展到晚期，虹膜萎缩，瞳孔形状不规则，视乳头逐渐出现病理性凹陷、萎缩，最后完全失明。开角型青光眼的病机是房水排出通道病变，小梁基底膜增厚并玻璃样变性，内皮细胞增生，外集液管阻塞，也有人认为是血管神经和大脑中枢对眼压的调节失调，使房水排出阻力增加。

继发性青光眼是在角膜病、巩膜睫状体炎、晶状体病变、外伤、血液异常、高脂蛋白血症、红细胞增多、眼内出血（尤其是玻璃体出血）、血栓形成、视网膜缺氧、虹膜萎缩、视网膜脱离等各种眼部及其他疾病基础上继发的混合型青光眼。总之不管何种类型的青光眼，其症状都以眼胀、头痛、恶心、眼压高、视力下降为主。

【针灸取穴】

头针线（枕上旁线）、风池、肝俞、命门、上星、头维、攒竹、承泣、睛明、太阳、合谷、足三里。

【针灸措施】

风池、肝俞、命门、上星针刺后小艾炷灸 1 壮。枕上旁线、头维、攒竹、承泣、睛明、太阳、合谷、足三里针刺并留针 20 分钟。背部膀胱经拔罐。

【按语】

临床治疗慢性青光眼观察发现，针灸能在减轻临床症状中起到积极作用。只要减轻头痛、头晕、眼胀症状，眼压就会降低，青光眼的急性发作概率也会降低。

十六、斜视

斜视是眼位偏斜性疾病，发病机理较为复杂。临床上分为共同性斜视和非共同性斜视两大类。在共同性斜视中，有双眼眼珠共同往内斜、共同往外斜、旋转性上隐及下隐、轻微斜视 4 种情况。非共同性斜视为单眼眼珠偏向内眦或外眦。

引起斜视主要有 3 大原因：一是解剖结构上眼球与附属器之间关系不正常，融合功能丧失，造成眼球运动障碍，称结构性静态斜视和永久性斜视。多见于先天性发育异常。二是由于近距离正视太久，使眼球过度集合或早期老视，近视者用眼不当，引起眼球调节与集合不协调，眼球运动平衡失调而产生斜视。是共同性斜视的主要因素，称动态性斜视。其属于功能性斜视，大多无眼肌与所支配视神经等组织的器质性病变。三是视神经及其所支配的眼肌病变引起的斜视。临床上分核上性与核下性。①核下神经元病变会产生单条眼外肌功能失常，导致麻痹性或痉挛性斜视，是非共同性斜视的发病因素。②核上神经疾患发生斜视，可累及同向运动和异向运动，产生共同性斜视。

不管何种斜视均有视疲劳、复视等症状。如果为神经性斜视，可伴头晕、恶心，甚至呕吐及其他部位麻痹症状。根据《实用眼科学》中的治疗方案，对结构性、静态性和永久性的斜视，应采用手术治疗。属于功能性、动态性和可变性的斜视，尽量避免手术。为此建议采用针灸调节，既安全又有效。

【针灸取穴】

百会、风池、枕上正中线、头针线（枕上正中线、枕上旁线）、攒竹、晴明、承泣、瞳子髎、肝俞、合谷、足三里。

【针灸措施】

百会、风池针刺后小艾炷灸 1 壮。枕上正中线、枕上旁线、攒竹、晴明、承泣、瞳子髎、肝俞、合谷、足三里针刺并留针 20 分钟。背部膀胱经拔罐。

十七、视疲劳

视疲劳是在眼视功能无病理性改变的情况下，看书、写字时间稍久，会有字迹模糊、睁眼劳累的感觉，休息片刻可好转，或平时眼胀、视物欠清、眼袋沉重等。主要因素为体虚、睡眠不足。有血管性或神经性头痛、远视老花、晶状体逐渐硬化者，易出现视疲劳。

【针灸取穴】

风池、上星、攒竹、太阳。

【针灸措施】

风池、上星、攒竹、太阳针刺并留针 20 分钟。

十八、眼突症

眼突症为一侧或两侧眼球突出眶缘平面的眼病，在排除外伤，炎症，眼内囊肿、肉芽肿、肿瘤，眶内出血，血管神经性水肿，以及高度近视等因素外，最常见的病因是甲状腺素分泌紊乱。眼突症可分为甲状腺毒素性眼突和促甲状腺激素性眼突两种。

甲状腺毒素性眼突是在甲状腺功能亢进基础上发生的眼突症状，有其独特临床表现。①大多为双眼向正前方突出。病理机制为交感神经受到过分刺激，兴奋性增加，使眼睑及眶内平滑肌痉挛性收缩，而直肌变厚松弛，减弱对眼球的后拉，使眼球向前移位。②眼睑吹气样浮肿。③眼球向正前方注视时，有受惊样凝视表情。④上睑转动迟缓。⑤睑裂痉挛性扩大。⑥当眼睑轻轻闭合时，眼睑震颤。⑦双眼辐辏运动减弱，集合不足。⑧眼外肌全部或一部分不完全麻痹。⑨瞬目反射减少，使角膜表面容易发生角膜炎。⑩瞳孔间接对光反应异常。

甲状腺激素性眼突的病理机制为垂体前叶促甲状腺激素分泌过多，也称为恶性眼突症。切除部分甲状腺，降低甲状腺功能，眼球仍进行性突出，伴有眼肌麻痹、睑及结膜高度水肿、睑裂闭合不全，引发暴露性角膜炎、角膜溃疡以至穿孔，眼球固定不能转动，因眶压高导致眼部血流障碍、视网膜出血、视神经受压，发生水肿萎缩。病情严重者可失明，针灸可减轻症状。

【针灸取穴】

百会、风池、大椎、睛明、攒竹、阳白、四白、瞳子髎、丝竹空、曲池、合谷、足三里、太冲。

【针灸措施】

百会、风池、大椎针刺后小艾炷灸1壮。其余腧穴针刺并留针20分钟。背部膀胱经拔罐。

十九、假性近视

青少年眼部组织尚未发育成熟时，阅读书写光线不足、姿势不正，用眼持续时间过久等，可使睫状肌或眼外肌经常处于高度紧张状态，导致睫状肌痉挛，调节作用过度发挥，视焦点落在视网膜前，到达视网膜时，形成屈光不正的弥散光环，此类病症被称为假性近视。表现为近看清楚，远距离物体辨认困难，休息或睫状肌放松后，视力可改善或完全恢复。本病是青少年常见眼病，部分与遗传相关。在假性近视的预防治疗中，可应用针灸治疗。

【针灸取穴】

头针线（枕上旁线）、风池、球后穴、耳穴（眼区、肝、肾）。

【针灸措施】

枕上旁线、风池、球后穴针刺并留针20分钟。耳穴用磁珠贴压，两天一换。

二十、皮质盲

皮质盲是瞳孔对光反射存在，眼外观和眼底检查均正常，但没有光感性的视力完全丧失的疾病，临床症状为注视反射、瞬目反射、眼底调节功能和辐辏运动均消失，即用强光照眼或手指突然在眼前晃动，也没有眼睑闭合反应的双目失明。其病理机制是大脑枕叶皮质视觉分析中心遭受损害，多由高热、脑缺氧、颅内炎症、脑血管意外、中毒或肿瘤等所致，可伴脑性瘫痪、失语等中枢神经症状。其预后与损伤范围和程度直接相关。及早结合针灸有助于神经功能的改善和恢复。

【针灸取穴】

百会、后顶、强间、络却、玉枕、风池、风府、大椎、上星、攒竹、太阳、合谷、太冲。

【针灸措施】

风池、大椎针刺后小艾炷灸1壮。风府针刺不留针。其余腧穴针刺并留针15分钟。

【按语】

过去流行性脑炎暴发时，许多儿童经抢救治疗，遗留脑瘫和皮质盲，及时采取针灸治疗的患者可康复。

二十一、夜盲症

夜盲症是在夜间或暗处有视力障碍，甚至看不见，而明亮环境下视力基本正常的疾病。夜盲症的种类有很多，大体上分为先天性夜盲症和后天性夜盲症；静止性夜盲症和进行性夜盲症；完全性夜盲症和不完全性夜盲症。先天性夜盲症为遗传疾病，患者视杆细胞中视紫红质缺乏、视网膜色素变性，直接造成终身夜盲。后天性夜盲症，由各类致病因素累及视网膜导致，如糖尿病、后葡萄膜炎、青光眼、高度近视、肝硬化、维生素A缺乏、甲状腺功能亢进症、药物中毒、消化道疾病，或视网膜、脉络膜出血性视网膜炎，脉络膜萎缩等导致眼底视杆细胞受损或视色素合成障碍。老年人和有晶体浑浊者，也有可能患夜盲症。长期受强光照射会严重损害视力并造成暗处视力障碍。

【针灸取穴】

风池、大椎、肝俞、睛明、攒竹、承泣、丝竹空、瞳子髎、中脘、天枢、气海。

【针灸措施】

风池、大椎、肝俞针刺后小艾炷灸1壮。睛明、攒竹、承泣、丝竹空、瞳子髎针刺并留针20分钟。中脘、天枢、气海温针灸。背部膀胱经拔罐。

【按语】

后天性夜盲症，在治疗原发病的同时，要注重用眼卫生，多补充维生素A、肌苷类等对眼有益的药物，适当多吃苹果、鲫鱼、菠菜，胡萝卜、动物肝脏等食材，也可羊肝与麦杆60g同煮服食。针灸可以改善眼部循环，提高机体对营养的吸收。

二十二、干眼症

干眼症又称角结膜干燥症，由泪液蒸发过多或泪液分泌不足两大因素引起。临床症状以羞明、眼干涩、视力减退为主要表现。

泪液蒸发过多性干眼症是由眼睑闭合不全、眼突症、面神经麻痹、眼睑外翻等症，使眼球部分暴露所致。泪液分泌不足性干眼症病因较多，婴幼儿可能因喂养不当、消化不良，或患麻疹、肺炎、痢疾导致；成人可能因长期严重胃肠道疾病、肝损害性疾病、干燥综合征、内分泌腺体炎症及泪腺肿胀炎症、沙眼等，导致泪腺分泌功能低下、机体营养不良、脂溶性维生素A缺乏，泪液相对减少。眼内泪液质量改变、泪道堵塞等，均会引起泪膜不稳定或眼球表面损害。通常情况下，老年人患本病的比例高于年轻人。

【针灸取穴】

膏肓、翳明、天容、下关、睛明、攒竹、太阳、足三里、复溜。

【针灸措施】

膏肓小艾炷灸1壮。翳明、天容、下关、睛明、攒竹、太阳、足三里、复溜针刺并留针20分钟。背部膀胱经拔罐。

【按语】

在人工泪液滴眼液滴眼，服用维生素A、维生素B_2等前提下，针灸治疗以改善眼睑功能和调节腺体内分泌功能为主。

二十三、动眼神经麻痹

眼睛的运动是由动眼神经、滑车神经、外展神经这3对颅神经共同完成的。如果动眼、滑车、外展神经受损，可发生眼球运动障碍、眼肌瘫痪及瞳孔散缩功能异常。动眼神经麻痹按神经损伤位置分为周围型、核型和核上型。引起动眼神经麻痹的病因有重症肌无力，颅内脑血管意外，颅底脑炎，桥脑凝视中枢受损，脑动脉瘤、颅外伤引起的海绵窦综合征，或中耳炎、慢性乳突炎、鼻旁窦炎向颅内发展，破坏岩骨尖。在针对病因的治疗中，及早结合针灸治疗，对神经功能恢复可起到积极作用。

【针灸取穴】

百会、风池、上星、头维、睛明、太阳、阳白、鱼腰、承泣、合谷、足三里。

【针灸措施】

风池、上星针刺后小艾炷灸 1 壮。其余腧穴针刺并留针 20 分钟。

【按语】

可根据病因适当选用相应配穴治疗。

结　语

1.眼科疾病治疗要点

眼睛是人的重要器官，为了发挥好针灸作用，治疗前用望、闻、问、查、辨等方法分析病情，为精准选穴提供依据。

望诊：望眼部病情。眼科中许多疾病可从外观上明显地见到临床特征，得到初步诊断。但对单眼发病者，不能完全依靠望诊，要警惕内眼或大脑病变。

问诊：了解整个发病过程，得知疾病轻重缓急，同时还需要问清视力改变，有无复视、头痛、头晕、恶心、呕吐等症状，以及眼疾与机体相关联的情况。

查眼睛内部：眼科疾病一般均要进行专科检查。有时一些眼部神经肌肉的发病原因不明，也需要进一步分析检查，查到病因对治疗可起到很大帮助。

辨别眼疾：属于经验性判断。如最简单的眼睑急性肿胀，单眼发病多为眼睑内外感染，双眼肿胀则有可能是过敏或某些内科病的急性表现。单眼结膜充血提示内眼或外眼炎症，双眼结膜充血则应考虑流行性结膜炎。对病症相同、病因各异的眼突症、斜视、眼神经肌肉麻痹等必须多加辨别，不同病因可能治法不同，效果也不尽相同。

2.眼科疾病的针灸要点

（1）一般情况下，外眼的急性炎症，耳尖穴放血 10 滴以上，内眼炎症，耳尖穴采用灯心灸。

（2）以"肝开窍于目"，风池能调节视神经中枢为治疗依据，眼科疾病常选取风池、肝俞。为加强针灸的持续作用，针刺后可用小艾炷灸1壮。

（3）不论是内眼病还是外眼病，均可取睛明针刺，可起到改善眼部循环，直接调节眼神经的作用。

（4）由全身性疾病或大脑疾病引发的眼病不能单独治疗眼病，要原发病与眼病同时针灸治疗，否则效果差。

（5）若眼病引起的临床症状如头痛、呕吐、肿痛等较明显时，不论何种病因所致的眼病，均应以控制症状为主。

（6）对慢性复发性眼病，可小艾炷灸大椎、膏肓等强壮穴，并要求患者树立治疗信心，坚持治疗。

3. 眼科疾病的防治

（1）年轻人要保持用眼卫生，中老年人重在改善眼周循环。

（2）急性眼病发作，要忌烟酒和辛辣食品，包括葱、姜、蒜。

（3）多补充维生素A、叶黄素等，摄入有益于眼的食材和药物。

（4）眼病患者用该病相关眼药水治疗直至痊愈，眼药水不能随便停用。

（5）眼部一旦发病，就要避免强光、过热的环境刺激，以免遭受更大伤害。

第十节　妇科疾病

女性有特殊生理期，同时也有特殊的病症。有些病症周期性发作，影响身心健康，主要因素与女性激素分泌相关。许多妇科病症经过针灸刺激调整，能消除相关症状。

一、痛经

痛经常见于未婚或未孕的年轻女性，在月经来临前或仅见少量经血时开始小腹疼痛，疼痛逐渐加剧，可伴恶心、呕吐、腹泻、阵发性下腹绞痛或坠痛，严重时出现面色苍白、冷汗淋漓，甚至晕厥虚脱。待经血外流通畅后，腹痛逐渐减轻至消失，称原发性痛经。子宫内膜异位症、盆腔炎、子宫肌瘤、腺肌症等器质性疾病导致的痛经，称为继发性痛经。中医学认为，痛经为气滞血瘀、寒湿凝滞、冲任运行失畅所致。针灸能起到止痛、调节冲任的作用。

【针灸取穴】

关元、水道、合谷、三阴交、腰阳关、次髎、耳穴（生殖器、盆腔、内分泌、神门、交感、肝、肾）。

【针灸措施】

关元、水道温针灸。合谷、三阴交针刺并留针 30 分钟以上。腰阳关、次髎针刺后拔罐，耳穴双耳磁珠贴压。

【按语】

要在月经来临前连续针灸 2~3 天，耳穴贴 1 次自行按压，可使痛经得到控制。若针灸后疼痛减轻，下个月同样时间再次针灸治疗，如此坚持治疗 3 个月。针灸期间可配服中药，艾叶 10g，红花 10g，红糖 30g，浓煎服用 3 天，或服用八珍益母丸。

二、月经不调

月经不调是指月经的周期、经期、经量或经色等方面发生异常改变，为妇科的常见病。月经周期提前 7 天以上，甚至一月两至称月经先期；月经周期延后 7 天以上，甚至相隔 45 天一至，称为月经后期；月经不按周期来潮，或先或后称为月经不定期。若月经周期正常，而经量过多或过少，称月经过多或月经过少。月经经期有短者一日净，有长者整月持续不断。大多数月经量过多、经期长与月经先期并见；月经量过少、经期短常与月经后期并存。现代医学对这些不同的月经变化进行研究，认为其机理为下丘脑、垂体与卵巢之间的动态平衡关系不够协调。在实际生活中，受外部环境、情绪及内分泌功能等因素影响，可使以上环节动态平衡失调，出现月经不调现象。

【针灸取穴】

主穴：百会、关元、足三里。

配穴：月经先期、月经量多，配膏肓、膈俞、建里、隐白；月经后期、月经量少，配肝俞、中极、合谷、三阴交。

【针灸措施】

建里、中极、关元温针灸，其余所选穴针刺并留针 15~30 分钟。对长期月经不调者，根据临床辨证，可选膏肓、膈俞、肝俞小艾炷灸 1 壮。

【按语】

月经不调者需要祛除病因，调整不利因素，并根据身体素质和月经的具体情况配服适量药物。

月经先期量多者服归脾丸、维生素 C。月经后期量少者服当归丸、维生素 E。

因绝育手术引起的月经量多，可服用食疗方：苎麻根 30g，艾草根 30g，猪肾两个，糯米酒 50mL，食盐少许，同煮，食肾服汤，连服 3 剂。

气血俱虚者，用紫河车 1 个（约 50g）磨粉，每次吞 3g，每天 2 次。

三、经前乳胀

经前乳胀是指每当月经来潮前 7~14 天乳房作痛，经前 2~3 天症状可加重，以乳房胀满、疼痛或乳头痒痛为主要症状。轻症者疼痛可以忍受，症状重者可伴有小腹坠胀、心烦意乱、月经迟迟不出。经前乳胀属于经前期紧张综合征，为内分泌失调所致。症状严重且长期出现经前乳胀可导致不孕。

【针灸取穴】

百会、肩井、膏肓、尺泽、内关、少泽、关元、子宫穴、梁丘、蠡沟、耳穴（生殖器、胸、内分泌、神门、交感、皮质下）。

【针灸措施】

百会、尺泽、内关、关元、子宫穴、梁丘、蠡沟针刺并留针 20 分钟，肩井、膏肓拔罐，少泽点刺出血 3 滴，耳穴磁珠贴压。

【按语】

经前乳胀针灸治疗需要在经前 3 天开始，同时加服中药 3 天，症状就能减轻或消除，月经自然来潮。下个月提前 3 天开始同样方法治疗，连续 3 个月。因经前乳胀不孕者，坚持治疗，有望怀孕。中药验方：炒当归 10g，炒白术 5g，茯苓 12g，柴胡 5g，白芍 10g，青皮 5g，郁金 5g，金铃子 10g，生甘草 3g，薄荷（后下）3g。

四、慢性盆腔炎

慢性盆腔炎是女性的生殖器部位组织（包括子宫、输卵管、盆腔内腹膜及盆腔旁结缔组织等）的慢性炎症。可部分组织发病或多部分组织同时发病，是妇科常见病之一。临床表现为下腹部坠胀疼痛，腰骶酸痛伴有肛门坠胀、低热、精神不振、周身不适、失眠、白带增多等，疲劳、性交、排便及月经前后症状加重。若为附件炎症，可在子宫一侧或双侧有压痛或条索状物，其病因可由急性输卵管炎的播散、分娩、流产、疏通输卵管等继发感染所致。本病多为 30~40 岁的中年女性发病，常常病程迁延，较为顽固。

【针灸取穴】

十七椎穴、胞肓、次髎、肾俞、气海、中极、归来、子宫穴、血海、交信、足临泣。

【针灸措施】

用两寸以上的针针刺十七椎穴、胞肓、次髎，使针感向小腹放射，针刺肾俞后腰骶部拔罐，气海、中极、归来、子宫穴、血海、交信、足临泣针刺并留针 20 分钟。

【按语】

临床观察发现，针灸对慢性盆腔炎有效，针灸治疗中可配丹栀逍遥散服用。丹栀逍遥散加减：栀子 12g，牡丹皮 12g，当归 12g，丹参 12g，柴胡 10g，白术 10g，茯苓 10g，延胡索 10g，白芍 10g，炙甘草 5g，薄荷（后下）4g，生姜 2 片，失笑散 7g。水煎服。

五、闭经

月经周期受下丘脑 – 垂体 – 卵巢的神经内分泌调节与靶器官（生殖系统）对性激素产生的周期性反应调控。女性正常发育，年过 18 岁仍不见月经来潮者称为原发性闭经。已形成月经又连续中断 3 个月以上者称为继发性闭经。原发性闭经可能导致子宫、卵巢发育不全。继发性闭经的病因较为复杂，包括：①下丘脑性闭经，临床表现为嗜睡、多食、肥胖、发热、多汗，或失眠、顽固性厌食、体温过低、不出汗及精神障碍等。②垂体性闭经，产后大出血的希思综合征或垂体瘤等引发垂体疾病，使垂体功能减退、内分泌功能异常、肾上腺功能亢进或减退。③甲状腺功能亢进或减退。④子宫和卵巢等某些生殖器疾病。⑤全身性疾病、慢性贫血、精神创伤、环境改变等干扰月经周期。本病应进行相关检查，明确发病原因，尽可能多病症同时治疗，对已婚者还需要注意是否怀孕。

【针灸取穴】

百会、风池、膏肓、命门、关元、子宫穴、合谷、足三里、三阴交。

【针灸措施】

膏肓小艾炷灸 1~3 壮或拔罐，命门针刺拔罐，百会、风池、合谷、足三里、三阴交针刺并留针 20 分钟，关元、子宫穴温针灸。有明确病因者还需针对病因取穴。

【按语】

针灸治疗闭经能起到一定效果，临床上我曾治疗因生活条件和精神因素，婚后 8 年闭经不孕者，针灸后恢复经期，生儿育女。还遇一位甲状腺功能亢进症患者，7 年不来月经，针灸后恢复经期。部分因免疫性疾病反复发生闭经者，针灸后经期恢复正常。围绝经期早期者，经常会停经数月，给予针灸调理后会正常行经，延迟停期。闭经患者可服当归养血丸。若因消瘦血虚闭经者（称干血痨），可配血竭 30g，雄鸽 1 只，炖服喝汤，能起到养血补血的作用。

六、白带增多症

女性在排卵期、性生活、怀孕、精神状态改变、雌激素上升期间出现清澈无色无味、外观如鸡蛋清或乳白色的白带，量略多于正常，为生理性白带增多。如果白带呈大量透明泡沫状、豆腐渣样、淘米水样、黄水样，带有血丝或凝乳块，白带颜色灰黄、黄绿，脓性，有异臭，伴小腹胀痛、腰膝酸痛、外阴瘙痒等身体不适症状，为病理性白带增多，需要及时排除生殖系统器质性疾病或肿瘤。通常情况下，白带增多症婚后女性易得，而且绝大多数由阴道炎症引起，病理报告要留意化验结果，了解清洁度和酸碱值，辨清滴虫性阴道炎和细菌性阴道炎或霉菌性阴道炎，对确定治疗用药有利。

【针灸取穴】

十七椎穴、白环俞、带脉穴、中极、血海、中都、足临泣。

【针灸措施】

十七椎穴、白环俞用 2~2.5 寸针深刺，使针感向小腹放射，出针后拔罐。带脉穴、中极、血海、中都、足临泣针刺并留针 20 分钟。

【按语】

妇科阴道炎症可用针灸改善生殖系统循环，同时补充维生素 C、维生素 E 增强抗病能力。阴道炎所致的白带增多症可用向日葵秆内的白色秆芯 30g 加红枣 10 个煮服。细菌性或滴虫性阴道炎用 1/1000 高锰酸钾溶液或米醋 50mL 加水 1000mL 坐浴。若为霉菌性阴道炎，用一匙小苏打加水 1000mL 溶化坐浴。正常白带具有抑制病菌、滋润阴道作用，尽量不要过度清洁。平时用清水清洗外阴部，不要擅自冲洗阴道。白带化验酸碱值发生变化，阴道有炎症时，明确病因后用以上材料坐浴，既安全又没有不良反应。

七、宫颈糜烂

宫颈糜烂是因子宫颈慢性炎症发展过程中分泌物长期浸渍，宫颈鳞状上皮细胞脱落，最终形成糜烂，是已婚女性常见的病症。按糜烂面积分为轻度、中度、重度，临床症状为白带增多、白带颜色呈白色或淡黄色脓液，有时夹有血丝，可伴有外阴炎、阴道炎、盆腔结缔组织炎，并可引起下腹部或腰骶部疼痛，或下坠感及膀胱刺激症状。

【针灸取穴】

上髎、次髎、腰俞、关元、大赫、蠡沟。

【针灸措施】

上髎、次髎、腰俞针刺后腰骶部拔罐，关元温针灸，大赫、蠡沟针刺并留针 20 分钟。

【按语】

针灸同时，每晚用马鞭草 60g 煎水 2000mL 坐浴；用明矾 30g 放砂锅内炼至焦黄色后研粉，用红枣泥搓成豌豆大小丸状，纳宫口，7 天 1 次。

八、子宫脱垂

子宫脱垂是子宫位置沿阴道下移，低于坐骨棘水平，甚至脱出阴道口的病症，轻者平卧休息可纳入体内，严重者完全脱于阴道外，日常需放置子宫托固定。发病原因多为生育分娩造成子宫旁组织、骨盆筋膜、盆底肌肉过度伸展与裂伤，也可因产后过早从事重力劳动或骨盆退行性改变、子宫韧带萎缩、盆腔肌群张力下降、盆底组织发育不良等多种因素，使支撑子宫位置的肌肉、韧带功能减弱或丧失，以及腹内压增高等导致子宫下垂。临床除子宫不同程度脱位下降外，还可伴会阴部下坠感、腰背酸痛及分泌物增多等症状，并且长期迁延不愈。中医称"阴挺"或"阴脱"，辨证为肾气不固、中气下陷，常用补中益气升提法治疗，针灸则以增补元气为主要治法。

【针灸取穴】

百会、肾俞、关元、足三里、三阴交、大敦。

【针灸措施】

百会、肾俞、大敦针刺后各小艾炷灸 1 壮，关元、足三里、三阴交针刺并留针 20 分钟，出针后关元小艾炷灸 5~7 壮，腰骶部拔罐。

【按语】

临床对多例使用子宫托固定的子宫脱垂者针灸，治疗后患者可去掉子宫托不再脱垂，随访数例患者均无复发。治疗期间可配服补中益气丸。

九、不孕症

结婚夫妇同居两年以上，且未采取避孕措施，男方生殖功能正常而女方不受孕者称为原发性不孕症。婚后曾有妊娠（流产或分娩）相距两年以上未避孕，但未受孕者称为继发性不孕。排除垂体病理因素及生殖系统发育异常情况，其主要因素有：①排卵功能障碍，常有月经紊乱或闭经；②输卵管炎，可出现白带增多，下腹部痛；③子宫内膜异位症，以痛经、月经量多、经期延长为主要表现；④多囊卵巢综合征；⑤宫腔粘连，可伴有下腹部疼痛、闭经、月经量少；⑥内分泌失调、免疫因素；⑦子宫后倾或生殖道畸形；⑧部分女性血清中含抗精子抗体，影响精子与卵子结合或着床困难，使受孕几率降低。许多不孕症患者通过针灸调理改善症状可成功怀孕。

【针灸取穴】

关元、子宫穴、三阴交。

【针灸措施】

关元、子宫穴、三阴交针刺并留针 15 分钟，出针后关元、子宫穴各小艾炷灸 3~5 壮。若有明显病理因素存在，针对病因选择腧穴治疗。

【按语】

不管何种原因引起的不孕，治疗以上述三穴为主穴，并予以小艾炷灸作用较好，月经不调者可加服定坤丹。

十、功能性子宫出血

功能性子宫出血是指无生殖器病变，因神经内分泌功能障碍所致的子宫异常出血，分为无排卵型和排卵型。其中无排卵型好发于青春期或围绝经期，临床表现为无规律出血，月经周期不规则，周期短则几天，长则几个月，经量时多时少，甚至大量持续出血数月不止。排卵型见于育龄期女性，月经仍有一定规律，但周期缩短，经期延长，淋漓出血 10 天以上，流产或产后最易发生。功能性子宫出血若量多持续不止可发生贫血症状，围绝经期发生率高，不管何种证型，治疗均先止血。

【针灸取穴】

关元、足三里、腕踝针穴区（下 1）、隐白。

【针灸措施】

关元、足三里、腕踝针穴区（下 1）、隐白针刺并留针 30 分钟。

【按语】

以上穴中隐白是治疗崩漏的特效穴。为巩固效果，急性出血量大时，用龙葵 30g，仙鹤草 30g，红枣 10 枚煎服。龙葵是妇科止血的要药。本人围绝经期出血半年没有一天停止，且量大，用各种方法不奏效，最后用以上方法 3 天即止。对慢性反复出血者，给予归脾丸。

十一、输卵管炎

输卵管位于盆腔内，一端连接子宫，另一端开口于卵巢，其不仅是运输卵子的通道，更是与精子结合的部位，对生育起着极为重要的作用。输卵管炎可继发于盆腔炎，也可单独发病，可引起输卵管充血、水肿、积水或化脓。输卵管伞部及峡部炎症容易使宫腔粘连甚至闭锁，是造成不孕不育的主要因素之一。本病临床症状为阴道分泌物增多、月经不调、经量增多、经期延长、腹痛、痛经、腰骶部酸痛等。

【针灸取穴】

子宫穴。

【针灸措施】

子宫穴针刺并留针 20 分钟，出针后小艾炷灸 3~5 壮。

【按语】

我曾治疗一位输卵管炎并伞部闭锁，结婚 3 年不孕的患者，针灸后生子。该病针灸治疗能起到较好效果。

十二、外阴瘙痒症

外阴瘙痒症可发生于各个年龄段女性，围绝经期女性多发，病因有外因性和内因性。外因性为局部感染、外阴不洁或使用产品过敏等。内因性为某些全身性疾病，如维生素缺乏、神经性瘙痒与老年性雌激素水平下降、免疫功能减退使外阴部营养不良等。中医学认为冲任虚寒、血虚化燥生风是该病病因。若外阴瘙痒，患处被反复搔抓导致损伤，可引起继发性病变，严重者皮肤呈苔藓样硬化及肥厚，一些长期不愈的患者，可伴有神经衰弱、形体憔悴、性情急躁或高度神经质。治疗除了祛除病因外，应以针灸逐步改善外阴部局部循环。

【针灸取穴】

腰俞、中膂俞、委中、中极、气冲、血海、照海、三阴交、太冲。

【针灸措施】

腰俞、中膂俞、委中针刺后在腰骶部拔罐，中极、气冲、血海、照海、三阴交、太冲针刺并留针 20 分钟。

【按语】

外阴瘙痒者要补充维生素 E、维生素 C 等以加强对皮肤的保护。

根据不同种类瘙痒适当配外洗药：①湿疹样皮肤，用玄明粉 30g，食盐 10g 泡洗。②炎症性白带增多且气味重，用马鞭草 30g 加水 2000mL 煎 10 分钟，去渣坐浴。③皮肤呈苔藓样硬化肥厚，用苦参、黄柏、川椒、蛇床子各 15g，水煎去渣坐浴。④有虫虱感染，用百部 30g，蒲公英 30g，枯矾 15g，水煎去渣坐浴。

十三、回乳

母乳分泌尚多，但决定停止母乳喂养时，针灸可帮助回乳。

【针灸取穴】

内关。

【针灸措施】

内关针刺并留针 20 分钟。

【按语】

针刺同时服用麦芽 120~150g，水煎，连服 2~3 天，能更快速回乳。

十四、妊娠呕吐

妊娠 6 周左右开始出现轻度恶心呕吐、头晕、体倦等表现为正常早孕反应，大多在 12 周左右可自然消失，不需干预。少数孕妇持续或频繁呕吐，甚至不能进食进水，称为妊娠呕吐，同时可伴有明显全身乏力、消瘦，严重者引起脱水和电解质紊乱，中医学称"妊娠恶阻"。

【针灸取穴】

中脘、内关、足三里。

【针灸措施】

中脘温和灸，内关、足三里针刺并留针 10~15 分钟。

十五、胎位不正

怀孕 30 周后，胎儿仍旧处于臀位、横位属于胎位不正，多见于经产妇或腹壁松弛的孕妇，临床上孕妇本身多无自觉症状，经妇科产前检查发现。对于此类情况，在孕期 7~8 个月应该予以纠正，此时转正概率也较高，否则分娩时可造成难产或给母婴带来一定危害。

【针灸取穴】

至阴。

【针灸措施】

先让孕妇松解腰带，放松腹壁，采用胸膝俯卧位。医生点燃艾条，在双侧至阴 2~3cm 处进行雀啄式或回旋灸 20~30 分钟（以温热潮红为度），坚持每天 1~2 次，直至胎位纠正。

十六、产后尿潴留

产后 8 小时内不能正常排尿称产后尿潴留，为常见的产后并发症之一，多由会阴切口缝合、初产妇精神紧张等引起尿道痉挛，导致排尿功能障碍，大部分通过针灸刺激能使神经紧张消除。

【针灸取穴】

次髎、下髎、气海、三阴交、神阙。

【针灸措施】

次髎、下髎针刺，针感要求强烈，气海、三阴交针刺并留针 15 分钟，神阙温和灸 10 分钟。

十七、产后缺乳

产后哺乳期乳汁分泌甚少或全无，不能满足婴儿需要称作产后缺乳。本病有虚实之分，因产后营养不良、睡眠不足、情绪不稳定、健康状况差等引起的缺乳属虚证，临床表现为乳房柔软无胀感、乳汁稀少，甚至没有乳汁，伴有神疲乏力、食少便溏、舌淡、脉细弱。胸胁胀满、乳房胀痛、饮食不振、大便干结、苔薄黄、脉弦数者属实证，临床表现为有乳汁而乳腺管不通畅，吸出困难。西医学认为乳汁分泌是一个复杂的神经体液调节过程，催乳素是泌乳基础，通过吸吮刺激分泌催乳素非常重要，不断排空乳房是泌乳的首要条件。针灸可产生明显的催乳作用。

【针灸取穴】

膻中、乳根、内关、足三里。

【针灸措施】

膻中向两侧乳房方向各平刺一针，乳根向乳房平刺，内关、足三里针刺并留针 30 分钟，膻中、乳根温和灸至局部皮肤温热潮红。

【按语】

虚证缺乳：王不留行 12g，当归 12g，猪蹄 1 只。水炖吃猪蹄喝汤。

实证缺乳：通草 6g，蒲公英 30g，茜草根 12g，桔梗 6g，漏芦 9g，王不留行 6g，青皮 6g，炒当归 9g，炒白芍 9g。煎服。

本人针灸治疗缺乳多例，有患者双乳平瘪无奶，针灸 3 次后奶水充足，足够喂养。

十八、经期头痛

少数女性在月经来潮前 2~3 天可出现以头痛为主要症状的经前综合征，可伴有失眠、口干、腹胀、烦躁、健忘、四肢发胀、精神紧张、情绪不稳定、注意力不集中及情志异常等，随月经周期发病，月经过后症状消失。轻者可以忍受，重者需要治疗，平素无明显病理现象。

【针灸取穴】

百会、风池、太阳、内关、神门、合谷、关元、足三里、三阴交、太冲、耳穴（内生殖器、内分泌、神门、交感、皮质下）。

【针灸措施】

以上诸穴针刺并留针 20 分钟，百会温和灸，背部膀胱经拔罐，耳穴磁珠贴压。

十九、急性乳腺炎

急性乳腺炎是因产后哺乳期部分乳管排乳不畅，乳汁淤积时，细菌入侵并大量繁殖导致的乳房急性炎症，临床表现为泌乳多或吸乳少，使一些乳管无法及时排空，出现乳汁积聚，第 2 天开始结块、变硬、红肿、疼痛与发热，如果 3 天内不能排出积乳，就可进入成脓期，表现为高热不退、乳房局部严重红肿疼痛、同侧腋窝淋巴结肿大、乳管溢脓，中医称之为"乳痈"。由于乳房在不断泌乳，采用切口排脓一时很难排尽，康复时间较长。因此治疗急性乳腺炎要及早用中药、针灸、外敷、抽乳等方法综合治疗，避免发展成脓。非哺乳期乳腺炎，在排除创伤或其他原因引发乳管阻塞后，多与泌乳因素相关。自身免疫相关性疾病引起的急性乳腺炎，治疗时需具体分析。

【针灸取穴】

肩井（患侧）、梁丘（患侧）、乳根（患侧）、膻中（患侧）、内关（患侧）、少泽（患侧）、阿是穴。

【针灸措施】

肩井、梁丘、乳根、膻中、内关针刺并留针 30 分钟，阿是穴火针针刺后拔罐，少泽放血 10 滴。

【按语】

我临床针灸治疗急性乳腺炎多例均疗效显著。为使炎症彻底消退，针灸后局部用新鲜仙人掌一块（去刺剥衣）加入石膏粉20g捣烂敷于患部，并结合中药煎服。中药验方：蒲公英30g，金银花15g，紫花地丁15g，野菊花30g，瓜蒌10g，赤芍12g，黄芩9g。

二十、乳腺增生

乳腺增生包括乳腺小叶增生和乳房囊性增生，多见于25~45岁中青年女性。乳腺每个月随着月经周期的变化都在经历增生和复原的改变，如果在增生和复原的过程中，有个别乳腺小叶复原得不好，维持增生状态，就会造成乳腺组织的结构紊乱，不随月经周期而变化，就导致乳腺增生。乳腺增生属中医学"乳癖"范畴，是乳腺间质良性增生的一种常见病，临床表现为周期性乳房胀痛或刺痛，可伴有胸闷、嗳气、心烦、失眠、多梦、腰背酸胀乏力、月经不调等症状。检查发现乳房有大小不等、质韧而不硬的囊性肿块，推之可移动，经前增大，经后减轻，并可随着情志变化而消长，发病缓慢，病程较长，B超可以确诊。针灸治疗以解郁散结为主，兼顾整体调整。

【针灸取穴】

肩井、膏肓、肝俞、膻中、屋翳、间使。

【针灸措施】

膏肓、肝俞各小艾炷灸1壮或拔罐，肩井、膻中、屋翳、间使针刺并留针20分钟。

【按语】

在乳腺增生治疗中，我曾遇两乳先后增生如鸡蛋大者，还有乳腺增生准备手术者，经针灸治疗，乳腺增生均消失，并不再复发，效果显著，说明针灸是行之有效的方法。中成药可用逍遥丸。症状比较重者，可结合中药煎服，中药验方：丹参30g，浙贝母10g，橘络5g，络石藤30g，香附10g，青皮10g，甘草5g。民间用牛牙齿2个，煅存性，研末以酒吞服治疗乳腺增生。

二十一、产后综合征

一些产妇从怀孕开始，由于长时间激素的急剧变化，胎儿长大过程中腰骶部和腹部骨骼肌的生理性改变，分娩时的剧烈刺激与产后失血、喂养孩子等一系列身心压力和劳累，加上环境等一些不利因素，使睡眠时间相对减少、饮食方面产生改变，会在产后出现一种或多种功能性症候群，临床症状有头痛、失眠、烦躁、健忘、精神紧张、焦虑、情绪不稳定等，有的人体质下降后出现虚热、盗汗、自汗、食欲不振、全身无力、游走性酸痛、关节怕冷（尤以肩关节和膝关节明显）。部分女性生育后发生"致密性骶髂关节炎"，重者行走困难，翻身不利。产后的体力恢复，短者半年到一年，长者可延续数年。由生育引发的病症俗称"月里症"，普遍认为较难治愈，中医辨证为营阴耗损、心血亏虚、阴阳平衡失调，治疗以补肾固本、调和营血为主，这些产后症状通过针灸调理能收到满意效果。

【针灸取穴】

百会、风池、腰阳关、腰眼、阴郄、复溜、合谷、太冲。

【针灸措施】

百会针刺并温和灸，风池、腰阳关、腰眼、阴郄、复溜、合谷、太冲针刺并留针 20 分钟，腰眼、腰阳关拔罐或小艾炷灸 1 壮。相应穴按具体情况针灸，虚寒者可采用督脉生姜铺灸。

二十二、多囊卵巢综合征

多囊卵巢综合征是月经调节机制失常产生的疾病，以月经稀少或闭经，形体肥胖和多毛、不孕不育为临床特征，发病机理至今尚未完全明了，病理变化有双侧卵巢肿大，卵巢包膜增厚，包膜下有很多小囊泡和各种不同程度发育期或萎缩期卵泡，卵巢包膜纤维化或玻璃样变，可伴多发性滤泡增生并形成囊肿，卵巢不一定增大。检查结果显示，LH/FSH 的比例偏大，卵巢酶系统紊乱，肾上腺皮质功能紊乱，类固醇激素合成异常。本病与下丘脑 - 垂体功能障碍相关，有一定遗传因素，针灸治疗应尽可能刺激脑神经和卵巢功能，让月经周期恢复正常。

【针灸取穴】

百会、风池、关元俞、胞肓、关元、大横、肓俞、子宫穴、大横、尺泽、阴陵泉。

【针灸措施】

关元俞、胞肓针刺后拔罐，关元、子宫穴温针灸，百会、风池、肓俞、大横、尺泽、阴陵泉针刺并留针 20 分钟。肥胖者加减肥穴针刺。

二十三、围绝经期综合征

围绝经期综合征是指女性在中年向老年过渡的阶段，由于性激素的下降，加上特殊的社会心理问题（如社会地位变化、退休等导致的心理问题）和一些疾病（如高血压、冠心病、糖尿病、肿瘤）容易在这个年龄段发生，导致内分泌功能失调和植物神经功能紊乱的症候群。一般发病年龄为 45~55 岁，临床症状因人而异，往往轻重不一，但多伴性腺活动衰退、月经紊乱、烦躁易怒、潮热汗出、心悸、头晕、耳鸣、健忘、多疑、感觉异常、浮肿、倦怠无力，或胃痛、纳呆，甚至情志失常。失眠是常见症状，并有情绪低落、妄想、焦虑、紧张等负面精神影响。本病中医属"脏躁"范畴，持续时间或长或短，少数人半年到一年可自愈，长者可延续数年。给予适当治疗，可以平安度过围绝经期。

【针灸取穴】

百会、风池、大椎、关元、子宫穴、内关、神门、足三里、复溜、膏肓、耳穴（内生殖器、内分泌、交感、神门、心、肝、脾、皮质下）。

【针灸措施】

风池、大椎针刺后可小艾炷灸 1 壮，膏肓小艾炷灸 1 壮，关元、子宫穴温针灸，百会、内关、神门、足三里、复溜、膏肓针刺并留针 20 分钟，耳穴磁珠贴压，两耳交替。背部膀胱经或督脉可拔罐。

【按语】

在以针灸消除不适症状的同时，可配服更年安片、维生素 E 胶囊、谷维素等，延缓激素下降，调节植物神经功能。

结　语

诊治妇科疾病时，望闻问切中问诊特别重要，通过问诊全面了解经、带、胎、产的生理和病理问题，了解患者婚姻情况及当前症状和发病原因，才能进行针对性调理。

若疾病发生在生殖系统而不影响其他部位，取穴以腰骶部、小腹部腧穴为主，治疗作用较为直接，针感可直至病所。

若妇科病症由全身性、内分泌疾病导致，首先要考虑原发病，如甲状腺功能亢进症、贫血等，只有积极治疗原发病才能使妇科病症状缓解。

乳腺病症多在胸背部选穴，但针刺时千万要顾及心肺内脏，尽量采用平刺和斜刺，不可强求温针灸而直刺，避免出现医疗事故。

孕妇及产后女性出现的一些急慢性疾病，要掌握禁忌证，一般采用轻刺激和温和灸等方法。

影响外阴的一些妇科病，应保持外阴清洁，注重外阴的炎症消除和采取必要的保护措施。

第十一节　男科疾病

男科很多疾病往往没有自觉症状，大多在婚检或婚后才被发现，有的病症运用针灸治疗，可缓解症状，改善局部循环。

一、阳痿

阳痿是指成年男子行房时，阴茎不能勃起，或勃而不坚，或坚而不久，以致不能完成正常性交的一种病症，是男性性功能障碍常见的病症。西医学认为，阳痿病因除生殖器官器质性病变外，大多为大脑皮质功能紊乱或脊髓中枢功能紊乱引起。本病临床诊治中多为功能性的病变，器质性少见。中医学认为其病因为房劳过度，久犯手淫或湿热下注，多与忧郁、焦虑或恐惧等情志相关。中医学认为病机为精气虚损、命门火衰、气血不足等原因致宗筋失养。

【针灸取穴】
百会、风池、大椎、腰阳关、关元俞、关元、交信。

【针灸措施】
百会、风池、大椎、腰阳关、关元俞针刺，其中腰阳关、关元俞用 2 寸以上针深刺，关元针刺针感要向阴茎头放射，针刺后温针灸。交信针刺并留针 15 分钟。

【按语】

短期内出现阳痿症状，针灸调整收效较快。伴有神经症者，需逐步调理，可多用灸法提高疗效，可用大活络丸辅助治疗，每天 2 粒，连服 1~2 个月。

二、精液异常

精液异常是男性不育的一个重要原因。包括无精子、少精子、精液黏稠度过高、精液不液化、精子活力低等。正常人精液为灰白色或淡黄色的不透明液体，每次排出量 2~5mL，过 15~30 分钟开始自行液化成稀薄液，每毫升精液可含精子 0.6 亿以上。其中活动的精子占比在 60% 以上，异常形态的精子占比在 20% 以下，内含白细胞数 5 个以下。如果精液呈棕红色为血精，可能存在精囊、生殖道或尿路炎症。精液的量过多或过少、黏稠度高、不液化、偏酸性、活力差均会影响精子的活动能力，可使受精机会减少。引起精液异常的病因有原发性睾丸功能发育不全或诸多病因使精子功能下降，如腮腺病毒、创伤、电离辐射、微波、化学品、药物、全身性疾病、肝肾功能不全、代谢紊乱、糖尿病、慢性消耗性疾病及神经损伤、血管病变等导致睾丸产精力减弱而使精子稀少甚至无精子。间质细胞功能往往不受影响，血与尿化验睾酮正常，因此第二性征不会发生明显变化。

【针灸取穴】

膏肓、命门、肾俞、胞肓、关元、志室、足三里、蠡沟、耳穴（外生殖器、内生殖器、肾、内分泌、皮质下、交感）。

【针灸措施】

膏肓小艾炷灸 1~3 壮，命门、肾俞、胞肓针刺后拔罐，关元、志室针刺加小艾炷灸 1 壮或温针灸，足三里、蠡沟针刺并留针 20 分钟，耳穴磁珠贴压，两耳交换。

【按语】

精液异常需一定时间调理。针灸对精子生成和提高精子活力有促进作用。

可加服验方：炙蜂房 10g，急性子 15g，熟地黄 15g，韭子 10g，补骨脂 10g，仙茅 10g，淫羊藿 10g，肉苁蓉 10g，制首乌 10g，鳖甲 10g，鹿角霜 10g（无鹿角霜可用鹿角片 6g 或鹿角粉 3g 代替）。需服用 2~6 个月。

亦可用单方：鱼鳔胶 30g，每天蒸服，连服 3 个月。

三、早泄

早泄表现为阴茎易举，但每次性交或大多数性交过程中，极短时间就排出精液，甚至性交前精液排出，是男性性功能障碍的一种表现。病有虚实之分，虚证者多与大脑皮质功能和脊髓神经中枢功能紊乱或心肝肾功能下降相关；实证者可由外生殖器、泌尿道炎症刺激等因素所致，临床应予以分辨。

【针灸取穴】
百会、风池、心俞、肾俞、腰阳关、气海、归来、通里、太溪。

【针灸措施】
心俞、肾俞、腰阳关针刺后拔罐，气海、归来温针灸，百会、风池、通里、太溪针刺并留针 20 分钟。

【按语】
虚证给予金匮肾气丸或秘精汤。秘精汤加减：龙骨 30g，芡实 30g，莲子 30g，知母 18g，麦冬 18g，五味子 9g。

四、遗精

遗精是指不因性生活而每周数次或一夜数次精液遗泄。有梦交而遗称"梦遗"；无梦交或清醒时精液自行流出称"滑精"。按中医辨证，梦遗为思慕不已，心火亢盛、心肾不交、相火妄动，扰乱精宫所致，属于实证；梦遗日久，肾气虚惫，肾阳虚则封藏失职、精关不固而致滑精，属虚证；频繁手淫，嗜食肥甘、辛辣，蕴湿生热，而致遗精为湿热下注。临床中可由多种病因引起遗精，如神经衰弱、精囊炎、睾丸炎、附睾炎、前列腺炎、直肠或膀胱充胀、睡眠时阴茎受压，心理因素使大脑皮质或脊柱中枢功能紊乱等也可导致性功能过度兴奋而遗精。病理性遗精可伴腰膝酸软、头晕耳鸣、失眠多梦、心烦、精神不振、小腹胀痛等症状。青壮年男性有遗精而无其他症状，属于精满自溢，不需治疗。

【针灸取穴】
百会、命门、志室、次髎、腰俞、关元、内关、神门、阴谷、腕踝针穴区（下 1）、大敦、耳穴（心、肝、肾、皮质下）。

【针灸措施】

命门、志室、次髎、腰俞针刺后拔罐，关元针感向阴茎放射，百会、内关、神门、阴谷、腕踝针穴区（下1）、大敦针刺并留针30分钟。耳穴磁珠贴压，两耳交换。

【按语】

若生殖器有炎症者先予对症治疗。由神经衰弱所致遗精属虚证者，可用胎盘组织液2mL一支，在关元注射，并服用验方：熟地黄30g，酸枣仁15g，玉竹15g，山茱萸12g，茯苓15g，当归15g，茯神6g，白芥子3g，肉桂1g，黄连1g，五味子3g。

五、前列腺炎

前列腺炎多发于20~40岁男性，有急性、慢性之分。急性发作多因细菌感染所致，发病急骤，高热寒战，恶心呕吐，伴尿频尿急、终末血尿、直肠刺激症、腰部及会阴部疼痛。直肠指检前列腺肿胀有压痛，局部温度升高。慢性者可由急性转化而来，或反复尿路感染所致，也有慢性无菌性炎症者，症状为排尿延迟、尿频尿急、余沥不尽、疼痛放射至阴茎头或会阴部、便后或尿后尿道溢出白色前列腺液，伴有睾丸、精索、腰骶等部位疼痛，也可产生性功能障碍。前列腺液化验白细胞超过10个。无菌性前列腺炎的症状与慢性感染性前列腺炎相似，肛门指检亦可扪及前列腺肿胀，质软，但前列腺液培养无细菌。

【针灸取穴】

肾俞、十七椎穴、次髎、中髎、胞肓、中极、气穴、水道、血海、太溪、行间。

【针灸措施】

十七椎穴针刺后小艾炷灸1壮。肾俞、胞肓、次髎、中髎针刺并拔罐。中极、气穴、水道、血海、太溪、行间针刺并留针20分钟。

【按语】

慢性和反复急性发作的前列腺炎中青年患者，针灸后均收到良好效果。可配服验方：仙鹤草60g，黄芪60g，甘草5g。

六、前列腺肥大

前列腺肥大是中老年男性的前列腺出现良性增生的常见疾病，多在 50 岁左右有症状，60 岁以上症状更加明显。临床首见下尿道梗阻的症状，早期为尿频、尿急、夜尿增多、排尿等待（许多人尿迟迟不出，需在水龙头放水的状态下才能排尿）、尿线分叉、排尿滴沥，逐渐发展到排尿时间延长、射程短、尿线细而无力、难以排尽。严重者出现急性尿潴留，可伴前列腺结石、膀胱结石、尿路感染、肾积水等。本病发病机理尚不清楚，现代研究认为，可能由于雄激素的下降，影响前列腺细胞的生长、增殖和凋亡作用导致，并与三者之间失去平衡相关。中医学认为，本病虽然具体症状表现在膀胱，但根本病机在于肾阳不足，气化衰减。

【针灸取穴】

肾俞、腰阳关、关元、水道、阴谷、三阴交。

【针灸措施】

肾俞、腰阳关针刺并拔罐或小艾炷灸 1 壮，关元、水道、阴谷、三阴交针刺并留针 20 分钟，出针后关元小艾炷灸 3~5 壮或化脓灸。

【按语】

前列腺肥大患者中中老年男性占比较高，临床中要求针灸治疗者很多。有部分急性尿潴留插上导尿管者，针灸后可拔除导尿管。本病为元气衰减所致，常艾灸关元穴，不但能起到治疗疾病作用，还能够补元气、强身体、维持功能、延年益寿，值得推广。对临床症状明显持续者，配黄芪 25g，地龙 6g，浙贝母 25g，小茴香 6g，煎服。

七、不射精症

不射精症是指性兴奋正常，且阴茎勃起坚硬，性交持续时间较长，但无性欲高潮，亦无精液排出的病症，分为功能性和病理性。功能性者可由心理障碍、手淫及性生活过于频繁、遗精及环境干扰等所致。病理性多因神经疾患、糖尿病、外伤手术后、服抑制交感神经药或生殖器异常、雄激素缺乏等疾病导致。中医学认为本病因精源匮乏或精道阻塞不通、精关开合失司所致。针灸以刺激阴茎内神经，兴奋精囊平滑肌、膀胱括约肌、海绵体肌等为主。

【针灸取穴】

百会、膈俞、肾俞、下髎、关元、中极、志室、劳宫、涌泉。

【针灸措施】

膈俞、肾俞、下髎针刺并拔罐，百会、关元、中极、志室、劳宫、涌泉针刺并留针 20 分钟。

八、男性不育症

育龄男性与女性同居 2 年以上，未采用任何避孕措施，女性生殖功能正常却未有生育，男性有可能存在不育症，应进行 3 方面检查：①精子异常，包括无精子症、少精子症、死精子症或畸形精子过多。②精液异常，即精子不液化及免疫性不育。③性功能障碍，包括阳痿、不射精，一般情况下精子异常或精液异常，性生活可以与正常人相同，无任何异常症状或体征。生殖系统有感染、睾丸发育不良、睾丸萎缩或有其他病理性损害，可出现局限性症状或全身性症状，中医常在肾阳虚弱、肾精不充，或肝郁气滞、相火过旺等方面辨证施治。针灸临床治疗观察，除了针对明确病因治疗外，采用提高整体素质和生殖器功能治疗可取得一定疗效。

【针灸取穴】

膏肓、肾俞、关元、肓俞、志室、手三里、足三里。

【针灸措施】

膏肓、肾俞、关元、志室针刺后予小艾炷灸 3~5 壮，肓俞、手三里、足三里针刺并留针 20 分钟。

【按语】

对性功能低下，精子含量少或活力不足者，膏肓、关元必须采用小艾炷灸，并服用紫河车。

九、睾丸肿痛

睾丸肿痛多由细菌经输精管进入附睾导致。临床有急性和慢性之分。急性者整个阴囊红肿，痛如刀割，伴有全身症状，鞘膜积水。慢性者部分继发于后尿道炎、前列腺炎及精囊炎，仅有阴囊不适及胀痛感。慢性睾丸肿痛往往较为顽固。

【针灸取穴】

中极、三角灸穴、归来、血海、蠡沟。

【针灸措施】

三角灸穴小艾炷灸 1 壮，其余穴针刺并留针 20 分钟。

【按语】

本病经久不愈者，配服验方：炮附子 6g，熟大黄 6g，橘核 10g，延胡索 3g，川楝子 12g，荔枝核 10g，山楂核 3g，青皮 6g，小茴香 6g，白花蛇舌草 20g，生姜 3g。连服 10 剂。

十、睾丸结核

睾丸结核是指单侧阴囊内出现一个硬结或肿块，没有红肿或发热，予以挤压或按摩一般也没有任何不适症状的病症。这些肿块是冷结节，可以逐渐增大，但不易消除，需要通过相关检查予以确诊。

【针灸取穴】

中极、志室（患侧）、血海（患侧）。

【针灸措施】

中极、志室、血海针刺并留针 20 分钟，小艾炷灸 1~3 壮。

结 语

若发现男科相关疾病需及时进行专科检查，区别器质性和功能性疾病。

属于功能性的男科疾病，一定要放松心态，改掉不良习惯。对于已婚男性患者，妻子可给予丈夫一定的帮助和精神上的支持。

一些男科慢性疾病，包括炎症或功能障碍，针灸治疗是积极有效的方法之一。

第十二节　儿科疾病

儿科病虽然由儿童医院治疗，但有些病症也可以通过针灸的轻微刺激来帮助机体激发相关功能，使病症得到改善。以下是针灸临床中常见的儿科病症治疗总结。

一、小儿夜啼症

婴幼儿经常夜间哭闹不休，甚至常年整夜啼哭，在排除口渴、饥饿、冷热刺激、缺钙、消化不良、环境不佳等相关影响因素后，属于小儿夜啼症。小儿在大脑皮质尚未发育成熟时期，白天受到较强烈刺激或惊吓后，大脑皮层过于活跃，加上自律能力不够健全，神经调节机制不规律，生物钟的日与夜难以调整，无法自我抑制进入深睡状态，就经常发生惊醒或哭闹。这不仅会损害小儿身心健康，而且导致家人寝食难安，还会影响到左邻右舍。针灸是治疗小儿夜啼症的好方法。

【针灸取穴】

百会、少冲。

【针灸措施】

百会温和灸 10~15 分钟，少冲轻轻点刺出血。

【按语】

不管夜啼多严重，采用针灸治疗后小儿可当晚就不哭了。若小儿有睡眠浅的情况，可配服验方：小麦 6g，蝉蜕 2g，钩藤 3g，大枣 3 枚，甘草 2g。水煎加白糖少许温服。

二、小儿遗尿

小儿遗尿是指 3 岁以上儿童在睡眠中不能控制小便而自遗，醒后方知的病症。轻者数日自遗 1 次，重者每晚 1 次或一夜数次，更有严重者每夜每小时遗 1 次。有部分儿童白天因哭闹、惊恐或剧烈运动等各种情况导致小便自遗。小儿遗尿在 10 岁以下儿童中多见，有的可延长到 18 岁才痊愈。本病多数为功能性遗尿，是由于大脑皮质功能失调或膀胱充盈时，大脑传递功能不健全所致。器质性遗尿以隐性脊柱裂、脑发育不良或蛲虫病等病因常见。患儿可有倦怠乏力、面色㿠白、形疲等症。顽固性遗尿会使儿童精神负担过重，遭受精神创伤产生自卑感，对智力和身体发育产生不良影响。中医学认为本病病机为肾气不足，下元不固，因而膀胱括约肌无力。针灸治小儿遗尿效果明显。

【针灸取穴】

百会、中极、腕踝针穴区（下 1）。15 岁以上患者加腰阳关、关元。

【针灸措施】

百会、中极、腕踝针穴区（下 1）针刺并留针 30 分钟，中极温和灸 5~10 分钟。腰阳关、关元各小艾炷灸 1 壮。

【按语】

我治疗的遗尿患者年龄最大者 22 岁，最小者 5 岁，有每晚 8~10 次者，也有白天不能自控者，大多针灸 3~5 次即不遗尿，收效甚佳。身体虚弱的儿童建议每晚吃荔枝干 7 粒；用龙骨 30g，水煎汁煮荷包蛋 1 个，每晚吃 1 次。

三、儿童期哮喘

儿童期哮喘是一种反复发作，呼吸困难伴有哮鸣音的变异性疾病，是儿科常见病之一。

本病发病原因非常复杂，还有一定遗传性，一年四季均可发病，季节交替或闻到花粉时易发。发作时有一定规律，剧烈运动或哭闹后病情加重，临床症状有气喘、呼吸困难、干咳，肺部可闻及高调哮鸣音。发作时间长短不等，过后恢复如常人。多数患儿预后良好，少数患儿可延续至成年且不易治愈。急性发作时支气管痉挛造成呼吸困难应给予解痉治疗，一般按疗程雾化治疗，以消炎为主。中医学认为本病因肺、脾、肾三脏皆虚，体虚复感外邪而发病。针灸治疗以加强心肺功能，预防发作为先。

【针灸取穴】

膏肓、身柱、足三里、四缝。

【针灸措施】

膏肓、身柱拔罐或小艾炷灸 1~3 壮，足三里针刺不留针，四缝点刺。

【按语】

临床观察发现，灸膏肓治儿童期哮喘，不但能缓解哮喘症状，还可以防止复发，并且对增强儿童体质和促进生长发育有良好作用。若 10 岁以上儿童仍然哮喘反复发作，建议结合针灸治疗。急性发作期可用麻黄 3g 加开水 500mL 泡 30 分钟后频饮，缓解期可吞地龙粉 2g，每天 2 次。

四、小儿疝气

小儿疝气是小儿外科常见的疾患之一，以腹股沟疝居多，脐疝次之。男性患者占90%以上，女性发病率较低。在胎儿发育过程中，男性的睾丸下降到腹股沟时，可带动部分腹膜下移，称腹膜鞘状突。腹膜鞘状突的近端在婴儿出生不久自行闭合，远端形成睾丸鞘膜。如果腹膜鞘状突闭合不全，继续开放，当婴儿哭闹、咳嗽、便秘或剧烈运动时，腹腔内压增高，可使肠管、大网膜沿未闭合的鞘膜突降入阴囊或腹股沟内形成疝。女性卵巢降到小骨盆内时，圆韧带位于腹股沟管中，也有鞘膜突穿过腹股沟降入大阴唇，鞘膜突不闭合而形成女性腹股沟疝。

脐带脱落后，脐部的瘢痕为先天性结构薄弱处，包绕脐周的脐环在刚出生阶段，较大的纤维组织不够坚韧，当腹膜内压增高时，腹腔内的脏器合并腹膜，会穿过韧带间隙突到脐环外形成脐疝。临床见疝物光整柔软，稍有弹性，并无自觉症状，可以用手推回腹腔内，如果肿块变硬有触痛，不能回纳，提示可能发生嵌顿。不管是脐环部还是鞘膜突的肌纤维组织，在婴儿出生的6个月内，在不断生长过程中达到闭合与坚固，所以医学领域规定，即使婴儿发生疝气，1周岁以内是不主张实施手术修补法治疗的。但对已发生的疝气应该采取相应措施，不能让其反复膨隆，否则会影响鞘膜突的闭合及脐周肌纤维的坚韧度，甚至发生嵌顿危及生命。在针灸治疗中我一直采用艾灸加布条捆绑法治疗婴儿疝气，既安全又有效，达到了令人满意的效果。

【针灸取穴】

独阴（患侧）、大敦（患侧）、三角灸穴、神阙。

【针灸措施】

独阴、大敦各小艾炷灸5壮（艾炷粟米大），6个月以上婴儿加三角灸穴5壮。

腹股沟疝者，疝气部位用布带绑定，稍紧。

脐疝者，用艾绒填铺神阙，1元硬币用布包裹压在艾绒上，用布带将硬币捆绑在身上，7日换1次艾绒，直至疝气消失。

【按语】

艾炷灸加捆绑治疗疝气，适用于1周岁以内婴儿。治疗期间应尽量横抱婴儿，避免婴儿站立。1周岁以上开始行走者，走动加上伤口闭合会影响治疗效果，灸后可用络石藤根瘤 20~30 粒，捣碎后用奶水煎服。

五、小儿腹泻

小儿腹泻临床症状以腹泻为主，多见于 2 岁以下婴幼儿，一年四季均可发病，夏秋季发病率高，按症状分为轻型和重型。轻型者大便每天数次至 10 余次，呈黄色或黄绿色，混少量黏液，有酸味，可伴食欲减退或体重略下降，但精神状态良好。重型者大便每天 10 次以上，呈水样，酸腐秽臭，带有不消化乳食和黏液，肠鸣腹胀，小便短少，可伴呕吐、不规则低热、精神萎靡或烦躁，有时高热，甚至意识朦胧或发生惊厥，体重明显下降并出现脱水现象。小儿腹泻是由不同原因引起的胃肠道功能紊乱。在小儿发育不成熟阶段，若饮食不当（添加食物太复杂、食物过敏等）容易发生胃肠道功能紊乱，引起消化不良而腹泻。食具污染，细菌、病毒、真菌入侵，使肠道菌群失调，或天气变化、机体与肠黏膜免疫功能不完善、双糖酶缺乏或活性降低导致肠道消化吸收不良，也可引起腹泻。发病 2 个月以内为迁延性腹泻；发病 2 个月以上为慢性腹泻。长期腹泻不愈会导致营养吸收不良及多种维生素缺乏，影响小儿生长发育。

【针灸取穴】

中脘、气海、天枢、神阙、足三里。

半刺法取三点，以眉中至额发际引一条垂直线，分别取上点（发际处）、中点（直线中点，相当于阳白）、下点（鱼腰）。

【针灸措施】

用 1 寸针灸针点刺两侧额部 3 个点，用 1 寸针灸针刺中脘、气海、天枢、足三里不留针，然后温和灸中脘、气海、天枢、神阙 10 分钟左右（以皮肤温热潮红为度）。

【按语】

针灸治疗小儿腹泻很灵验。轻症者可单选一组腧穴治疗，重症者可两组联合应用。治疗期间除了调整饮食和注意卫生外，重症有脱水征象者，可予淡糖盐水维持电解质平衡，并予地锦草 20g 煎服。

六、脊髓灰质炎后遗症

脊髓灰质炎病毒多侵犯 6 岁以下儿童，发病后脊髓前角的运动神经细胞受到伤害，出现脊髓型弛缓性瘫痪，临床表现为肌张力降低，腱反射消失，近端大肌群、躯干肌群瘫痪并萎缩麻痹，故又称小儿麻痹症。根据神经受损位置和程度不同，症状各异。脑 - 延髓损害，不但引发全身性瘫痪，而且危及生命；颈、胸部脊髓损害严重者，可影响呼吸、语音及上肢功能；胸腰脊髓损害可导致负重不平衡，造成躯干或肢体弯曲，髋关节挛缩屈曲或松弛不稳，骨盆倾斜、畸形，双下肢痿软不用，以股四头肌受累多见，关节不对称、不稳定，肢体不直，膝关节屈曲，足内翻（马蹄形）等，行走困难。得此病后，患者从小就遗留不同程度的运动性障碍，对今后生活、学习、工作造成非常大的影响。虽然本病通过疫苗接种已基本消灭，但世界上仍有散发性存在，而针灸是治疗脊髓灰质炎后遗症的好方法，应当掌握，以备不时之用。

【针灸取穴】

百会、风池、大椎、身柱、至阳、中枢、悬枢、腰阳关、肩髃、曲池、合谷、八邪、环跳、委中、阳陵泉、髀关、风市、血海、足三里、犊鼻、悬钟、昆仑、丘墟、太冲、八风。

【针灸措施】

以上腧穴为治疗主穴。可根据病变位置，从其管辖区与神经支配中枢部位选择相应腧穴，亦可适当配穴。操作以针刺得气为度。发病时间较长者，主穴上实施温针灸或小艾炷灸，并在腰背部督脉与膀胱经上拔罐。

【按语】

脊髓神经损害的后遗症是临床治疗难题，包括病毒性或其他病因引起的脊髓神经损伤。临床治疗观察发现，及早介入针灸治疗可让病变部位循环改善，水肿消除，促进神经细胞恢复功能。治疗脊髓型运动障碍疾病，切忌有半年内有自愈性或神经损害无法治愈两大观念，避免延误治疗。

七、小儿脑瘫

小儿脑瘫是在婴儿出生后因脑发育不全或脑发育迟缓引起的中枢性运动功能障碍，以及运动系统以外的各种功能不健全，按临床表现大致分 3 型。

痉挛型：是最常见的脑瘫类型。症状为受累肌肉萎缩、肌张力增高、肌力差、腱反射亢进、四肢内收、双下肢大腿肌肉内收强直、足尖着地、下肢呈剪刀样姿势。此型病变主要在椎体束。

运动障碍型：表现为不自主、不规则、不能控制的、无目的的手足徐动、扭转、肌力差，腱反射存在。本型病变主要在基底节区。

共济失调型：以步态不稳，快慢动作轮换较差为主要表现。病变主要在小脑。

脑瘫患儿除运动功能障碍外，还有智力低下、语言不利、动作迟钝，有的伴抽搐或癫痫样发作。本病在中医中归属"五迟"，即立迟、行迟、语迟、齿迟、发迟，或"五软"，指头、口、手、足、肌肉痿软无力。造成小儿脑瘫的原因，大多数为婴儿胚胎期，因母体各种疾病或遗传因素所致，也有围产期产程过长、产伤、颅内感染等后天因素。

【针灸取穴】

头部：四神聪、上星、五处、头临泣、后顶、目窗、正营、脑空、太阳、率谷。（也可按头针线取穴。）

背部：大椎、身柱、至阳、中枢、腰阳关。

上肢部：曲池、合谷。

足部：环跳、阳陵泉、悬钟、昆仑、丘墟、太冲、委中、承山。

【针灸措施】

头部腧穴平刺透针并留针，督脉与四肢腧穴针刺均可直刺，但不必留针。头部可用温和灸，背部督脉拔罐。

【按语】

长期坚持针灸治疗对促进脑部发育有一定功效。临床观察发现，每一位小儿脑瘫患者的症状与发育情况不一样，所以预后也各不相同，大多数小儿脑瘫患者经过治疗，只能让各方面功能得到提高或改善，达到正常儿童水平较为困难。

八、小儿惊厥

婴幼儿脑神经尚未发育健全，许多疾病或某些因素可使婴幼儿发生惊厥，如感染性高热，或非感染性代谢功能紊乱、水－电解质失衡、缺钙及其他微量元素，或产程中脑损伤、较严重的核黄疸、中毒等导致脑细胞功能发生紊乱，脑细胞就有可能发生异常放电，进而出现惊厥现象。本病中医属"惊风"范畴，临床按发病缓急分为急惊风和慢惊风。

急惊风往往在感染性高热中突然出现全身性或局部性肌群强直或阵挛性抽搐，以神志昏迷、口噤不开、角弓反张、双目凝视、四肢抽搐为主要症状，可频繁发作或呈持续状态。如不及时控制，可使患儿遗留严重后遗症，甚至危及生命。一般及时控制发热可让惊厥停止发作。

慢惊风由多种因素引起，起病缓慢，症状为手足蠕动、全身性或局限性轻微抽搐、一过性凝视、面肌抽搐、四肢跳动、呼吸不规则等，可常年发作，由于幅度轻微易被忽视。这类患者多智力低于正常。

【针灸取穴】

百会、风池、大椎、印堂、曲池、合谷、阳陵泉、太冲。急惊风加人中、十宣。

【针灸措施】

人中、十宣点刺，其余穴针刺不留针，百会可温和灸。

【按语】

针灸能快速缓解症状，促进苏醒。慢惊风可以针灸作为首选的治疗方法，可服用小儿回春丹增加疗效。

九、小儿湿疹

小儿湿疹又称"奶癣"，相当于婴儿期的异位性皮炎。临床中小儿湿疹60%是在出生1~6个月时期发病的。本病好发于面部，开始为急性红疹、丘疹，渐融合成大片水肿性红斑，上有丘疹、水疱、脓疱、渗出液及糜烂、黄痂等多种皮损表现，有的呈脂溢性改变。继发感染者可伴发热、淋巴结肿大。泛发者可有全身皮损，大腿内侧腹股沟处较为严重。本病有干、湿两种类型，湿者以渗水为主，称为湿癣；干者以脱屑为主，称为干癣。好发部位可随年龄不同而变化。其发病机制西医学倾向于多基因遗传，即遗传和环境因素都起着相当重要的作用。中医学认为，儿在胎中，本病因母食五辛，父餐炙爆，遗热于儿所致。本病临床特点为慢性反复发作，剧烈瘙痒，可伴发哮喘、过敏性鼻炎，并有异体蛋白过敏倾向。

【针灸取穴】

太阳、耳尖穴、风池、大椎、命门上下夹脊、曲池、合谷、血海、委中、太冲。

【针灸措施】

用 1 寸针灸针点刺以上诸穴，挤 1~3 滴血，然后大椎、命门拔罐。

【按语】

婴儿奶癣针刺很有效，还可用青蒿 6g 水煎洗患部，并用土茯苓 30g，薏苡仁 30g 煎服。

十、流行性腮腺炎

流行性腮腺炎是腮腺炎病毒借飞沫传播引起的急性呼吸道传染病，儿童易患，冬春季多发。其特征为腮腺非化脓性肿胀，疼痛伴发热。轻症者，病变局限在腮腺，重症者炎症可累及各种腺体组织或中枢神经、肝脏、肾脏、心脏等，睾丸最易受累，同时出现相应脏器的症状。临床表现为以耳垂为中心，整个腮腺向耳中前后肿大，边界不清，触之有弹性感，轻度触痛。局部皮肤发亮，表面热，但不红、不化脓。通常一侧先肿大，1~4 日后对侧也肿大，或两侧同时肿大。严重者体温升至 40℃，并且腮腺四周的蜂窝组织也肿大，可上达颞部，下至颌颈，使面貌变形。中医称"痄腮"，俗称"猪头风"。不典型者可无腮腺肿胀，单纯以睾丸炎或舌下腺炎等其他腺体炎症发病。需做血清和尿液淀粉酶检查予以确诊。

【针灸取穴】

角孙、风池、翳风、天容、颊车、曲池、合谷、少商、少泽、大椎。

【针灸措施】

灯心草蘸植物油点燃对准角孙点灸 1 次，少商、少泽点刺各放血 10 滴，大椎针刺后拔罐，其余穴针刺并留针 15 分钟。

【按语】

本病及时配合针灸治疗，可使肿痛快速消退，减少对耳脑神经的影响及后遗症的发生。可用板蓝根 30g，夏枯草 30g，紫花地丁 30g 煎服。外用仙人掌（去刺，剥掉薄衣）加白糖适量捣敷患部。

十一、多动症

多动症又称轻微脑功能失调综合征，好发于学龄儿童。患儿智力正常或基本正常，但自我控制能力弱、注意力不集中、活动过度、情绪不稳定，伴有不同程度学习困难和行为异常。临床症状有挤眉、眨眼、噘嘴、斜视、双手小动作不断、注意力分散、焦躁难以静坐、冲动任性、易被外界事物干扰和吸引、做事有始无终、成绩越来越落后等异常表现，发病原因不是很明了，一般认为窒息、产前或产后曾轻度脑损伤、某些传染病、铝中毒等可导致该病，部分有家族聚集现象，并与社会、家庭、父母的不良影响等环境因素造成心理状态改变相关。神经生理学脑电图功率谱分析提示，脑电图异常率高，额叶成熟延迟，大脑皮质觉醒不足，中枢系统多巴胺和去甲肾上腺素神经递质功能低下，5-羟色胺功能亢进。

【针灸取穴】

百会、前顶、上星、五处、承光、头维、率谷、太阳、攒竹、风池、大椎、膏肓、太冲、合谷。

【针灸措施】

百会温和灸，膏肓、大椎拔罐，其余诸穴针刺并留针 20 分钟。

【按语】

由于本病病理部位主要在前脑，因此取穴以前额为主，可以配甘麦大枣汤加减煎服。

十二、小儿营养不良

小儿营养不良是一种慢性营养吸收功能紊乱性病症，学龄前婴幼儿发病率高。常见病因先天者有早产儿、双胎儿先天禀赋不足，难以应对食物消化，长期有翻胃、呕吐、腹泻等消化功能不良症状，影响营养吸收；后天者有喂养不当，某些疾病如寄生虫病等致进食减少，食物不能被充分吸收，以致营养不能满足正常生长代谢需要。临床表现为面黄肌瘦或面色苍白、皮肤干燥、毛发干枯、腹胀、食欲不振、烦躁不安、体重不增、生长发育停滞等。中医称此病为"疳积"。需要着重调整喂养方式，补充各种维生素、蛋白质和微量元素，纠正贫血等，还要找出造成营养不良的原因。针灸对改变小儿食欲，帮助患儿改善消化吸收功能有较好的作用。

【针灸取穴】

四缝、中脘、气海。

【针灸措施】

刺四缝并挤出少量黄水。针刺中脘、气海后温和灸 10~15 分钟。针灸 3 次为 1 个疗程。

十三、发育迟缓

虽然先天基因决定身材，但通过后天努力，帮助机体吸收营养或激发生长激素，也有可能超越先天的生长基因决定的身材。如果儿童生长到一定年龄阶段，还是远远达不到同龄人的身高体重，甚至已到成人年龄，仍然是小孩身材，未见正常发育标志，可定为发育迟缓，需要及时干预，否则有可能导致矮小症。针灸临床证实，儿童不论男女，存在先天因素或后天因素而表现为发育迟缓者，给予针灸后，均能促进生长发育，使身高、体重得到不同程度的提升。

【针灸取穴】

膏肓、足三里。

【针灸措施】

膏肓艾炷灸 7 壮，可采取无菌化脓 1 个月，足三里针刺不留针。

【按语】

我曾治疗多例 18~20 岁发育迟缓患者，就诊时身高不足 1.5m，针灸后快速长到 1.6m 左右，符合参军标准。有一例 1.45m 的 25 岁大学毕业生，针灸后长高了 2cm。需要说明，针灸治疗发育迟缓，最好在 20 岁以前治疗，否则会影响效果。针灸后患者多饭量大增，尽量给予各种食材补充营养，有条件者应多吃牛肉、牛奶。

十四、佝偻病

佝偻病是婴幼儿由于维生素 D 缺乏引起骨骼系统发生畸形改变的疾病。婴儿一旦有佝偻病，1 岁左右就可出现骨骼改变，如不加以治疗，会导致颅骨异常、鸡胸、漏斗胸、肋骨异常、脊柱畸形、骨盆畸形、四肢关节膨大、

"O"形腿或"X"形腿、身材矮小、发育不良，可伴肌肉松弛、肌力减弱或肌无力、营养不良、贫血、免疫力下降，甚至智力发育迟缓。女性妊娠期间严重营养不良，早产、双胎或婴儿出生后日照不足，食物补充缺乏，身体存在影响维生素 D 吸收的慢性疾病及生长发育过快，体内维生素 D 不能满足生长需要等均可导致佝偻病发生。若及时治疗纠正维生素 D 缺乏，临床症状可得到控制，但会残留不同程度的"O"形腿或"X"形腿，以及鸡胸等骨骼的畸形。

【针灸取穴】

大椎、大杼、脾俞、肾俞、膻中、建里、神阙、气海、四缝。

【针灸措施】

神阙、建里、气海温和灸，其他穴均点刺不留针。

【按语】

针灸对提高营养吸收、促进骨骼生长有较好效果。建议给患者添加鱼肝油滴剂或服用验方。验方：炒大豆粉 2 份，鸡蛋壳炒黄磨粉 2 份，绵白糖 1 份，混合，每次 1g，每天 3 次服食。

十五、小儿流涎

小儿 3 岁以上仍有唾液不自觉地从口中溢出，使下巴皮肤发红，属于小儿流涎。本病可兼有口腔溃疡。

【针灸取穴】

地仓。

【针灸措施】

地仓针刺并留针 5 分钟。

十六、儿童脊柱侧弯

儿童脊柱侧弯有先天性、特发性和继发性之分，但除了部分患儿有明确发病原因外，大多数患儿的脊柱侧弯在儿童期症状很明显或体检时才被发现，病因并不明确。前来针灸的患儿，脊柱侧弯形状有"S"形，钝角形或"C"形。有单纯胸段或单纯腰段发病者，也有胸腰段发病者。观察发病段症状，见脊柱两侧肌肉，一侧厚实隆起，一侧低平较薄，呈现明显的背阔肌和竖脊肌发育不平衡现象。从力学角度来说，若要纠正脊柱异常，要使背部两侧肌力正常，才能起到保持正常脊柱生理弧度的牵引力的作用。一般对儿童脊柱侧弯实施牵引、锻炼和背背佳捆绑等方法矫正，但肌肉发育缓慢，一时很难达到治疗要求。采用针灸结合治疗儿童脊柱侧弯，能有效地促进背肌发育，较快地改善脊柱侧弯症状，说明针灸是安全有效的方法之一，值得推广应用。

【针灸取穴】

发病区域督脉腧穴、华佗夹脊穴、膏肓。

【针灸措施】

督脉腧穴、华佗夹脊穴针刺并留针 20 分钟，出针后在两旁膀胱经腧穴拔罐。严重脊柱侧弯选督脉 1~2 穴与膏肓穴各小艾炷灸 1 壮。

十七、胎里疾

婴儿出生时即发现身体某个部位有明显的功能障碍或生长过程中出现某些畸形症状，但没有明确病因或病名时，称为"胎里疾"（胎里带来的残疾症）。我曾治两例婴幼儿不同部位的功能障碍病症，经针灸治疗均得到改善，效果非常满意，特作简要介绍。

例一：刚满周岁的男婴患者。自开始站立起只能双足趾着地，无法整个脚底站立，以足前半部行走。骨伤科就医诊断为马蹄足，推荐针灸治疗而转来本科。诊见大脑及身体发育均正常且良好，足背略弓。

【针灸取穴】

悬钟、丘墟、昆仑。

【针灸措施】

悬钟、丘墟、昆仑针刺加温和灸，治疗两次患儿即能正常行走。

例二：出生 8 个月的男婴患者。双手中指出生时弯曲 90°，指尖贴近掌心，掰之僵硬不能伸开，其余手指活动良好。

【针灸取穴】

中指两侧八邪、指间部阿是穴。

【针灸措施】

八邪、阿是穴针刺加温和灸，针灸治疗两次，患儿手指可伸直。

【按语】

以上病例为抛砖引玉，如遇类似情况，不管是发生在哪里的先天性功能障碍，都可以考虑针灸治疗。

十八、小儿扁桃体肿大

扁桃体是免疫器官，可产生淋巴细胞和抗体，清除外界入侵病菌，是人体抵御外邪的第一屏障。儿童期免疫功能尚未发育完善，若致病菌过强过多，无法完全清理，可发生急性扁桃体炎，临床表现为咽部不适、疼痛、畏寒发热或头痛、全身酸痛，扁桃体囊肿、周围充血甚至化脓，咳嗽疼痛加重，有的放射至耳部和颈部出现耳闷、耳鸣、听力减退、下颌角淋巴结肿大、白细胞、中性粒细胞升高。中医学称其为"乳蛾"。反复发生急性扁桃体炎或转为慢性扁桃体炎，使扁桃体肿大不易消退，导致咽腔狭窄、睡觉打鼾、呼吸暂停、脑缺氧等病理症状。另外，长期鼻炎、咽炎可致腺样体肥大、咽鼓管通气障碍、张口呼吸、鼻塞、流涕、分泌物下流刺激等情况，腺样体和扁桃体可同时肿大，引起全身及下呼吸道多种症状。扁桃体炎症有的可伴发急性风湿热、心肌炎、关节炎、肾炎等内科疾病，肿大的扁桃体形似剥皮橘子，严重者两侧扁桃体大到中线几乎碰在一起。为了尽可能保留扁桃体，避免手术切除，可考虑针灸治疗，促使炎症消退，肿胀缩小。

【针灸取穴】

鼻通、廉泉、天容、天突、少商、商阳、大椎、风门、膏肓。

【针灸措施】

少商、商阳各放血 10 滴，鼻通、廉泉、天容、天突针刺并留针 20 分钟，大椎、风门、膏肓拔罐。

【按语】

扁桃体是人体免疫功能的门户，尽量不要让其缺损。扁桃体肿大的儿童，针灸治疗效果均较满意。针灸治疗同时应积极治疗病因，如鼻炎、咽炎。要强调预防感冒，加强营养补充，提高免疫力，多吃利咽喉食品，如藕粉，少食刺激性食品，如冷饮。

结　语

　　儿童身体娇嫩，发育不完善，恐惧心理严重，神经反应及机体运动较敏捷，情感表现丰富，有身体不适较难表达。儿童有病理症状也很难接受外界给予的治疗。根据儿童生长发育迅速的生理特点，临床观察发现，大多数儿童病症只要稍加刺激，就能激发功能而达到治疗目的。所以运用针灸治疗儿童病症，不需要取太多穴，手法不宜过重或强刺激操作，要以轻微点刺或温和灸治疗。尽量不采用损伤性或瘢痕性方法治疗，以免给儿童造成不良影响。

第十三节　美容

　　面部皮肤的一些病症可能影响容貌，需要及时治疗。临床实践证实，针对以下面部病症，针灸疗法起效迅速且可达到治愈效果。

一、疱疹性唇炎

　　疱疹性唇炎好发于口唇部皮肤与黏膜交界处，如口角、嘴唇边，表现为迅速出现单发或群集分布的水疱，同时局部灼热、疼痛、肿胀、瘙痒、潮红，之后水疱破溃，有渗液或浅表性溃疡，颌下淋巴结肿痛，水疱干燥、结痂、脱痂，整个过程需 1~2 周。过度熬夜或体虚时，疱疹性唇炎可反复发作。

【针灸取穴】

地仓。

【针灸措施】

地仓针刺并留针 30 分钟。

【按语】

　　经观察，疱疹性唇炎发病初期针灸，疱疹 3 天能消退。疱疹已结痂者，针灸能促使疱疹脱痂。经针灸治疗痊愈的疱疹性唇炎一般不会复发。

二、湿疹（局限于下巴）

　　湿疹是常见的皮肤病，表现为皮肤出现红斑、丘疹、水疱等，患部瘙痒、疼痛、结痂、苔藓样变等。

湿疹局限于下巴者，往往顽固且易复发，其病因尚未完全明确，通常由内外因素相互作用所致。外因如接触过敏原、摩擦或环境刺激等，可引起真皮浅层及表皮的炎症反应，主要表现为丘疱疹，并可能伴有渗出。内因可能涉及慢性感染病灶、内分泌紊乱、代谢异常、精神因素、血液循环障碍、既往湿疹史等，这些因素的综合作用常导致湿疹反复发作，多年不愈。

【针灸取穴】

主穴：耳尖穴、耳垂穴、地仓、颊车、承浆、阿是穴。

配穴：月经不调加血海、合谷；代谢紊乱加中脘、肓俞、手三里、足三里。

【针灸措施】

耳尖穴、耳垂穴各放血 10 滴，阿是穴隔蒜灸，背部膀胱经腧穴拔罐，其余穴针刺并留针 20 分钟。

三、面部痘印

面部反复发生痤疮、湿疹等病症，治愈后，可遗留明显的痘印，存在色素沉着，或皮肤变得坑坑洼洼，甚至皮肤粗糙无光泽。许多人即使做皮肤护理也难以消除痘印。针灸治疗可以改善面部循环，使面部痘印得以消除。

【针灸取穴】

太阳、下关、颊车、阿是穴。

【针灸措施】

太阳、下关、颊车平刺，阿是穴用微针点刺。

四、黑眼圈

黑眼圈又称眶周色素沉着症，指双侧眼周区域长期呈现棕色或青紫色的色素沉着。黑眼圈者往往伴有视疲劳，面色干燥无华，看上去精神不足、疲惫或悲伤，因此黑眼圈被视为病理现象。有许多因素可引起黑眼圈，大致有以下方面：①眼周存在黑褐斑、褐青痣，导致眼周真皮色素细胞增多。②长期熬夜、焦虑、紧张、思虑过度、睡眠不足、情绪低落，导致眼周供血不足。③过度应用电子产品，用眼过度，眼肌长时间处于紧张状态，消耗过大。④机体免疫力低下，内科疾病迁延不愈，特别是肝脏、肾脏病，如肾上腺皮质功能不全所致的黑眼圈。⑤内分泌失调，如女性月经不调、痛经、功能失调性子宫出血。⑥眼内或眼周组织器官的疾病使局部血液循环障碍。⑦营养不良，微量元素缺乏，气血虚弱导致气血不能上荣引起黑眼圈。⑧遗传、吸烟、饮酒、慢性中毒性疾病等。

总之，当人体虚弱时，眼周皮肤内动、静脉血流速度过于缓慢，引起缺氧，眼周疏松组织内代谢产物积聚形成色素沉着。用针灸疏通经络，增强血液循环功能，可实现祛瘀生新的目标，进而消除黑眼圈。

【针灸取穴】

攒竹、鱼腰、承泣、太阳、中脘、气海、肓俞。

【针灸措施】

中脘、气海温针灸，其他穴针刺并留针 20 分钟，背部膀胱经拔罐。

五、老年斑

中年后，部分人身体各部位会出现大小不等的棕褐色或淡黑色斑点，称为"老年斑"，也称"寿斑"。老年斑大多孤立存在，边界较清晰，不痛不痒，因此发在四肢或躯体上的大多不引起注意，若长在面部，且色深较大，扁平或稍高于皮肤，表面光滑，手摸有轻度凸起，就影响面部容貌。老年斑属于脂溢性角化病，是比较常见的表皮异常性良性肿瘤，电镜下观察为球形破碎的神经纤维网色素颗粒，散乱分布，可随年龄增长而增加。其形成原因包括：①代谢缓慢时，游离物质在体表积聚。②皮肤抗氧化功能减退，导致极小的棕色颗粒堆积在皮肤基底层细胞中。③皮肤松弛老化，缺乏水分，营养不均衡，导致色素细胞沉积。④细胞代谢功能不好，体内脂肪容易氧化，产生色素。⑤肺气虚衰，气血不足，皮肤代谢也受到影响。

【针灸取穴】

阿是穴。

【针灸措施】

取一粒与斑点等大的艾炷，在阿是穴灸 1 壮。

【按语】

老年斑一般灸后半个月可自行脱落。高出皮肤的、较大的老年斑灸 1 次没有完全脱落的，可再灸 1 次，直至全部脱落。若局部有多个斑点，可先选两三个明显的斑点灸疗。灸后当天不要清洗，结痂后不可抠挖。

六、面部增生性瘢痕

增生性瘢痕是皮肤损伤愈合过程中，因胶原合成代谢失衡导致胶原纤维异常增生，形成的红色坚硬肿块的病理性改变，此类病变又称结缔组织增生。瘢痕体质者可自发形成瘢痕疙瘩（蟹足肿）。增生性瘢痕极少自愈，部分患者不仅经久不愈，瘢痕还会持续增大。部分青少年面部痤疮愈合后出现的面部增生性瘢痕治疗难度较高。针灸治疗瘢痕效果较为理想，可以作为面部增生性瘢痕的临床辅助疗法。

【针灸取穴】

阿是穴。

【针灸措施】

瘢痕增生基底部围刺 1~3 针，上置蒜片隔蒜灸 3~5 壮，每周针灸 2 次。

结 语

面部是脏腑气血的外在窗口，维持其健康状态需长期科学护理，并及时干预异常问题。针对多数面部色斑、赘生物等病症，针灸疗法兼具安全性与有效性，可作为优先选择的治疗方式。但需注意，许多面部病症常关联其他系统疾病，治疗前应系统排查内分泌、消化、免疫、心血管及神经系统等功能性或器质性问题。面部病症根治需内外兼调，在针对性改善面部症状的同时，结合全身辨证调理，方能显著提升疗效，降低复发风险。

第十四节　老年保健

随着年龄增长，老年人身体机能逐渐衰退，常出现多种不适症状，部分病症甚至影响日常生活。针灸疗法可有效缓解相关症状，也可以起到延缓衰老的效果。针灸主要在保持头脑清醒、增强心肺功能、改善消化功能、缓解运动障碍性疼痛方面维持老年人健康。

一、保持头脑清醒

多种病因（如脑血管病变、颈椎病）引起的脑供血不足，或与年龄相关的脑退行性变化，常导致老年人出现反复头晕、记忆力减退、耳鸣、听力下降、视物模糊等症状。此类症状需及早干预，以防进展为慢性脑功能减退（如痴呆）或诱发急性脑血管病（如脑卒中），造成不可逆后果。

【针灸取穴】

百会、风池、翳风、大椎、太阳、头维、率谷、攒竹、合谷、太冲。

【针灸措施】

百会、风池、大椎、翳风针刺后小艾炷灸1壮，其余穴针刺并留针20分钟。

二、增强心肺功能

老年人体检报告中常见"心肌缺血""心功能下降""肺纹理增多""肺通气功能减退""肺结节""肺钙化灶"等描述，部分老年患者存在咳嗽、胸闷、胸痛、劳力性呼吸困难等症状。此类异常需高度关注并及早干预，以控制疾病进展。心肺作为维持全身氧气和营养供应的核心系统，其功能状态直接影响其他器官运作。由于心肺同居胸腔且循环互通，针灸可通过刺激特定穴位（如膻中、肺俞、心俞）调节心肺功能。

【针灸取穴】

膏肓、身柱、尺泽、内关、足三里、三阴交。

【针灸措施】

膏肓、身柱各小艾炷灸1~3壮，尺泽、内关、足三里、三阴交针刺并留针15分钟。已出现心源性水肿者，足三里、三阴交各小艾炷灸1壮，背部膀胱经拔罐。

三、改善消化功能

随年龄增长，老年人胃肠蠕动功能减退，进食量减少，牙齿松动导致咀嚼效能下降，以上因素共同作用导致老年人消化不良。若合并慢性胃肠炎、肝胆疾病或糖尿病等基础病变，可出现排便异常（如大便频次增多、质地稀溏），进而导致营养不良性贫血、低钙血症、进行性消瘦，或脂肪 / 嘌呤代谢紊乱（相关实验室指标升高），常伴发脘腹胀满、嗳气、排气增多及食欲减退等症状。消化功能障碍是加速衰老的关键因素，单纯饮食调整常难奏效，在医生指导下辅以针灸治疗，可提高胃肠动力，改善消化功能。

【针灸取穴】

中脘、天枢、气海、手三里、足三里。大便秘结者，天枢改取大横。

【针灸措施】

中脘、天枢、气海温针灸，手三里、足三里、大横针刺并留针 20 分钟。

四、缓解运动障碍性疼痛

老年人因骨关节长期劳损及退行性病变（如骨赘形成、韧带钙化），伴随肌肉萎缩、肌腱弹性下降，常导致关节变形、退行性关节炎发作。临床表现为局部肿痛、肌肉痉挛、关节活动受限，严重时可压迫神经引发放射性疼痛。此类病变常累及大小关节，显著影响日常生活。针灸是缓解运动功能障碍性疼痛的有效疗法，需好好掌握并推广应用。

【针灸取穴】

发病部位腧穴，阿是穴。

【针灸措施】

对所选腧穴针刺、温针灸或小艾炷灸 1 壮。

五、强身健体

健康长寿的核心在于身心协调。当前人均寿命的延长与老年人保健意识增强形成良性互动，老年人的健康管理不仅体现在改善生活条件、营造适老环境方面，更表现在注重营养摄入、追求精神文化等方面。值得注意的是，抗衰老成效高度依赖个体的自我调控能力（如压力管理、规律作息），在此过程中，针灸可以调节气血阴阳平衡，维护自身元气，为延缓衰老、健康长寿提供支持。

【针灸取穴】

关元、足三里。

【针灸措施】

关元、足三里各小艾炷灸1壮，每天一次。

结 语

人们进入老年期后，机体多系统功能呈渐进性衰退，临床常见多种退行性病症共存，导致老年人服药种类繁多。需区分两类病症：①需长期管理的慢性病（如高血压、糖尿病），必须坚持规范用药。②退行性改变引发的局限性病症（如骨关节病、肌肉痉挛），服药只能起到缓解作用，而且药物有不良反应，因此优先考虑非药物干预。

对老年性病症进行临床观察发现，大部分病症可通过针灸缓解。针灸用适量刺激激活机体自愈能力，通过疏通经脉气血达到缓解病症的目的，不会产生不良反应，也没有创伤性风险，并且直接针对病灶治疗，可在较短时间内见效，疾病症状基本消除后，复发率相对较低。因此，对老年人退行性病变引起的功能性症状，应该首先考虑针灸治疗。

后 记

学医是从夯实基础开始的。梁桢以"功到自然成"为治学箴言，始终恪守夯实根基的原则，在针灸领域潜心钻研。他的学习精神极大地影响了我，使我在针灸临床与科研中逐渐形成了"以经典为根、以实践为脉"的学术理念。

在人类与疾病抗争的历史长河中，针灸作为中医的瑰宝，始终扮演着重要角色。从医疗资源匮乏的古代到现代医学高度发达的今天，针灸以其独特的理论体系和显著的疗效，持续为人类健康保驾护航。现在有了完善的医疗条件，疾病能够得到明确诊断，治疗可以做到精准无误。在这样的大环境下，个人认为，针灸应继续发展，走出国门，造福世界人民。针灸的治疗是无法替代的。随着年龄增长，人们机体免疫力下降，身体可能会同时存在多系统疾病。这种情况较难做到一一对应治疗，疾病的复杂性导致很难找到合理的治疗措施，只能长期应用缓解症状的药物来控制，或者采取观察为主、定期复查的方案。这些都存在一定的健康隐患。对于这些情况，如果积极采用针灸治疗，许多临床症状都有可能缓解或消除。若能使一些症状得到缓解，有的疾病就可迎刃而解。

针灸属于微创疗法，在不损伤机体组织的情况下，通过疏通身体内部气血，达到治病目的，因此有许多治疗优势。针灸适用于临床各科，许多患者多种疾病并存，给予针灸治疗，基本没有禁忌证，也没有不良反应，并且见效快。针灸治疗简单便捷，随时都能展开治疗，大多数人都能接受。如颈椎病、肩周炎、腰椎间盘突出症等同时发作，关节、腰腿疼痛，抽空使用针灸疗法，可免去三天两头跑医院的困扰，可以边上班边治疗，不影响日常生活与工作。

将针灸这一医学宝藏传承下去是自己义不容辞的职责。我沿用梁桢的传承模式，临床与教学相结合，坚持一批又一批带教学生，并整理编写了《梁氏灸治应用》一书，于2018年在中国中医药出版社出版，得到很多针灸爱好者的青睐。很多人应用书中的疗法治疗疾病，收到良效。为了能够更加全面地反映针灸应用情况和临床工作中在各个方面累积的心得体会，我历时三年汇编本书，本书的出版可以说是完成了我一生最大的心愿。希望本书可以让更多人重视针灸，让针灸进一步发挥价值，使针灸逐步成为医疗保健领域的主力军。

梁德斐

2025 年 5 月